rTMS-Behandlung bei Depressionen

Paul B. Fitzgerald · Z. Jeff Daskalakis

rTMS-Behandlung bei Depressionen

Ein praktischer Leitfaden

Springer

Paul B. Fitzgerald
School of Medicine and Psychology
Australian National University
Canberra, ACT, Australia

Z. Jeff Daskalakis
Department of Psychiatry
UC San Diego Health System
La Jolla, CA, USA

ISBN 978-3-031-52843-9 ISBN 978-3-031-52844-6 (eBook)
https://doi.org/10.1007/978-3-031-52844-6

Die Deutsche Nationalbibliothek verzeichnet diese Publikation in der Deutschen Nationalbibliografie; detaillierte bibliografische Daten sind im Internet über https://portal.dnb.de abrufbar.

Dieses Buch ist eine Übersetzung des Originals in Englisch „rTMS Treatment for Depression" von Paul B. Fitzgerald, publiziert durch Springer Nature Switzerland AG im Jahr 2022. Die Übersetzung erfolgte mit Hilfe von künstlicher Intelligenz (maschinelle Übersetzung). Eine anschließende Überarbeitung im Satzbetrieb erfolgte vor allem in inhaltlicher Hinsicht, so dass sich das Buch stilistisch anders lesen wird als eine herkömmliche Übersetzung. Springer Nature arbeitet kontinuierlich an der Weiterentwicklung von Werkzeugen für die Produktion von Büchern und an den damit verbundenen Technologien zur Unterstützung der Autoren.

Planung/Lektorat: Sylvana Freyberg
Springer ist ein Imprint der eingetragenen Gesellschaft Springer Nature Switzerland AG und ist ein Teil von Springer Nature.
Die Anschrift der Gesellschaft ist: Gewerbestrasse 11, 6330 Cham, Switzerland

Das Papier dieses Produkts ist recycelbar.

Inhaltsverzeichnis

1 Einführung in die Grundprinzipien von TMS und rTMS

Zusammenfassung

Die transkranielle Magnetstimulation (TMS) ist eine Technik zur Steigerung der Gehirnaktivität, die auf mehreren grundlegenden physikalischen Prinzipien beruht. Wenn ein erheblicher elektrischer Strom in einer Stimulationsspule induziert wird, kann dies ein vorübergehendes zeitlich variables Magnetfeld erzeugen. Wenn ein derartiges Magnetfeld in ausreichender Stärke auf das Gehirn appliziert wird, kann es dort einen elektrischen Strom induzieren, der Gruppen von Nervenzellen zum Feuern bringt. Wenn TMS wiederholt angewendet wird, verändert es schrittweise die Gehirnaktivität. Niederfrequenzstimulation kann die Aktivität im zugrunde liegenden Gehirngewebe reduzieren, aber Hochfrequenzstimulation erhöht sie. Die Entdeckung und praktische Anwendung dieser grundlegenden Techniken führten zur weit verbreiteten Verwendung von rTMS in neurowissenschaftlichen und klinischen Anwendungen.

1.1 Einführung

Transkranielle Magnetstimulation (TMS) ist ein einzigartiges experimentelles und therapeutisches Werkzeug, das es Forschern[1] ermöglicht, den Kortex in gesunden und kranken Zuständen nichtinvasiv zu stimulieren und zu untersuchen ([1], Abb. 1.1). Es wurde als Untersuchungswerkzeug zur Messung verschiedener

[1] Anmerkung zur Übersetzung: Bei der Übersetzung von im Englischen nicht nach Geschlecht differenzierten Personenbezeichnungen wie z. B. „researcher", „operator" u. Ä. wurde im Deutschen meistens die männliche Form , z. B. „Forscher", „Proband" usw. verwendet, um den Text kürzer und besser lesbar zu machen. Selbstverständlich sind damit Personen jeden Geschlechts gemeint.

P. B. Fitzgerald und Z. J. Daskalakis, *rTMS-Behandlung bei Depressionen*,
https://doi.org/10.1007/978-3-031-52844-6_1

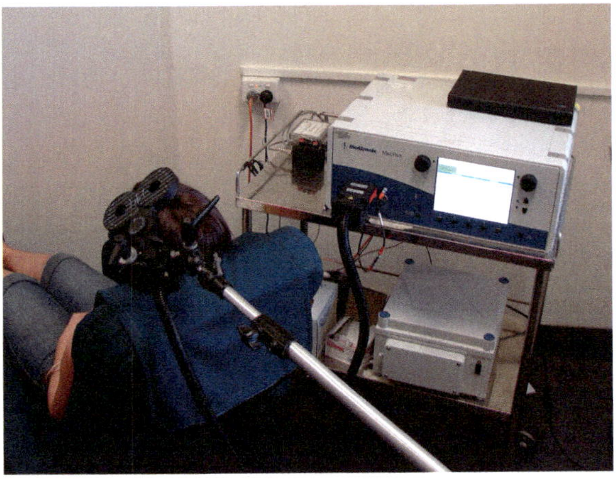

Abb. 1.1 Eine 8-förmige MagVenture®-Spule, die in einem maßgefertigten Ständer über dem Kopf gehalten wird und an ein MagPro® R30-Gerät angeschlossen ist

kortikaler Phänomene wie kortikaler Hemmung und Plastizität [2, 3], als Sonde zur Erforschung kognitiver Mechanismen [4] und als Behandlungswerkzeug bei Krankheiten wie Depressionen und Schizophrenie [5, 6] verwendet. In diesem Kapitel werden die physikalischen Prinzipien von TMS und wiederholter TMS (rTMS) sowie die dadurch aktivierten neuronalen Strukturen dargestellt (Box 1.1).

Box 1.1 Anmerkung zur Terminologie

Die Bezeichnung TMS bezieht sich auf den allgemeinen Prozess der transkraniellen Magnetstimulation, bei dem ein zeitlich veränderliches Magnetfeld verwendet wird, um das Feuern kortikaler Neuronen zu induzieren. Dies umfasst die Verwendung einzelner oder gepaarter TMS-Impulse in experimentellen Paradigmen sowie andere Anwendungen der Technologie.

Die wiederholte transkranielle Magnetstimulation, rTMS, bezieht sich auf die Anwendung wiederholter TMS-Impulse, in der Regel mit einer festgelegten Frequenz, mit der Absicht, eine vorübergehende oder länger anhaltende Veränderung der lokalen und möglicherweise auch breiter verteilten Gehirnaktivität herbeizuführen.

1.2 Überblick über die TMS-Technologie

Die Nutzung von TMS basiert auf einigen grundlegenden physikalischen Prinzipien, die erstmals im 19. Jahrhundert beschrieben wurden. Im Jahr 1831 demonstrierte Michael Faraday, dass in einem Sekundärkreis ein Strom induziert wird, wenn er in enge Nähe zum Primärkreis gebracht wird, in dem ein zeitlich veränderlicher Strom fließt. Hier erzeugt ein sich änderndes elektrisches Feld ein sich änderndes magnetisches Feld, das gemäß Faraday-Gesetz in einem nahe gelegenen leitenden Material einen Stromfluss verursacht. Bei TMS wird elektrische Ladung in Kondensatoren gespeichert. Die periodische Entladung dieser gespeicherten Energie aus den Kondensatoren und durch eine leitende Spule bewirkt ein zeitlich veränderliches elektrisches Feld. Dieses wiederum erzeugt ein transientes magnetisches Feld, das in einem geeignet platzierten sekundären leitenden Material, wie Neuronen in oberflächlichen Schichten des Kortex, einen Stromfluss verursachen wird. Wenn dieser im Gehirn induzierte Strom ausreichend stark ist, wird er eine Depolarisation des unter der Spule befindlichen leitenden neuralen Gewebes erzeugen.

Wie beschrieben, können elektrische Felder, die auf Neuronen angewendet werden, diese Zellen erregen. Das elektrische Feld erzeugt einen Strom im intra- und extrazellulären Raum. Dies führt dazu, dass die Zellmembranen depolarisiert werden. Ein Aktionspotenzial wird eingeleitet, wenn diese Depolarisation ein bestimmtes Ausmaß erreicht. Für elektrische Felder stellen Kopfhaut, Schädel und anderes Zwischengewebe einen Widerstand dar, Magnetfeldern hingegen setzen diese Strukturen überhaut keinen Widerstand entgegen. Ihre Stärke wird jedoch mit zunehmender Entfernung zwischen stimulierendem Ziel und Magnetquelle erheblich reduziert.

Für die Erzeugung des TMS-Pulses müssen ein Kondensator, ein Thyristorschalter und eine Spule entsprechend verschaltet werden. Ladung und Entladung des Kondensators werden durch den Thyristorschalter koordiniert, der als Tor für die Leitung des elektrischen Feldes durch die Spule fungiert. Das anschließend erzeugte Feld ist entweder mono- oder biphasisch, was von den Eigenschaften der verwendeten Schaltung abhängt.

Kommerziell erhältliche Stimulatoren erzeugen 2 Arten von Impulsen: einen biphasischen oder einen monophasischen Impuls. Ersterer ist sinusförmig und in der Regel kürzer als ein monophasischer, der aus einem schnellen Anstieg von 0, gefolgt von einem langsamen Abfall zurück auf 0 besteht. Monophasische Impulse wurden typischerweise in den ersten Untersuchungen von TMS verwendet, während biphasische Impulse in der überwiegenden Mehrheit der rTMS-Anwendungen zum Einsatz kommen, da sie effizienter erzeugt werden können, wenn sie wiederholt in kurzen Abständen angewendet werden.

In kommerziell erhältlichen Stimulatoren werden in der Regel mehrere Arten von Spulen verwendet. Dazu gehören kreis-sowie 8-förmige Spulen. Im Allgemeinen erzeugen Letztere ein stärkeres und mehr fokussiertes Magnetfeld mit besserer räumlicher Auflösung der Aktivierung im Vergleich zu kreisförmigen Spulen [7]. Im Gegensatz dazu bewirken Letztere tendenziell größere und tiefer reichende Felder. Dies kann zu bevorzugen sein, wenn das neuroanatomische Ziel nicht präzise ist. Eisenkernspulen, wie sie im Neuronetics-rTMS-System verwendet werden (s. Kap. 17), sind vorteilhaft, da sie tendenziell weniger Leistung benötigen, um starke Magnetfelder hervorzurufen und demzufolge weniger Wärme erzeugen [8]. Im Gegensatz dazu kommt es bei traditionelleren runden oder 8-förmigen Kupferspulen zu einer erheblichen Wärmeausbildung, die zunimmt, je mehr Impulse abgegeben werden. Zur Abführung der Wärme werden 2 Methoden eingesetzt. Luft kann hierfür effektiv verwendet werden, und einige kommerziell erhältliche Stimulatoren sind tatsächlich luftgekühlt. Ein Nachteil dabei ist das laute Geräusch des Luftkompressors oder das zusätzliche Gewicht eines Ventilators, wenn dieser direkt auf der Spule selbst platziert ist.

Flüssigkeitskühlung ist ebenfalls möglich. Bei dieser erlaubt die die Spule umgebende Kühlflüssigkeit einen raschen Wärmeaustausch zwischen Kupferverdrahtung und der der Spule benachbarten, aber nicht in direktem Kontakt zu dieser stehenden Flüssigkeit. Bei H-Spulen handelt es sich um eine neuere Klasse von Spulen mit mehreren Spulenwicklungen, die generiert wurden, um eine größere Eindringtiefe zu erzeugen (s. Kap. 17). Zum Beispiel verlieren herkömmliche 8-förmige Spulen 50 % ihrer Magnetfeldstärke, wenn das Ziel mehr als 2 cm vom Stimulator entfernt ist, während die H-Spule in der Lage ist, eine ausreichende Feldstärke bei 6 cm zu erzeugen [9]. Dies kann angesichts der Rolle tiefer liegender kortikaler Strukturen (z. B. des dorsalen anterioren sowie des subgenualen Cingulums) in der Pathophysiologie der Depression von Vorteil sein.

In der Regel werden in kleinen 8-förmigen Spulentypen, die am häufigsten in der rTMS-Behandlung von Depressionen zum Einsatz kommen, Neuronen in einem kortikalen Bereich von etwa 2–3 cm^2 und bis zu einer Tiefe von etwa 2 cm aktiviert [10]. In den meisten Studien werden 8-förmige Spulen flach und in etwa 45° zur Mittellinienposition über dem Kortex positioniert, senkrecht zur Zentralfurche. Dies induziert einen Strom von posterior nach anterior, senkrecht zu absteigenden pyramidalen Neuronen und parallel zu Interneuronen, die das Feuern der Pyramidenzellen modulieren [11]. Es ist die Orientierung zwischen der Spule und dem zugrunde liegenden neuralen Gewebe, die es Forschern ermöglicht, verschiedene Gruppen von Neuronen selektiv zu aktivieren und nützliche Informationen über neuronale Hemmung, Erregung und Vernetzung zu erhalten.

1.3 Überblick über die Technologie der repetitiven transkraniellen Magnetstimulation (rTMS)

Repetitive transkranielle Magnetstimulation (rTMS) beinhaltet die Stimulation des Kortex durch eine Reihe von Magnetimpulsen mit Frequenzen zwischen 1 und 50 Hz im Gegensatz zur Einzelimpuls-TMS, bei der die Stimulationsfrequenz < 1 Hz beträgt [12]. Höhere Frequenzen können erreicht werden, weil der bipolare Reiz, im Gegensatz zu einem unipolaren Reiz, kürzer ist und weniger Energie benötigt, um neuronale Erregbarkeit zu erzeugen. Daher können Kondensatoren schnell laden und entladen, wodurch hohe Stimulationsraten erreicht werden. Diese Fähigkeit, derart hohe Stimulationsraten zu erreichen, machte die rTMS zu einem wertvollen Werkzeug in der Untersuchung und Behandlung vieler neuropsychiatrischer Störungen.

Repetitive TMS kann entweder die kortikale Aktivität aktivieren oder hemmen, abhängig von der Stimulationsfrequenz [13]. Eine niederfrequente (~1 Hz)

Stimulation über einen Zeitraum von etwa 15 min induziert eine vorübergehende Hemmung oder eine Abnahme der Aktivität des Kortex [14]. Die hinter einer solchen Hemmung stehenden Mechanismen sind nicht geklärt, obwohl es Ähnlichkeiten zur Langzeitdepression gibt, einem zellulären experimentellen Phänomen, bei dem wiederholte Niederfrequenzstimulation die Aktivität in einzelnen Synapsen reduziert [14]. Im Gegensatz dazu hat eine Stimulation mit Frequenzen über 1 Hz eine erhöhte kortikale Aktivierung zur Folge [15]. Die Mechanismen einer solchen Aktivierung sind ebenfalls unklar, obwohl einige Autoren vorschlugen, dass sie auf eine vorübergehende Steigerung der Effizienz erregender Synapsen zurückzuführen sein könnte [16]. Es wurde auch argumentiert, dass die Orientierung zwischen der Spule und dem darunter liegenden neuralen Gewebe, die es Forschern ermöglicht, verschiedene Gruppen von Neuronen selektiv zu aktivieren, der Schlüssel zum Verständnis der Prinzipien sein könnte, wie die therapeutische Wirksamkeit vermittelt wird. Das heißt, aufgrund der Tatsache, dass TMS Neuronen transsynaptisch aktiviert ([17], d. h., Aktivierung von Interneuronen), kann die neuronale Stimulation den Kortex selektiv aktivieren oder hemmen.

Eine Stimulation mit hohen Frequenzen bewirkt vorübergehende „funktionelle" Läsionen in den stimulierten kortikalen Bereichen [4, 18]. Daher kann rTMS als neurophysiologische Sonde verwendet werden, um die funktionelle Integrität verschiedener kortikaler Regionen zu testen, indem diese entweder aktiviert oder gehemmt werden. Es wurde postuliert, dass eine Stimulation mit hohen Frequenzen auch die Plastizität fördern kann: die Art und Weise, wie sich das Gehirn an Stimulation oder Umweltveränderungen anpasst. Die Potenzierung der Plastizität könnte auch einen Mechanismus darstellen, durch den rTMS seine therapeutischen Effekte bei Depressionen entfaltet. Plastizität im Kortex beinhaltet eine adaptive Umvernetzung von Neuronen in Reaktion auf Umweltveränderungen. Synaptische Plastizität wurde lange als zelluläres Substrat von Lernen und Gedächtnis konzeptualisiert. Wie von Hebb 1949 theorisiert [19], wird sie durch Veränderungen in der synaptischen Stärke in Reaktion auf die gleichzeitige Aktivierung von koaktiven Zellen dargestellt, die sich als Langzeitpotenzierung (LTP) oder Langzeitdepression (LTD) manifestieren. Die LTP hängt teilweise von der Aktivierung eines doppelt gesteuerten NMDA-Rezeptors ab (NMDA: N-Methyl-D-Aspartat-Antagonist), der als „molekularer" Koinzidenzdetektor dient. Diese kalziumdurchlässigen glutamatergen Rezeptoren sind in der Lage, eine langfristige Verstärkung des postsynaptischen Signals zu bewirken, sobald sie durch einen ausreichenden Reiz dazu aktiviert werden, die postsynaptische Membran zu depolarisieren und die tonische Mg^{2+}-Hemmung zu mindern [20, 21]. Die rTMS kann bewirken, dass Neuronen im Kortex koaktive Zellen zu wiederholtem und beständigem Feuern anregen, wodurch Plastizität im Kortex erzeugt wird. Die Modifikation der Plastizität wurde als nachgelagerter Mechanismus betrachtet, durch den Serotoninwiederaufnahmehemmer eine Besserung von Depressionen bewirken [22]. Die antidepressiven Effekte der rTMS könnten daher auf einer Potenzierung der Plastizität im Kortex basieren.

1.4 Scheinstimulation

Doppelblind placebo- oder scheinstimulationskontrollierte rTMS-Studien sind die besten Methoden, mittels derer die klinischen Effekte von rTMS optimal abgeleitet werden können. Scheinstimulation kann beinhalten, dass die Spule vom Kopf der Person gehoben wird, wodurch Geräusche, aber keine taktile Empfindung erzeugt werden. Es kann schwierig sein, eine angemessene Verblindung mit dieser Form der Scheinkontrolle zu gewährleisten, die heute nur selten verwendet wird. Ein anderes Verfahren zur Schein-rTMS besteht darin, die Spule entweder um 45° oder 90° zu neigen oder mit Material zwischen ihr und der Oberfläche des Kopfes zu stimulieren. Diese Methoden können Geräusche und einige Kopfhautempfindungen hervorrufen, ohne eine ausreichende Feldstärke zur Aktivierung des Kortex zu erzeugen. Ein an diesem Ansatz geübter Kritikpunkt ist, dass die dabei hervorgerufene Kopfhautempfindung sehr schwach ist und die Scheinstimulation daher auch leicht von aktiver TMS unterschieden werden kann, obwohl die an diesen Studien teilnehmenden Probanden größtenteils rTMS-naiv sind. George et al. [23] berichteten über eine neuartige und sehr effektive Methode zur Erzeugung von Scheinstimulation. Bei ihr wird „aktive" Scheinstimulation durch ein elektrisches Feld hervorgerufen, das durch einen peripheren Nervenstimulator erzeugt wird, um eine Kopfhautempfindung an der Stimulationsstelle auszulösen. Durch diese Methoden wurde die Fähigkeit, eine aktive Stimulation von einer Scheinstimulation zu unterscheiden, auf Zufall reduziert [23].

1.5 Lärm

Wenn der Stimulator entladen wird, ist ein lautes Klicken zu hören. Es wird durch interne Spannungen bewirkt, die durch das schnell wechselnde elektrische Feld verursacht werden, das im Kondensator, den Kabeln und der Stimulationsspule erzeugt wird. Dieses Klickgeräusch hat eine Stärke zwischen 120 und 300 dB. Daher wird immer empfohlen, dass sowohl Bediener als auch Probanden während der Behandlung einen Gehörschutz tragen.

Literatur

1. Barker AT, Jalinous R, Freeston IL (1985) Non-invasive magnetic stimulation of human motor cortex. Lancet 1(8437):1106–1107. Epub 1985/05/11
2. Kujirai T, Caramia MD, Rothwell JC, Day BL, Thompson PD, Ferbert A et al (1993) Corticocortical inhibition in human motor cortex. J Physiol Lond 471:501–519
3. Classen J, Liepert J, Wise SP, Hallett M, Cohen LG (1998) Rapid plasticity of human cortical movement representation induced by practice. J Neurophysiol 79(2):1117–1123
4. Flitman SS, Grafman J, Wassermann EM, Cooper V, O'Grady J, Pascual-Leone A et al (1998) Linguistic processing during repetitive transcranial magnetic stimulation. Neurology 50(1):175–181

5. Pascual-Leone A, Rubio B, Pallardo F, Catala MD (1996) Rapid-rate transcranial magnetic stimulation of left dorsolateral prefrontal cortex in drug-resistant depression. Lancet 348(9022):233–237
6. Hoffman RE, Boutros NN, Hu S, Berman RM, Krystal JH, Charney DS (2000) Transcranial magnetic stimulation and auditory hallucinations in schizophrenia. Lancet 355(9209):1073–1075
7. Ueno S, Tashiro T, Harada K (1988) Localized stimulation of neural tissue in the brain by means of a paired configuration of time-varying magnetic fields. J Appl Phys 64:5862–5864
8. Epstein CM, Davey KR (2002) Iron-core coils for transcranial magnetic stimulation. J Clin Neurophysiol 19(4):376–381. Epub 2002/11/19
9. Roth Y, Amir A, Levkovitz Y, Zangen A (2007) Three-dimensional distribution of the electric field induced in the brain by transcranial magnetic stimulation using figure-8 and deep H-coils. J Clin Neurophysiol 24(1):31–38. Epub 2007/02/06
10. Barker AT (1999) The history and basic principles of magnetic nerve stimulation. Electroencephalogr Clin Neurophysiol Suppl 51:3–21
11. Amassian VE, Deletis V (1999) Relationships between animal and human corticospinal responses. Electroencephalogr Clin Neurophysiol Suppl 51(3):79–92
12. Wassermann EM (1998) Risk and safety of repetitive transcranial magnetic stimulation: report and suggested guidelines from the International Workshop on the Safety of Repetitive Transcranial Magnetic Stimulation, June 5–7, 1996. Electroencephalogr Clin Neurophysiol 108(1):1–16
13. Fitzgerald PB, Fountain S, Daskalakis ZJ (2006) A comprehensive review of the effects of rTMS on motor cortical excitability and inhibition. Clin Neurophysiol 117(12):2584–2596
14. Chen R, Classen J, Gerloff C, Celnik P, Wassermann EM, Hallett M et al (1997) Depression of motor cortex excitability by low-frequency transcranial magnetic stimulation. Neurology 48(5):1398–1403
15. Siebner HR, Peller M, Willoch F, Minoshima S, Boecker H, Auer C et al (2000) Lasting cortical activation after repetitive TMS of the motor cortex: a glucose metabolic study. Neurology 54(4):956–963
16. Pascual-Leone A, Valls-Sole J, Wassermann EM, Hallett M (1994) Responses to rapid-rate transcranial magnetic stimulation of the human motor cortex. Brain 117(Pt 4):847–858
17. Rothwell JC (1997) Techniques and mechanisms of action of transcranial stimulation of the human motor cortex. J Neurosci Methods 74(2):113–122
18. Pascual-Leone A, Gates JR, Dhuna A (1991) Induction of speech arrest and counting errors with rapid-rate transcranial magnetic stimulation. Neurology 41(5):697–702
19. Hebb DO (1949) The organization of behavior. A neuropsychological theory. Wiley, New York
20. Bliss TV, Collingridge GL (1993) A synaptic model of memory: long-term potentiation in the hippocampus. Nature 361(6407):31–39
21. Rison RA, Stanton PK (1995) Long-term potentiation and N-methyl-D-aspartate receptors: foundations of memory and neurologic disease? Neurosci Biobehav Rev 19(4):533–552
22. Branchi I (2011) The double edged sword of neural plasticity: increasing serotonin levels leads to both greater vulnerability to depression and improved capacity to recover. Psychoneuroendocrinology 36(3):339–351. Epub 2010/09/30
23. George MS, Lisanby SH, Avery D, McDonald WM, Durkalski V, Pavlicova M et al (2010) Daily left prefrontal transcranial magnetic stimulation therapy for major depressive disorder: a sham-controlled randomized trial. Arch Gen Psychiatry 67(5):507–516. Epub 2010/05/05

2 Geschichte der TMS- und rTMS-Behandlung von Depressionen

Zusammenfassung

Die Verwendung von elektrischen und magnetischen Geräten zur Veränderung der Gehirnaktivität wurde über viele Jahre hinweg regelmäßig thematisiert. Das eigentliche Konzept der transkraniellen Magnetstimulation (TMS) wurde Ende des 20. Jahrhunderts vorgeschlagen, aber zu dieser Zeit existierte keine Technologie, um ausreichend starke Magnetfelder zur Stimulation der Gehirnaktivität zu erzeugen. Diese technischen Möglichkeiten, die erstmals in den 1980er Jahren entwickelt wurden, werden heute weit verbreitet in TMS- und rTMS-Anwendungen (rTMS: wiederholte TMS) eingesetzt, auch in der Behandlung von Depressionen. Dabei bezieht sich rTMS auf die Verwendung von wiederholten TMS-Impulsen einer bestimmten Frequenz, in der Regel mit der Absicht, die Gehirnaktivität zu verändern, anstatt nur eine Reaktion auf einen einzelnen Impuls zu erzeugen. Erste Studien, die die Fähigkeit von rTMS zur Stimmungsmodifikation untersuchten, wurden in den frühen bis mittleren 1990er-Jahren durchgeführt. Moderne Anwendungen von rTMS wurden erstmals in Studien realisiert, als hochfrequente rTMS auf den linken DLPFC (dorsolateraler präfrontaler Kortex) angewendet wurde, diese Arbeiten wurden 1995 und 1996 veröffentlicht. Seit damals entwickelte sich das Fachgebiet erheblich weiter, mit umfangreicher Forschung zur Etablierung der rTMS-Anwendung und vielen Studien zur Erforschung alternativer Verfahren.

2.1 Einführung

Die Anwendung von Elektrizität und magnetischen Feldern in der Medizin hat eine lange, aber nicht immer ausgezeichnete Geschichte. Berichte über den Einsatz von elektrischen Techniken in der Medizin reichen mindestens bis zum Römischen Reich zurück, wo im Jahr 46 n. Chr. Scribonius Largus, Arzt des Kaisers

P. B. Fitzgerald und Z. J. Daskalakis, *rTMS-Behandlung bei Depressionen*,
https://doi.org/10.1007/978-3-031-52844-6_2

Tiberius, die Verwendung von Torpedos (Wassertiere, die in der Lage sind, elektrische Entladungen auszustoßen) für medizinische Anwendungen beschrieb [1, 2].

> *Der lebende schwarze Torpedo, wenn er auf die schmerzende Stelle aufgetragen wird, lindert und heilt dauerhaft einige chronische und unerträgliche anhaltende Kopfschmerzen … nimmt den Schmerz der Arthritis weg … und lindert andere chronische Schmerzen des Körpers.*
> *Bei jeder Art von Gicht sollte ein lebender schwarzer Torpedo, wenn der Schmerz beginnt, unter die Füße gelegt werden. Der Patient muss an einem feuchten Ufer stehen, das vom Meer gewaschen wird, und er sollte so bleiben, bis sein ganzer Fuß und Bein bis zum Knie taub sind. Dies nimmt den gegenwärtigen Schmerz weg und verhindert, dass Schmerz aufkommt, wenn er noch nicht aufgetreten ist. Auf diese Weise wurde Anteros, ein Freigelassener von Tiberius, geheilt.* (Compositiones Medicae, 46 n. Chr.)

Die Vorstellung, dass Elektrizität zu therapeutischen Zwecken verwendet werden könnte, wurde durch das Mittelalter hindurch aufrechterhalten und gewann während der Renaissance besondere Anziehungskraft. Im 17. Jahrhundert in England veröffentlichte William Gilbert, Arzt von Königin Elizabeth, *De Magnete*, wo er die Verwendung von Elektrizität in der Medizin beschrieb. Gilbert berichtete, dass bestimmte Materialien, wenn sie gerieben werden, leichte Objekte anziehen. Er prägte den Namen „Elektrizität" aus dem griechischen „Elektron" für Bernstein [3].

Im 18. Jahrhundert schlug Krueger, ein Professor für Medizin in Deutschland, die Verwendung von Elektrizität zur Behandlung von Lähmungen vor, und Kratzenstein veröffentlichte ein Buch über Elektrotherapie. Er beschrieb eine Behandlungsmethode, die darin bestand, den Patienten auf einen Holzhocker zu setzen, ihn durch eine große drehende Reibungsglaskugel zu elektrisieren und dann Funken von ihm durch die betroffenen Körperteile zu ziehen.

Die Entwicklung des Feldes divergierte in den kommenden Jahrhunderten in mehrere bedeutende Richtungen, parallel zur Erweiterung der Erkenntnisse in den physikalischen Wissenschaften. Diese werden nacheinander kurz beschrieben.

Die Entwicklung der Wissenschaft der Elektrophysiologie wurde 1780 in Italien durch Luigi Galvani, Professor für Anatomie an der Universität von Bologna, eingeleitet, als er erstmals das Zucken von Muskeln unter dem Einfluss von Elektrizität (an einem Froschbein) beobachtete [4]. Alessandro Volta demonstrierte anschließend, dass der „galvanische" Effekt keinen Kontakt mit dem Tier erfordert, (und trug auch zur Entwicklung der Batterie bei, [4]). Ein weiterer Italiener, Carlo Matteucci, konnte zeigen, dass verletztes Gewebe elektrischen Strom erzeugt [4].

Zur gleichen Zeit wurde der Begriff des Magnetismus, insbesondere des „tierischen Magnetismus", durch die Arbeit von Anton Mesmer weithin bekannt. Das Konzept wurde erstmals von Paracelsus (1530) beschrieben, aber durch Mesmers verschiedene Werke, einschließlich der *Propositionen über den tierischen Magnetismus* im Jahr 1779 und seiner Doktorarbeit *De influxu planetarum in corpus humanum* aus dem Jahr 1766, erheblich breiteren Kreisen zugänglich gemacht [4]. Mesmers Konzept steht jedoch nur in Analogie zu den magnetischen

Eigenschaften, da er die Reaktion des menschlichen Körpers auf Himmelskörper und die gegenseitigen Wechselwirkungen der Körper mit der Umwelt als analog zu den Eigenschaften eines physischen Magneten beschrieb. Mesmer konstruierte zunächst physische Apparaturen (das *Baquet*), die verwendet wurden, um den tierischen Magnetismus eines Subjekts zu beeinflussen, verzichtete aber später auf die Verwendung metallischer Objekte. Mesmers Ideen wurden in bestimmten europäischen Ländern (insbesondere Deutschland, Russland und Dänemark) sehr populär, aber nach und nach diskreditiert, und Mesmer schloss schließlich seine Pariser Klinik. Obwohl seine Ideen weitgehend widerlegt wurden, insbesondere durch eine Reihe von wissenschaftlichen Kommissionen in Paris, setzte sich die Ansicht durch, dass die Vorstellungskraft (anstatt Magnetismus) physische Auswirkungen haben könnte, was erheblich zur Entwicklung des Bereichs der Hypnose beitrug [4].

In eine andere Richtung ging die Vorstellung von der „Magnettherapie", die über mehrere Jahrhunderte hinweg weit verbreitet war. Sie basierte auf der Annahme, dass elektrische oder magnetische Stimulation ein „Nährstoff" für den Körper sein könnte, der als elektrisch angesehen wurde. Beispiele für diese Bewegung sind die Gründung einer „elektrischen Therapieabteilung", die Mitte der 1880er-Jahre im Guy's Hospital in London unter Dr. Golding Bird eingerichtet wurde. Verschiedene „therapeutische" Geräte, einschließlich „elektrischer Gürtel", waren bis zum frühen 20. Jahrhundert weit verbreitet.

2.2 Frühe Versuche, TMS-ähnliche Ansätze zu entwickeln

Das moderne Konzept der TMS konnte man sich vor den frühen 1800er-Jahren aufgrund mangelnder Kenntnisse bezüglich der Eigenschaften von Magnetfeldern und ihrer Beziehung zu elektrischen Strömen nicht vorstellen. Es war Michael Faraday, der 1831 erstmals das Prinzip der gegenseitigen Induktion skizzierte (z. B., wie später in seinen *Vorlesungen über die Kräfte der Materie*, gehalten an der Royal Institution of Great Britain, Dezember 1859, [5]). Dieses Prinzip besagt, dass ein Strom in einem sekundären Kreislauf induziert werden kann, wenn seine Beziehung zu einem Primärstromkreis auf mehrere spezifische Arten verändert wird, einschließlich des Ein- und Ausschaltens des primären Stroms oder dessen Verschiebung relativ zum sekundären Strom. Faraday beschrieb, dass dieser Effekt durch den magnetischen Fluss vermittelt wird, der durch den sich ändernden Kreislauf erzeugt wird, und dass Veränderungen im magnetischen Fluss ein elektrisches Feld induzieren würden [5]. Das Linienintegral dieses elektrischen Feldes wird als elektromotorische Kraft bezeichnet, und diese ist für den induzierten Stromfluss verantwortlich. Die Größe dieses Effekts kann quantifiziert und mathematisch beschrieben werden. Wichtig ist, dass die Größe der Kraft proportional zur Änderungsrate des magnetischen Flusses ist.

Nikola Tesla experimentierte in den USA im späten 19. Jahrhundert mit den physiologischen Effekten von Hochfrequenzströmen [5]. Er konstruierte eine Vielzahl von flachen, kegel- und spiralförmigen Spulen, die zur Erzeugung physiologischer Effekte verwendet wurden. Tesla-Spulen oder Oudin-Resonatoren bestanden aus primären und sekundären großen Spulen, die zur Ionisation der zwischen ihnen befindlichen Luft verwendet wurden. Ein Patient würde zwischen den Spulen sitzen und ein Gefühl erleben, das Tesla als *Beschuss mit Miniaturhagelkörnern* beschrieb. Diese Spulen bildeten die Grundlage für die spätere Entwicklung der Diathermie, die von Tesla und dem Franzosen d'Arsonval propagiert wurde. Tesla trug auch erheblich zur Entwicklung der Röntgenstrahlen bei [5].

D'Arsonval war auch der Erste, der Ideen entwickelte, die als äquivalent zur modernen TMS-Technologie angesehen werden könnten. Er berichtete über die Auswirkungen der Schädelstimulation mit einer großen magnetischen Spule, die einen Strom mit einer Spannung von 110 V bei 42 Hz erzeugte. Die von d'Arsonval verwendeten Spulen ähnelten den von Tesla entwickelten, jedoch ohne die sekundäre Spule [4]. Er beschrieb zahlreiche physiologische Reaktionen auf seine Spule, einschließlich der Entwicklung von Gefäßerweiterungen, Schwindel, Ohnmacht und Phosphenen. Phosphene, oder visuelle Lichtblitze, werden mit moderner TMS-Stimulation des okzipitalen visuellen Kortex erzeugt, und es ist möglich, dass dies die Ursache der Erfahrungen war, die in den Experimenten von D'Arsonval gemacht wurden, obwohl es aufgrund des Wissens über die Leistungsfähigkeit der Technologie der damaligen Zeit wahrscheinlicher ist, dass sie das Ergebnis direkter Netzhautstimulation waren.

Da diese Berichte auf Französisch veröffentlicht wurden, wurden sie in den englisch- und deutschsprachigen wissenschaftlichen Gemeinschaften nicht allgemein gelesen. Unabhängige Berichte ähnlicher Art wurden von Beer im Jahr 1902 veröffentlicht [6], und Pollacsek und Beer ließen tatsächlich in Wien ein Gerät, entworfen zur Behandlung von Depressionen und anderen Neurosen, patentieren. Allerdings wurde dieses nicht in größerem Ausmaß genutzt, und man kann vernünftigerweise annehmen, dass die induzierten Felder wahrscheinlich nicht ausreichend gewesen wären, um therapeutische Effekte zu haben. Der Bericht von Beer inspirierte mehrere andere Forscher. Thompson produzierte eine große 32-Wendel-Spule, in die der Kopf eines Probanden gelegt werden sollte, die einige Seh- und Geschmacksempfindungen erzeugte [7]. Dunlap berichtete über ein kontrolliertes Experiment, das darauf abzielte, die Richtigkeit der Berichte über die mit diesen Geräten hervorgerufenen Empfindungen zu testen, „bereinigt" um den erzeugten Lärm [8]. Visuelle Empfindungen waren mit dem Wechselstrom verbunden, aber er konnte keine anderen Empfindungen bestätigen. Magnusson und Stevens produzierten 2 elliptische Spulen, die verwendet wurden, um visuelle Empfindungen zu erzeugen, einschließlich Flimmern und eine leuchtende horizontale Leiste [9].

In den folgenden Jahrzehnten wurden in diesem Bereich kaum Forschungsarbeiten veröffentlicht. Im Jahr 1947 beschrieb Barlow die Verwendung einer kleinen Spule zur Erzeugung visueller Empfindungen durch Stimulation an der Schläfe, aber nicht am Hinterkopf. Es wurde der Schluss gezogen, dass es sich dabei vielmehr um eine Stimulation der Netzhaut gehandelt hatte [10].

Auf dem Gebiet der magnetischen Stimulation von Hirngewebe waren im größten Teil des 20. Jahrhunderts keine nennenswerten Fortschritte zu verzeichnen.

Während dieser Zeit blieben Variationen der elektrischen Therapien weiterhin beliebt. Zum Beispiel entwickelte Lakhovsky in den 1920er-Jahren in Paris seinen „Mehrwelligkeitsoszillator", ein Gerät, das darauf ausgelegt war, ein elektromagnetisches Feld mit breitem Spektrum zwischen 2 großen kreisförmigen Elektroden zu erzeugen [11]. Der Patient würde zwischen 2 dieser Spulen sitzen und Störungen der Zellfunktion korrigieren lassen. Für die therapeutischen Eigenschaften von Geräten, die Felder dieser Art erzeugen, wurde kein Nachweis erstellt, obwohl dieses Randgebiet der Medizin bis heute seine Befürworter hat. In den letzten Jahren lebte das Interesse an der Rolle gepulster schwacher elektromagnetischer Felder bei der Behandlung von Krankheitszuständen, einschließlich multipler Sklerose, wieder auf, obwohl kontrollierte Studien hierzu fehlen [12].

Die direkte elektrische Stimulation des unbedeckten Kortex wurde erstmals in den 1950er-Jahren versucht [13], aber dies erwies sich für den routinemäßigen Gebrauch als zu schmerzhaft. Dieses Gebiet wurde in den frühen 1980er-Jahren weiterentwickelt, mit Versuchen, die elektrische Stimulation zu verändern, um den Effekt zu verstärken und Unbehagen zu verringern, aber es traten zusätzliche Probleme mit schmerzhaften Kieferkontraktionen auf [14, 15]. Die elektrische Stimulation fand einige Anwendung in der experimentellen Elektrophysiologie, wurde jedoch weitgehend, aber nicht vollständig [16], durch magnetische Stimulation ersetzt.

2.3 Entwicklung der modernen transkraniellen Magnetstimulation

Die moderne TMS hat eine relativ kurze Geschichte. Barker begann erstmals in den 1970er-Jahren, die Verwendung von kurzen gepulsten Magnetfeldern zur Stimulation menschlicher peripherer Nerven zu untersuchen [17]. Das erste Gerät, das in der Lage war, kortikale Aktivität zu erzeugen, wurde von Barker et al. in Sheffield, England, entwickelt und 1985 zum ersten Mal beschrieben [18]. Stimulatoren erregten die Aufmerksamkeit von Neurologen und Neurophysiologen zunächst deswegen, weil sie zur Prüfung der Nervenaktivität von der Großhirnrinde bis zur Peripherie eingesetzt werden können. Die ersten therapeutischen Berichte über die Verwendung von TMS betrafen die Behandlung von Stimmungsstörungen und wurden etwa zur gleichen Zeit veröffentlicht wie Berichte über die Fähigkeit von TMS, die Stimmung gesunder Kontrollpersonen zu verändern. Die ersten Studien an gesunden Kontrollpersonen legten nahe, dass eine rTMS des linken dorsolateralen präfrontalen Kortex (DLPFC) eine leichte Zunahme der selbstberichteten Traurigkeit hervorrufen könnte. Auf den rechten DLPFC applizierte rTMS könnte die selbstbewertete positive Stimmung verbessern [19, 20]. Stimmungseffekte in diesen und anderen Studien waren relativ inkonsistent und wurden mit unterschiedlichen TMS-Parametern erzeugt. Spätere Studien bestätigten nicht unbedingt, dass Stimmungsveränderungen zuverlässig bei gesunden Kontrollpersonen hervorgerufen werden könnten. Allerdings wurden zu etwa der gleichen Zeit auch erste Untersuchungen an depressiven Patienten durchgeführt.

Die allerersten Studien nutzten die Stimulation über dem Scheitel und berichteten im Allgemeinen unklare Ergebnisse, insbesondere da es sich meist um offene Studien mit kleinen Stichproben handelte [21–23]. Im Jahr 1994 wurde vorgeschlagen, dass der präfrontale Kortex (PFC) ein effektiveres Ziel für TMS sein könnte [24]. Diese Idee basierte auf dem Nachweis einer Verbindung zwischen der Reaktion auf Elektrokrampftherapie (EKT) und Veränderungen in der PFC-Funktion [25] sowie auf Bildgebungsstudien, die Anomalien im PFC bei depressiven Patienten ergaben [26].

Die ersten veröffentlichten Studien zur fokalen Stimulation des präfrontalen Kontexts folgten 1995 und 1996. In der ersten dieser Publikationen berichteten George et al. über die Behandlung von 6 medikamentenresistenten Patienten mit 20-Hz-TMS des linken PFC [27]. Es folgte eine Doppelblindstudie mit 2 Wochen Behandlung mit einer Scheinstimulationskontrolle im Cross-over-Design [28]. Etwa zur gleichen Zeit berichteten Pascual-Leone et al. über eine scheinstimulationskontrollierte Cross-over-Studie mit 5 Tagen 10-Hz-Behandlung [29]. Die Ergebnisse dieser beiden Arbeiten waren ausreichend, um das Interesse von Forschern auf der ganzen Welt an der Verwendung von Hochfrequenz-rTMS, die auf den linken DLPFC appliziert wurde, zu wecken. In Studien seit dieser Zeit wurden die Dosen der angewendeten Stimulationen erheblich erweitert, sowohl in Bezug auf die Anzahl der Behandlungssitzungen als auch auf die Zahl der pro Sitzung angewendeten Impulse. Viele der grundlegenden Aspekte der Behandlung, die in diesen ersten Studien zum Einsatz kamen, z.B. die Methodik zur Platzierung der Spule, entwickelten sich seit Mitte der 1990er-Jahre nicht wesentlich weiter. Einige Forscher allerdings entdeckten neue, alternative Wege, um rTMS zu nutzen. Zum Beispiel entwickelten Klein et al. Ende der 1990er-Jahre den Ansatz, niederfrequente rTMS auf den rechten DLPFC anzuwenden [30], ein Ansatz, der sich inzwischen als ähnlich wirksam wie die standardmäßige linkseitige Hochfrequenz-rTMS erwies hat.

Literatur

1. Alexander FG, Selesnick S (1956) History of psychiatry. Allen and Unwin, London, S 282
2. Kirsch DL, Lerner FN (1995) Electromedicine: the other side of physiology. Chapter 23. In: Innovations in pain management: a practical guide for clinician. The textbook of the American Academy of Pain Management. GR Press, Inc, Winter Park, FL
3. Gilbert W (1600) De Magnete („On the magnet"). Chiswick Press, London
4. Becker RO, Marino AA (1982) The origins of electrobiology. In: Becker RO, Marino AA (Hrsg) Electromagnetism & life. State University of New York Press, Albany
5. Cheney M (1983) Tesla – man out of time. Twenty First Century Books, Breckenridge, CO
6. Beer B (1902) Ueber das Auftraten einer objective Lichtempfindung in magnetischen Felde. Klin Wochenschr 15:108–109
7. Thompson SP (1910) A physiological effect of an alternating magnetic field. Proc R Soc Lond Biol B82:396–399
8. Dunlap K (1911) Visual sensations from the alternating magnetic field. Science 33:68–71
9. Magnusson CE, Stevens HC (1911) Visual sensations caused by the changes in the strength of a magnetic field. Am J Physiol 29:124–136

10. Barlow HB, Kohn HL, Walsh EG (1947) Visual sensations aroused by magnetic fields. Am J Physiol 148:372–375
11. Lakhovsky G (1934) Apparatus with circuits oscillating under multiple wave lengths. United States Patent Office patent 1,962,565, 12 Jun 1931
12. Sandyk R (1996) Electromagnetic fields for treatment of multiple sclerosis. Int J Neurosci 87(1–2):1–4
13. Gualiterotti T, Patterson AS (1954) Electrical stimulation of the unexposed cerebral cortex. J Physiol Lond 125:278–291
14. Merton PA, Hill DK, Morton HB, Marsden CD (1982) Scope of a technique for electrical stimulation of human brain, spinal cord, and muscle. Lancet 2(8298):597–600
15. Merton PA, Morton HB (1980) Stimulation of the cerebral cortex in the intact human subject. Nature 285(5762):227
16. Rossini PM, Barker AT, Berardelli A, Caramia MD, Caruso G, Cracco RQ et al (1994) Non-invasive electrical and magnetic stimulation of the brain, spinal cord and roots: basic principles and procedures for routine clinical application. Report of an IFCN committee. Electroencephalogr Clin Neurophysiol 91(2):79–92. Epub 1994/08/01
17. Barker AT (1999) The history and basic principles of magnetic nerve stimulation. Electroencephalogr Clin Neurophysiol Suppl 51:3–21. Epub 1999/12/11
18. Barker AT, Jalinous R, Freeston IL (1985) Non-invasive magnetic stimulation of human motor cortex. Lancet 1(8437):1106–1107. Epub 1985/05/11
19. George MS, Wassermann EM, Williams WA, Steppel J, Pascual-Leone A, Basser P et al (1996) Changes in mood and hormone levels after rapid-rate transcranial magnetic stimulation (rTMS) of the prefrontal cortex. J Neuropsychiatry Clin Neurosci 8(2):172–180
20. Pascual-Leone A, Catala MD, Pascual-Leone Pascual A (1996) Lateralized effect of rapid-rate transcranial magnetic stimulation of the prefrontal cortex on mood. Neurology 46(2):499–502
21. Hoflich G, Kasper S, Hufnagel A, Ruhrmann S, Moller H-J (1993) Application of transcranial magnetic stimulation in drug-resistant major depression – a report of two cases. Hum Psychopharmacol 8:361–365
22. Kolbinger HM, Holflich G, Hufnagel A, Moller H-J, Kasper S (1995) Transcranial magnetic stimulation (TMS) in the treatment of major depression – a pilot study. Hum Psychopharmacol 10:305–310
23. Grisaru N, Yaroslavsky U, Abarbanel JM, Lamberg T, Belmaker RH (1994) Transcranial magnetic stimulation in depression and schizophrenia. Eur Neuropsychopharmacol 4:287–288
24. George MS, Wassermann EM (1994) Rapid-rate transcranial magnetic stimulation (rTMS) and ECT. Convuls Ther 10:251–253
25. Nobler MS, Sackheim H (1998) Mechanisms of action of electroconvulsive therapy. Psychiatr Ann 10:23–29
26. George MS, Ketter TA, Post RM (1994) Prefrontal cortex dysfunction in clinical depression. Depression 2:59–72
27. George MS, Wassermann EM, Williams WA et al (1995) Daily repetitive transcranial magnetic stimulation (rTMS) improves mood in depression. Neuroreport 6:1853–1856
28. George MS, Wasserman EM, Kimbrell TA, et al. (1997) Mood improvement following daily left prefrontal repetitive transcranial magnetic stimulation in patients with depression: a placebo-controlled crossover trial. Am J Psychiatry 154:1752–1756
29. Pascual-Leone A, Rubio B, Pallardo F, Catala MD (1996) Rapid-rate transcranial magnetic stimulation of the left dorsolateral prefrontal cortex in drug-resistant depression. Lancet 348:233–237
30. Klein E, Kolsky Y, Puyerovsky M, Koren D, Chistyakov A, Feinsod M (1999) Right prefrontal slow repetitive transcranial magnetic stimulation in schizophrenia: a double-blind sham-controlled pilot study. Biol Psychiatry 46(10):1451–1454

Wirkmechanismus von rTMS

3

Zusammenfassung

Der Wirkmechanismus der rTMS wurde in umfangreichen Forschungsarbeiten untersucht, allerdings ist nur ein Teil davon direkt relevant, um die Auswirkungen der rTMS-Behandlung bei Patienten mit Depressionen verstehen zu können. Hochfrequenzstimulation scheint die lokale kortikale Erregbarkeit zu steigern und die Aktivität lokaler hemmender Schaltkreise zu verändern. Niederfrequenzstimulation führt zu einer signifikanten Reduktion der lokalen kortikalen Aktivität, ihr Effekt auf die lokale Hemmung ist weniger klar verstanden. Wiederholte TMS präfrontaler Bereiche bei Patienten mit Depressionen scheint sowohl die lokale kortikale Aktivität als auch die Aktivität in verschalteten Gehirnregionen zu modifizieren. Dies kann die subkortikale Neurotransmitterfreisetzung, wie von Dopamin, beeinflussen und Veränderungen in funktionalen und sogar strukturellen Verbindungen zwischen Gehirnregionen beinhalten. Weitere Arbeiten sind erforderlich, um festzustellen, ob die Effekte von rTMS durch die Induktion neuromodulatorischer Substanzen wie dem hirnabgeleiteten neurotrophen Faktor zustande kommen.

3.1 Einführung

Die repetitive transkranielle Magnetstimulation (rTMS) ist eine nichtinvasive Methode zur Stimulation von Nervenzellen in kortikalen Regionen des Gehirns, die zu signifikanten therapeutischen Effekten bei einer Reihe neurologischer und psychiatrischer Störungen führen kann [1]. Die Mechanismen, durch die solche Behandlungseffekte zustande kommen, sind jedoch unklar. Allgemein gesprochen wurde vorgeschlagen, dass die Effekte von hochfrequenter rTMS bei Depressionen durch eine Erhöhung der Aktivität im linken DLPFC,

P. B. Fitzgerald und Z. J. Daskalakis, *rTMS-Behandlung bei Depressionen*,
https://doi.org/10.1007/978-3-031-52844-6_3

der bei Betroffenen als unteraktiv angesehen wird, zustande kommen. Niederfrequente rTMS auf der rechten Seite soll die Aktivität des rechten DLPFC reduzieren, die bei Patienten mit Depressionen als überaktiv betrachtet wird. Die Auswirkungen der rTMS auf das Gehirn sind jedoch komplex, und in der Forschung wurden diese Beziehungen nicht unbedingt konsistent nachgewiesen.

In diesem Kapitel werden die Gehirnmechanismen überprüft, von denen angenommen wird, dass sie durch TMS beeinflusst werden, und es wird dargestellt, wie sich dies auf die Behandlung von Depressionen auswirken könnte.

3.2 Effekte der wiederholten transkraniellen Magnetstimulation, bewertet im motorischen Kortex

Die überwiegende Forschung zu den physiologischen Effekten von rTMS erfolgte mittels Stimulation des motorischen Kortex, wo es leicht verfügbare Mittel gibt, um Veränderungen in der kortikalen Aktivität zu untersuchen. Insbesondere können einzelne und gepaarte, auf den motorischen Kortex applizierte TMS-Impulse verwendet werden, um Aspekte der kortikalen Erregbarkeit und Hemmung zu katalogisieren, wodurch ein einfacher Mechanismus zur Untersuchung der Auswirkungen wiederholter rTMS-Anwendungen bereitgestellt wird. Diesbezüglich wurde festgestellt, dass rTMS mehrere physiologische Parameter im motorischen Kortex verändert, einschließlich der Erregbarkeit, erkennbar an Modifikationen der motorischen Schwelle („motor threshold" [MT]) und des motorisch evozierten Potenzials („motor evoked potential" [MEP]), der kortikalen Hemmung und Bahnung, ersichtlich an einer geänderten Ruhephase („silent period" [SP]), und der Modifikationen der gepaarten Impulshemmung und Bahnung (ppTMS: „paired pulse inhibition and facilitation") sowie einer geänderten kortikalen Plastizität. Diese Veränderungen scheinen von der rTMS-Frequenz und -Intensität abhängig zu sein.

3.2.1 Auswirkungen auf die motorische kortikale Erregbarkeit

Es wurde festgestellt, dass niederfrequente rTMS (1 Hz oder weniger) die kortikospinale Erregbarkeit verringert (s. Überprüfung in [2]). Zum Beispiel wiesen Chen et al. [3] nach, dass eine 15-minütige Reizserie einer überschwelligen 0.9-Hz-rTMS des motorischen Kortex die MEP-Größe reduzierte. Diese Reduktion dauerte mindestens 15 min nach dem Ende des Stimulationsreizes an. Siebner et al. [4] fanden eine ähnliche Verminderung der MEP-Größe bei gesunden Kontrollen, jedoch nicht bei Patienten mit Schreibkrampf, wenn eine 1-Hz-rTMS auf den linken primär-motorischen Handbereich appliziert wurde. Diese Ergebnisse wurden in neueren Studien bestätigt. Unterschwellige 1-Hz-Stimulation für 4 [5] oder 10 [6] min führte in beiden Fällen zu einer signifikanten Reduktion der MEP-Größe. Muellbacher et al. [7] fanden heraus, dass überschwellige 1-Hz-TMS für

15 min die motorische Schwelle erhöhte und die MEP-Amplitude verminderte. Bemerkenswert ist, dass der Grad dieser Effekte von Stimulationsparametern wie der Intensität [8] abhängig zu sein scheint.

Die Auswirkungen der 1-Hz-Stimulation können auch an Stellen beobachtet werden, die nicht direkt für die Stimulation vorgesehen sind. Gerschlager et al. [9] verwendeten eine deutlich niedrigere Stimulationsintensität als frühere Studien (90 % aktive motorische Schwelle [AMT], die etwa 60–70 % der motorischen Erregbarkeitsschwelle [RMT: „resting motor threshold"] entspricht). Sie zeigten, dass eine verlängerte 1-Hz-Stimulation des prämotorischen Kortex, aber nicht des primär-motorischen, parietalen oder präfrontalen Kortex, zu einer MEP-Unterdrückung für mindestens 15 min führt. Diese Autoren gingen davon aus, dass die Auswirkungen der Stimulation des prämotorischen Kortex auf seine umfangreichen Verbindungen zum primär-motorischen Kortex zurückzuführen sind und dass eine solche Stimulation die Erregbarkeit des motorischen Kortex noch stärker unterdrücken kann als wenn dieser selbst stimuliert wird. Wassermann et al. [10] fanden heraus, dass 1-Hz-rTMS die Erregbarkeit des kontralateralen, nicht stimulierten motorischen Kortex vermindert, wie durch eine Reduktion der Steigung der MEP-Kurve demonstriert wurde. Daher kann eine niederfrequente Stimulation eines kortikalen Bereichs eine kortikale Hemmung in mit ihm verschalteten Bereichen bewirken [11]. Die Reduktion der kortikalen Erregbarkeit mit niederfrequenter rTMS ist eindeutig für die Behandlung von Depressionen relevant, wobei die niederfrequente Stimulation als antidepressive Strategie bewertet wurde, wenn sie auf den rechten DLPFC angewendet wurde [12].

Hochfrequente rTMS scheint am ehesten entgegengesetzte Effekte zu denen der niederfrequenten rTMS zu besitzen und führt zu einer erhöhten motorischen kortikalen Erregbarkeit, wenn sie auf den motorischen Kortex appliziert wird (s. [2]). Zum Beispiel zeigten Pascual-Leone et al. [13] ein Muster der Bahnungen von MEP, das durch eine rTMS-Reizserie erzeugt wurde und mit der Stimulusintensität und -frequenz variierte. Unter 5-Hz-rTMS bei 150 % der RMT resultierte eine klare Bahnung der MEP. Bei 10- und 20-Hz-rTMS mit niedrigeren Intensitäten (110 % der RMT) fand sich ebenfalls ein einheitliches Bahnungsmuster. Im Gegensatz dazu zeigte sich bei 150 % der RMT bei 10- und 20-Hz-rTMS ein wechselndes Muster von MEP-Hemmung und -Bahnungen. In mehreren anderen Studien wurde ebenfalls nachgewiesen, dass die MEP-Größe mit hochfrequenter rTMS (>1 Hz) zunimmt [14–16]. Modugno et al. [17] berichteten, dass 20 Stimuli von 5, 10 und 20 Hz, die auf den motorischen Kortex bei 100 % der RMT angewendet wurden, zu einer kurzen MEP-Unterdrückung führten, die etwa 1 s nach rTMS anhielt. Diese Unterdrückung im Post-Applikations-Intervall war bei längeren Reizserien oder höheren Frequenzen von längerer Dauer. Die Erhöhung der Intensität der rTMS auf 130 % und 150 % der RMT führte zu einer Bahnung statt einer Unterdrückung der MEP, was mit früheren Ergebnissen übereinstimmt [15]. Daher kann hochfrequente rTMS bei niedriger Intensität eine Hemmung für 1–2 s nach der rTMS-Reizserie verursachen, während bei höherer Intensität hochfrequente rTMS konsequent eine Bahnung erzeugt. Die Mechanismen, durch die es zu einer veränderten Erregbarkeit im Kortex kommt, sind unklar. Es wurde jedoch vorgeschlagen, dass eine verringerte Erregbarkeit mit dem synaptischen Prozess der Langzeitdepression zusammenhängt [3], während eine erhöhte Erregbarkeit mit der Langzeitpotenzierung assoziiert ist [18].

Die Relevanz dieser Studien für das Verständnis des Wirkmechanismus von rTMS bei Depressionen ist unklar. Offensichtlich erhöhen einzelne hochfrequente rTMS-Reizserien, die auf den motorischen Kortex angewendet werden, die Erregbarkeit. Was jedoch weniger gut verstanden ist, sind die Auswirkungen kumulativer Stimulationsabfolgen über eine lange Behandlungssitzung und die Anhäufung von Veränderungen in der kortikalen Erregbarkeit unter täglichen rTMS-Sitzungen über einen Zeitraum von Wochen, wie sie in Behandlungsprotokollen zum Einsatz kommen.

3.2.2 Auswirkungen auf motorische kortikale Hemmung und Bahnung

Die rTMS kann auch Veränderungen in der kortikalen Hemmung und Bahnung induzieren. Diese Modifikationen können mit einzelnen und gepaarten TMS-Impuls-Paradigmen bewertet werden, einschließlich: (1) kurzzeitiger intrakortikaler Hemmung (SICI [„short interval intracortical inhibition“]; d. h., gepaarte Impuls-TMS [ppTMS] bei hemmenden Interstimulusintervallen [ISI] von <5 ms; [19]), (2) langzeitiger intrakortikaler Hemmung (LICI [„long interval intracortical inhibition“], [20, 21]) und (3) Methoden der Ruhephase (SP [„silent period“], [22], s. Abb. 3.1). Mittels dieser hemmenden Paradigmen können verschiedene Subtypen der inhibitorischen GABAergen (GABA: Gammaaminobuttersäure) Neurotransmission bestimmt werden [23]. Kortikale Bahnung kann mit gepaarter Impuls-TMS mit Interstimulusintervallen zwischen 10 und 20 ms gemessen werden, was als intrakortikale Bahnung (ICF [„intracortical facilitation“]) bezeichnet wird [19]. Die ICF könnte durch glutamaterge Neurotransmission vermittelt werden [24].

Ruhephase (SP)

Die Auswirkungen der rTMS auf die SP wurden in mehreren Studien untersucht, in denen die Effekte der Impulsanzahl, der Stimulationsfrequenz und der Intensität bestimmt wurden. Eine Ruhephase wird meist anhand der Aktivität des $GABA_B$-Rezeptors bestimmt. Berardelli et al. [25] beobachteten eine Verlängerung der SP mit 3- und 5-Hz-rTMS bei 110 % und 120 % der RMT. Romeo et al. [26] testeten rTMS-Frequenzen von 1, 2, 3, 5, 10 und 15 Hz bei Intensitäten knapp über der RMT. Sie fanden heraus, dass Reizserien mit ≥2 Hz eine Verlängerung der SP bewirkten, während Reizserien, die mit 1 Hz appliziert wurden, keinen Effekt hatten. In beiden Studien schlugen die Autoren vor, dass die SP verlängert wurde, weil durch die rTMS kortikale hemmende Interneuronen aktiviert werden. Fierro et al. [27] untersuchten die Auswirkungen von 1- und 7-Hz-rTMS bei Intensitäten von 100 %, 115 % und 130 % der RMT. Sie fanden heraus, dass 1-Hz-rTMS des motorischen Kortex nahe oder über der motorischen Schwelle die

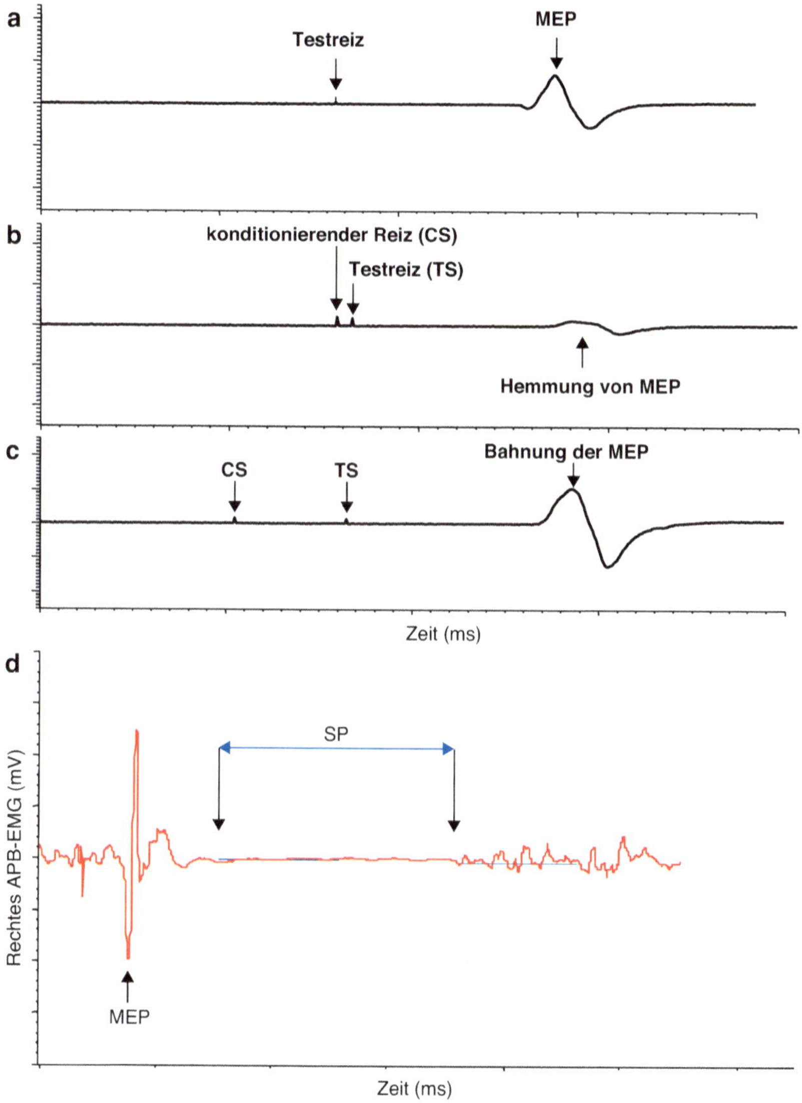

Abb. 3.1 Bewertung der Maßnahmen der kurz- und langzeitigen intrakortikalen Hemmung (SICI und LICI), der kortikalen Bahnung (CF) und der Ruhephase (SP): Bei der Bestimmung von CF, SICI und LICI werden die motorisch evozierten Potenziale (MEP) auf einen einzelnen Testreiz (**a**) mit der MEP-Antwort verglichen, die durch einen konditionierenden und einen Testreiz (**b** und **c**) erzeugt wird. Wenn der konditionierende Reiz in einem sehr kurzen Intervall vor dem Testreiz (1–4 ms) appliziert wird, resultiert ein deutlich reduziertes MEP (**b**), das als SICI anzusehen ist. Eine CF wird erzeugt, wenn das Intervall zwischen den Reizen zwischen 10 und 15 ms beträgt und die MEP-Größe über das Basismaß erhöht ist (**c**). Eine LICI wird erzeugt, wenn das Intervall zwischen den Reizen auf 100 ms verlängert wird (nicht dargestellt). Das SP-Maß ist in **d** abgebildet. Der TMS-Impuls wird angewendet, wenn der entsprechende Muskel in der kontralateralen Hand eine tonische Muskelkontraktion durchführt. Nach dem MEP wird eine Periode der Unterdrückung der tonischen Muskelaktivität erzeugt, die als Ruhephase bezeichnet wird, *AMP* M. abductor pollicis brevis, *EMG* Elektromyografie

SP reduzierte. Dies wurde als Abnahme der kortikalen Hemmung interpretiert. Im Gegensatz dazu führte 7-Hz-rTMS zu einem inkonsistenten Muster von kleineren und größeren Werten für die SP. Die Autoren kamen zu dem Schluss, dass bei niedriger 1-Hz-Frequenz angewendete rTMS die Erregbarkeit der hemmenden Interneuronen verringert.

Demzufolge scheinen die Auswirkungen von rTMS auf die SP von der Frequenz und der Intensität der Stimulation abhängig zu sein. Hochfrequente rTMS (>1 Hz) führt zu einer Verlängerung, niederfrequente rTMS (~1 Hz) zu einer Verkürzung der SP. Darüber hinaus resultiert eine Erhöhung der Stimulationsintensität bei hohen Frequenzen in einer weiteren Verlängerung der SP [28]. Beispielsweise verlängerten 10- und 20-Hz-Stimulationen bei Frequenzen im Bereich von 1 Hz (d. h. 6 Hz gefolgt von 1 Hz) bis zum Priming (auch als Prozess des Wiedererlernens bezeichnet) die SP. Die Stimulation mit 20 Hz führte zur größten SP-Verlängerung. Da berichtet wurde, dass die Ruhephase bei Depression verkürzt ist [29], könnte dieser Befund helfen, diejenigen Stimulationsparameter zu identifizieren, die zur optimalen Behandlung von Depressionen benötigt werden. Tatsächlich wurde der Einsatz der Elektrokrampftherapie (EKT) bei Depression mit einer signifikanten Verlängerung der SP assoziiert [30]. Es ist möglich, dass EKT und rTMS ähnliche Wirkmechanismen haben. Zum Beispiel ist aus Abb. 3.2 ersichtlich, wie EKT durch direkte Aktivierung von Pyramidenneuronen Anfälle induziert. Diese enden teilweise infolge einer Aktivierung rekurrenter Kollateralen, die GABAerge Interneuronen aktivieren können, was die mit EKT beobachtete Verlängerung der SP erklären könnte. Im Gegensatz dazu aktiviert rTMS Interneuronen transsynaptisch [31], und dies könnte zu einer direkten Wirkung auf GABAerge Interneuronen führen, ohne einen Anfall zu verursachen.

Gekoppelte Impulsinhibition und -bahnung (ppTMS)

Die Auswirkungen von rTMS auf kortikale Hemmung und Bahnung (Fazilitation) wurden ebenfalls durch ppTMS bestimmt. Die SICI, bewertet mit ppTMS, wird weithin als Aktivitätsmessung des $GABA_A$-Rezeptor betrachtet. Pascual-Leone et al. [32] wiesen nach, dass SICI signifikant reduziert wurde, wenn 1600 unterschwellige rTMS-Reize mit 10 Hz auf den motorischen Kortex appliziert wurden. Im Gegensatz dazu hatte die gleiche Anzahl von unterschwelligen Stimuli mit 1 Hz keinen Einfluss auf die SICI. Ähnlich zeigten Peinemann et al. [33], dass 5-Hz-TMS, angewendet auf den motorischen Kortex bei 90 % der RMT, eine signifikante Reduktion von SICI, aber keine Veränderung von ICF verursachte. Die SICI wurde nach nur 30 Stimuli von 120 % der RMT bei 5 Hz signifikant verringert [34]. Ebenso wurde sie bei einer Stimulationsfrequenz von 15 Hz reduziert, während die ICF erhöht wurde. Romero et al. [6] fanden heraus, dass unterschwellige Stimulation mit 1 Hz für 10 min ICF signifikant verringerte, ohne eine gleichzeitige Veränderung in SICI. Diese Autoren schlugen vor, dass diese Effekte durch kortikale Disfazilitation auftreten. Da ICF möglicherweise mit der Aktivität von erregenden glutamatergen Schaltkreisen verbunden ist [24], könnte Disfazilitation zu einer verminderten kortikalen Erregung führen.

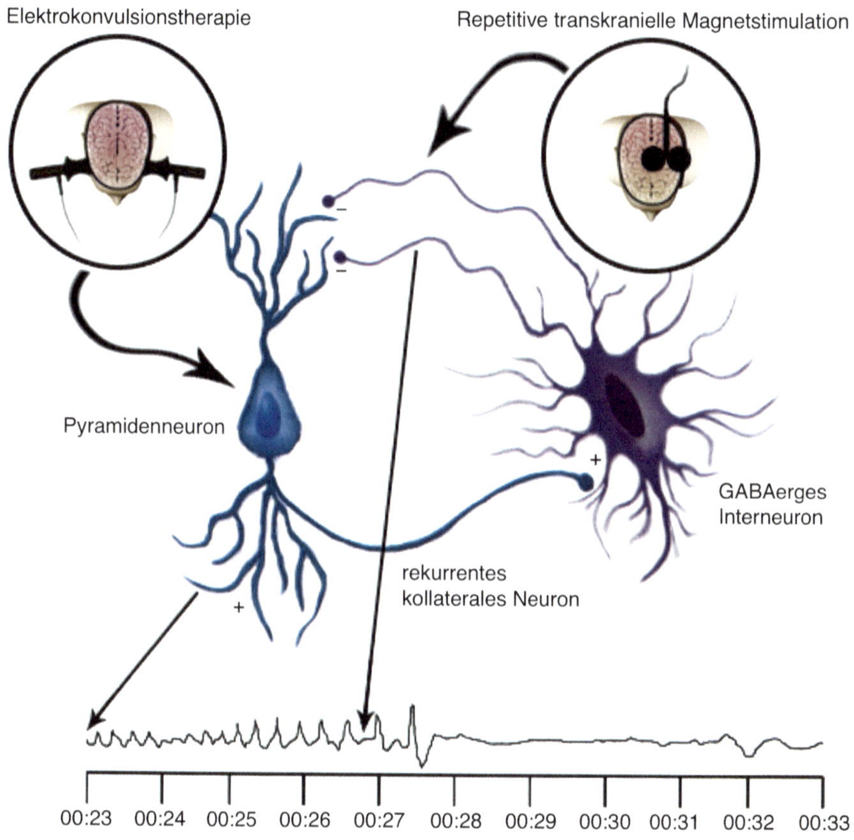

Abb. 3.2 Vorgeschlagener Mechanismus für die Rolle der GABAergen Potenzierung bei der Behandlung einer schweren Depression („major depressive disorder" [MDD]). Kortikale Stimulation durch Behandlungen wie Elektrokrampftherapie (EKT) führt zu rhythmischer Aktivierung von Pyramidenneuronen mit gleichzeitigen Spitzen- („spike") und Wellenkomplexen auf dem Elektroenzephalogramm (EEG). Anschließend werden GABA-Interneuronen über Feedbackschleifen aktiviert, die die kortikale Anfallsaktivität dämpfen, die EEG-Aktivität unterdrücken und die GABAerge hemmende Neurotransmission verstärken. Repetitive transkranielle Magnetstimulation (rTMS) könnte therapeutische Wirkungen durch transsynaptische Erleichterung der GABAergen Neurotransmission auf ähnliche Weise vermitteln

Daher legen diese Studien nahe, dass hochfrequente rTMS die SICI verringert und möglicherweise die ICF erhöht. Im Gegensatz dazu könnte niederfrequente rTMS die ICF verringern, ohne gleichzeitige Veränderung der SICI.

Das Ergebnis dieser Studienreihe, in der die Auswirkungen von rTMS auf SP und SICI untersucht wurden, legt nahe, dass rTMS die Aktivität beider GABA-Rezeptor-Subtypen moduliert.

3.2.3 Auswirkungen von rTMS auf die motorische kortikale Plastizität

Es wurde auch festgestellt, dass repetitive TMS die kortikale Plastizität beeinflusst. In diesem Kontext bezieht sich Plastizität auf die Reorganisation des zentralen Nervensystems (ZNS) durch Veränderungen in internen Verbindungen, repräsentativen Mustern und/oder neuronalen Eigenschaften [35]. Ziemann et al. [35] beobachteten, dass der deafferentierte motorische Kortex durch Eingaben modifizierbar wird, die normalerweise unter der Schwelle für die Induktion plastischer Veränderungen liegen. Ihre Ergebnisse legen nahe, dass rTMS die Plastizität modulieren und möglicherweise zur Verbesserung der kortikalen Plastizität verwendet werden kann, falls diese vorteilhaft ist, und sie unterdrücken kann, wenn sie schädlich ist. In einer nachfolgenden Studie [36] wurde festgestellt, dass Lorazepam (das die GABAerge Neurotransmission verstärkt) und Lamotrigin (das spannungsabhängige Na^{+}- und Ca^{2+}-Kanäle blockiert) die Zunahme der MEP-Größe und die Abnahme der SICI, die mit gleichzeitiger ischämischer Nervenblockade und rTMS des kontralateralen motorischen Kortex assoziiert sind, aufheben. Im Gegensatz dazu unterdrückte Dextromethorphan (NMDA-Rezeptor-Antagonist) die Veränderungen in SICI, hatte aber keinen Einfluss auf MEP. Diese Ergebnisse liefern Hinweise darauf, dass die durch rTMS und Deafferenzierung induzierte Zunahme der MEP-Größe sowohl GABA-bezogene hemmende Schaltkreise als auch durch spannungsabhängige Na^{+}- oder Ca^{2+}-Kanäle vermittelte Mechanismen involviert. Außerdem scheint die durch rTMS induzierte Reduktion von SICI die Aktivierung des NMDA-Rezeptors zu beinhalten.

Die Bedeutung dieser Befunde zur motorischen Plastizität für das Verständnis der Mechanismen von rTMS bei der Behandlung von Depressionen ist nicht vollständig klar. Allerdings ist Depression eine Störung, die mit neuronalen Mechanismen in Verbindung gebracht wird, die vermutlich mit Plastizitätsstörungen assoziiert sind. Zum Beispiel stellten Levinson et al. [29] fest, dass Patienten mit Depression SP-Defizite hatten, während bei Menschen mit behandlungsresistenter Depression sowohl SICI- als auch SP-Defizite vorlagen. Diese Befunde legen nahe, dass Depression mit Mängeln in der GABAergen hemmenden Neurotransmission assoziiert ist und dass bei behandlungsresistenter Depression noch stärker ausgeprägte GABAerge hemmende Defizite vorliegen. Darüber hinaus könnten mehrere Dimensionen von depressiven Symptomen (z. B. Gedächtnisdefizite) mit dysfunktionaler Plastizität in Verbindung gebracht werden. Diese könnte auch eine Folge einer übermäßigen NMDA-Rezeptor-Aktivierung durch chronischen Stress sein [37]. Zusätzlich könnten Defizite im BDNF (aus dem Gehirn stammender neurotropher Faktor [„brain derived neurotrophic factor“]) bei Depression zu Plastizitätsdefiziten führen, da BDNF die Plastizität im Gehirn fördert [38]. Es könnte möglich sein, dass einer der Mechanismen, durch die rTMS zu erhöhter Plastizität führt, die repetitive Stimulation von Neuronen ist, die zu synchronem Feuern und langfristiger Verstärkung führt. Das heißt, durch die repetitive Stimulation von Neuronen wird die neuronale Ausgabe gestärkt und kann im Laufe der Zeit zu sinnvollen und funktionelleren Aktivitätsmustern bei Depressionen führen.

3.3 Auswirkungen wiederholter transkranieller Magnetstimulation, bewertet mit Elektroenzephalogramm

Die unmittelbaren und direkten durch rTMS induzierten Veränderungen in der kortikalen Aktivität können nicht nur mittels Elektromyografie (EMG), wie in vorherigen Kapiteln beschrieben, sondern auch mittels Elektroenzephalografie (EEG) beurteilt werden. Die Verwendung der Kombination von TMS und EEG-Methoden in der Untersuchung von TMS-Mechanismen ist für Studien des Arbeitsgedächtnisses (WM [„working memory“]) bei Depression besonders relevant. Abnormitäten des WM wurden wiederholt bei Patienten mit MDD sowie einer Reihe anderer psychiatrischer Störungen nachgewiesen. Wie bereits erwähnt, steigert rTMS über dem motorischen Kortex nachweislich die durch Gammaaminobuttersäure (GABA) vermittelte hemmende Neurotransmission bei gesunden Individuen [28]. Gamma-oszillatorische Aktivität während höherer kognitiver Aufgaben ist ein Bereich von großem Interesse und wurde kürzlich als ein neurophysiologischer Schlüsselmechanismus des Arbeitsgedächtnisses identifiziert.

Gemeinhin definiert als die Fähigkeit, Informationen über kurze Zeiträume hinweg aufrechtzuerhalten und zu manipulieren [39], wird das Arbeitsgedächtnis aufgrund seiner Bedeutung für alltägliche komplexe kognitive Aufgaben wie Sprache, Verständnis, Lernen und Denken oft als die Essenz aller präfrontalen Funktionen angesehen [40, 41]. Darüber hinaus wird übereinstimmend berichtet, dass der dorsolaterale präfrontale Kortex (DLPFC) WM-Prozesse vermittelt, wie durch erhöhte blutsauerstoffabhängige (BOLD [„blood oxygen level-dependent“]) Aktivität in funktionellen Magnetresonanztomografiestudien (fMRT-Studien) nachgewiesen [42, 43]. Es wurde vorgeschlagen, dass GABAerge hemmende Interneuronen im DLPFC zur Bildung und Synchronisation von Pyramidenneuronen beitragen, die für eine optimale WM-Leistung notwendig sind [44, 45].

Um diese Frage zu untersuchen, führten wir im Vorfeld eine Studie durch, in der der Effekt einer 20-Hz-rTMS des DLPFC auf die Gamma-oszillatorische Aktivität unter Beanspruchung des Arbeitsgedächtnisses (d. h., 0-, 1- und 2-Back-Bedingungen) bei gesunden Kontrollen bestimmt wurde. Aktive rTMS erhöhte signifikant die Gamma-oszillatorische Aktivität im Vergleich zur Basislinie (vorher) und zur Scheinstimulation. Darüber hinaus verursachte aktive rTMS die größte Veränderung in der Gamma-oszillatorischen Aktivität in den *n*-Back-Bedingungen mit der größten kognitiven Anforderung, ein Effekt, der auf frontale Gehirnregionen beschränkt war. Schließlich hatte aktive rTMS keinen Einfluss auf andere Frequenzbereiche (d. h., δ, θ, α, β), was auf einen selektiven Effekt auf oszillatorische Aktivität im Gamma-Frequenzbereich hindeutet. Insgesamt legen diese Ergebnisse nahe, dass aktive rTMS des DLPFC die frontale Gamma-oszillatorische Aktivität signifikant erhöht, die bei *n*-Back-Bedingungen der höchsten Schwierigkeit am stärksten ausgeprägt war. Daher ist es möglich, dass die Auswirkungen von rTMS auf die Aktivität des DLPFC bei Depression durch

Modulation von Hochfrequenzoszillationen auftreten können, wobei diese Modulation durch Veränderungen im GABAergen Neurotransmittersystem bedingt sein kann.

3.4 Neuroimagingstudien zur Wirkung der wiederholten transkraniellen Magnetstimulation

Ein Teil der Faszination für die Untersuchung des motorischen Kortex besteht darin, dass Ergebnisvariablen leicht mittels EMG beurteilt werden können. Bei der Erforschung nichtmotorischer Regionen dagegen muss die TMS mit anderen Messmethoden (z. B. EEG, Positronenemissionstomografie [PET], Nahinfrarotspektroskopie [NIRS] oder Magnetresonanztomografie [MRT]) kombiniert werden. In einer erheblichen Reihe von Studien kamen bildgebende Verfahren des Gehirns zum Einsatz, um entweder die direkten Auswirkungen einer rTMS (in einer Vielzahl kortikaler Regionen) oder die Auswirkungen einer rTMS-Behandlung bei Patienten mit Depression zu untersuchen.

3.4.1 Nachweis von rTMS-Effekten mittels Bildgebung

Studien, in denen die Auswirkungen von rTMS auf Gehirnregionen direkt abgebildet wurden, ergaben, dass die lokale Aktivierung des Kortex zu Veränderungen in weit verteilten Gehirnregionen führt. Zum Beispiel stimulierten Paus et al. [46] die frontalen Augenfelder mit 10-Hz-rTMS bei einer Intensität von 70 % der maximalen Stimulatorausgabe, während PET-Scans durchgeführt wurden. Sie fanden eine signifikante positive Korrelation mit dem regionalen zerebralen Blutfluss (rCBF), gemessen mit ^{15}O-markiertem H_2O-PET über den gleichen kortikalen Regionen sowie eine gleichzeitige Erregung im visuellen Kortex der oberen parietalen und medialen parietookzipitalen Regionen. In einem alternativen Ansatz verwendeten Nahas et al. [47] 1-Hz-rTMS, um den präfrontalen Kortex zu stimulieren, während funktionelle MRT-Scans durchgeführt wurden. Hiermit sollten die Konnektivität gemessen und die Intensitäten bestimmt werden, die erforderlich sind, um eine Aktivierung in dieser kortikalen Region zu erzeugen. Frühere Studien, in denen die Aktivierung in nichtmotorischen kortikalen Bereichen gemessen worden war, basierten auf denjenigen Intensitäten, die erforderlich waren, um eine Aktivierung des motorischen Kortex zu bewirken [48]. Angesichts der zytoarchitektonischen Unterschiede zwischen diesen Regionen [49] können solche Parameter jedoch nicht genau sein. Daher wurde der präfrontale Kortex mit einer Reihe von Intensitäten (z. B., 80 %, 100 % und 120 % der RMT) stimuliert. Die Ergebnisse von Nahas et al. [47] können in 4 Hauptbefunde zusammengefasst werden: (1) größere Intensitäten erzeugten eine stärkere lokale und kontralaterale Aktivierung, (2) Stimulation des linken präfrontalen Kortex führte zu bilateralen Effekten, (3) rTMS des linken präfrontalen Kortex erzeugte eine größere

Aktivierung auf der rechten als auf der linken Seite und (4) Stimulation bei 80 % der RMT für 20 s konnte keine signifikante präfrontale Aktivierung hervorrufen.

Ein zusätzlicher bildgebender Ansatz, der zur Untersuchung von rTMS-Effekten verwendet wurde, nutzte metabolische Bildgebung mittels PET. Mit dieser Methode wiesen Strafella et al. [50] nach, dass eine rTMS des mittleren dorsolateralen präfrontalen Kortex zur Dopaminfreisetzung im Striatum des menschlichen Gehirns führte, was darauf hindeutet, dass auf den Kortex applizierte rTMS neurochemische Veränderungen in subkortikalen Gehirnregionen induzieren kann.

Die relevanteste Schlussfolgerung aus direkten Neuroimagingstudien von rTMS, die durchgeführt wurden, um den Mechanismus der rTMS-Behandlung bei Depressionen zu verstehen, sind eindeutig, dass rTMS lokal und an entfernten Gehirnstellen innerhalb verbundener Schaltkreise Veränderungen bewirkt. Dies legt die Möglichkeit nahe, dass eine rTMS-Behandlung sowohl durch lokale als auch distale Effekte als auch deren Kombination wirken kann. Es ist auch durchaus plausibel, dass der Wirkmechanismus der rTMS darin besteht, die Stärke der Verbindungen zwischen den einzelnen Bereichen in diesen Gehirnschaltkreisen zu verändern.

3.4.2 Bildgebung der Effekte der rTMS bei Depression

Von direkterer Relevanz für das Verständnis des Wirkmechanismus der rTMS-Behandlung bei Depression ist eine Reihe von Studien, in welchen die Gehirnaktivität vor und nach der rTMS-Behandlung untersucht wurde. Mehrere der vorhandenen Beweisführungen deuten darauf hin, dass eine MDD häufiger mit einer Hypoerregbarkeit über dem linken und/oder Hypererregbarkeit über dem rechten präfrontalen Kortex assoziiert ist. Die stärkste Unterstützung hierfür ergibt sich aus den viel höheren Raten von Depressionen bei Patienten mit linksseitigen Schlaganfällen (das anatomische Äquivalent von Hypoerregbarkeit) im Vergleich zur Allgemeinbevölkerung. Darüber hinaus erleben Patienten mit rechtsseitigen Schlaganfällen (das anatomische Äquivalent von Hypererregbarkeit) manische Symptome in viel höherem Maße als dies in der Allgemeinbevölkerung der Fall ist [51].

Bildgebungsstudien ergaben zudem, dass eine MDD möglicherweise eine Dysregulation der kortikalen Aktivität beinhaltet, mit geringerer Aktivität im linken und höherer Aktivität im rechten dorsolateralen präfrontalen Kortex [52, 53]. Darüber hinaus wurde festgestellt, dass die rTMS-Behandlung bei MDD direkt mit einer Normalisierung der Hypoerregbarkeit über dem linken präfrontalen Kortex und der Hypererregbarkeit über der rechten Hemisphäre assoziiert ist [54]. Dies steht im Einklang mit der Feststellung, dass rTMS bei hohen Frequenzen (z. B. 10 Hz) die Erregbarkeit im Kortex erhöht [55], während sie diese bei niedrigen Frequenzen (z. B. 1 Hz) verringert [3]. Insbesondere berichteten Kimbrell et al. [54] dass 13 Patienten mit Depression unterschiedlich auf 1 Hz gegenüber

20-Hz-rTMS reagierten. Es existierte eine signifikante negative Korrelation zwischen der Veränderung der HAMD-Scores (HAMD: Hamilton-Depressionsskala) und jeder Frequenz, mit der sie behandelt worden waren. Das heißt, Responder auf eine Frequenz (d. h. 1 Hz oder 20 Hz) neigten dazu, sich zu verschlechtern, wenn die andere Frequenz angewendet wurde (d. h. 20 Hz oder 1 Hz). Insgesamt jedoch war das Ansprechen auf 1-Hz-rTMS ausgeprägter als das bei 20-Hz-rTMS beobachtet. Zusätzlich wurde bei 11 Patienten, bei denen PET-Scans durchgeführt worden waren, die Veränderung der HAMD-Scores beim Ansprechen auf rTMS mit den Basiswerten des Glukosestoffwechsels in Beziehung gesetzt. Eine 2-wöchige Behandlung mit 20-Hz-rTMS korrelierte mit dem Ausgangswert des Gesamtstoffwechsels, wobei eine verbesserte Reaktion mit einem stärker ausgeprägten Hypometabolismus zu Beginn assoziiert war. Umgekehrt war ein umfassender Hypermetabolismus zu Beginn enger mit größeren HAMD-Score-Veränderungen nach 1-Hz-rTMS verbunden. Diese Ergebnisse deuten darauf hin, dass metabolische Biomarker des Gehirns eine effektive Möglichkeit sein könnten, die Reaktion auf eine rTMS-Behandlung zu optimieren oder zu personalisieren.

Zusätzlich zu diesen ersten PET-Untersuchungen kamen in Studien diverse anderer Methoden zum Einsatz, um die Gehirnaktivität vor und nach der Behandlung zu überprüfen. Forschungen mit funktioneller Magnetresonanztomografie ergaben, dass hochfrequente linksseitige rTMS eine bilaterale präfrontale Zunahme der aufgabenbezogenen Aktivierung bewirkt [56]. Interessanterweise war in der gleichen Studie eine erfolgreiche Reaktion auf eine niederfrequente rechtsseitige Stimulation mit bilateralen Reduktionen der präfrontalen Aktivität assoziiert. Diese bilateralen Veränderungen deuten darauf hin, dass eine erfolgreiche Reaktion auf die rTMS-Behandlung nicht mit einer einfachen Neuausbalancierung der Links-rechts-Aktivität zusammenhängt und dass das Therapieansprechen alternative Mechanismen beinhalten könnte. Interessanterweise deuten neuere Studien in diesem Kontext darauf hin, dass das Ansprechen auf rTMS möglicherweise mit Veränderungen in den Pfaden der weißen Substanz in präfrontal-subkortikalen Schaltkreisen zusammenhängt [57]. Laut dieser Forschungsergebnisse muss die Reaktion auf eine rTMS nicht notwendigerweise mit lokalen Veränderungen in der kortikalen Aktivität zusammenhängen, sondern könnte auch durch die Stärkung der kortikalen-subkortikalen Schaltung entstehen, die es den exekutiven präfrontalen kortikalen Regionen potenziell ermöglichen könnte, eine größere regulatorische Kontrolle auf abnorm aktive subkortikale Stimmungsschaltkreise auszuüben.

3.4.3 Untersuchung der Gehirneffekte der rTMS mit Nahinfrarotspektroskopie

Eine alternative Technik zur Erforschung der Auswirkungen der rTMS auf die Gehirnaktivität ist die Nahinfrarotspektroskopie, ein Verfahren zur Bestimmung der Blutsauerstoffsättigung (HbO), die in Kombination mit rTMS und wiederholt über die Zeit verwendet werden kann. Erste Forschungsarbeiten, in denen NIRS zur Untersuchung der Effekte von Einzelimpuls-TMS verwendet wurde, zeigten recht konsistent, dass eine höhere TMS-Intensität zu einem Abfall der HbO führt, sowohl im primär-motorischen (M1) als auch im präfrontalen Kortex (PFC, z. B. [58, 59]). Unterschwellige Einzelimpuls-TMS führte zu einem besser erkennbaren Anstieg der HbO, als man ihn während der normalen Gehirnaktivierung erwarten würde. In neueren Studien wurde festgestellt, dass der unter hochintensiver TMS-Stimulation beobachtete Abfall von HbO auch bei gepaarten TMS-Impulsen [59] und rTMS [60] zu sehen ist. Zum Beispiel wiesen wir kürzlich nach, dass langanhaltende Reizserien von 1-Hz-rTMS bei überschwelligen Intensitäten eine anhaltende und nachhaltige Reduktion der HbO bewirken, die bei unterschwelliger Stimulation nicht zu beobachten ist [61]. Dieses Muster einer erheblichen HbO-Verminderung scheint ein „unnatürliches" Muster der Gehirnaktivierung zu sein, das sich von dem unterscheidet, was man bei normaler Gehirnaktivierung oder Beschäftigung mit einer kognitiven Aufgabe erwarten würde [58, 59, 61, 62]. Spekulativ ist es möglich, dass die Reaktion des Gehirns auf dieses unnatürliche Muster der Aktivierung, beispielsweise eine Änderung der vasomotorischen Aktivität, in gewisser Weise dem therapeutische Effekt der rTMS zugrunde liegt.

3.5 Untersuchung der Gehirneffekte der rTMS mit Elektroenzephalografie

Elektroenzephalografische Methoden wurden relativ häufig eingesetzt, um Aspekte der rTMS-Behandlung von Depressionen zu untersuchen. Anfangs wurde die EEG verwendet, um zu kontrollieren, ob es sicherheitsrelevante Probleme mit der rTMS-Behandlung gibt. In jüngerer Zeit wurde in einer Reihe von Studien überprüft, ob EEG-Marker zur Vorhersage einer erfolgreichen Reaktion auf die rTMS-Behandlung verwendet werden können (z. B. [63, 64]). Von größter Relevanz sind jedoch Arbeiten, in denen Veränderungen in der EEG-Aktivität im Zusammenhang mit einer erfolgreichen antidepressiven Behandlung untersucht wurden. Zum Beispiel prüften Spronk et al. die Auswirkungen von rTMS auf die quantitative EEG (QEEG) und das Oddball-ERP (ERP: ereignisbezogenes Potenzial) bei Patienten mit Depressionen [65]. Sie berichteten, dass sich QEEG-Messungen nicht mit der Behandlung änderten, mit Ausnahme einer indirekten rechtsfrontalen Zunahme der Delta-Leistung. Im Gegensatz dazu führte rTMS zu einer erhöhten Positivität der ERP über dem linken Frontallappen. Insbesondere wurde die P2-Amplitude in den linken Frontalregionen signifikant erhöht. Es gab auch eine behandlungsbedingte Zunahme der N1- und N2-ERP-Komponenten. Diese Ergebnisse legen nahe, dass rTMS konventionelle neurophysiologische Marker der Plastizität im Kortex verändern kann. Entsprechende Messwerte könnten letztlich als Biomarker der Behandlungsreaktion dienen und helfen, die rTMS-Behandlung individuell anzupassen.

3.6 Auswirkungen der rTMS auf den BDNF

Angesichts der postulierten Rolle von neurotrophen Faktoren, einschließlich des BDNF, in der Ätiologie von Depressionen und dem Mechanismus der Wirkung von Antidepressiva wurde in Studien zunehmend überprüft, ob die antidepressiven Effekte von rTMS über durch sie induzierte Veränderungen des BDNF moduliert werden. Entsprechende Untersuchungen erfolgten sowohl an Tiermodellen als auch in experimentellen Umgebungen am Menschen.

Zum Beispiel wurde nachgewiesen, dass hochfrequente rTMS bei wachen Tieren die BDNF-Spiegel erheblich erhöht, ein Effekt, der bei niederfrequenter Stimulation nicht beobachtet wurde [66]. In einer zweiten Studie wurde festgestellt, dass 3 Wochen hochfrequenter Stimulation ebenfalls zu Erhöhungen der BDNF-Spiegel zusammen mit Veränderungen in der Zellproliferation im Hippocampus führen [67]. Bei Menschen fanden Bocchio-Chiavetto et al. [68], dass 5 tägliche rTMS-Sitzungen, die bei 16 Patienten mit MDD durchgeführt wurden, mit einer signifikanten Verbesserung der Depression einhergingen (durchschnittliche Verbesserung in der HAMD von 23,60 %; $p = 0{,}0003$), bei gleichzeitiger Erhöhung der Serum-BDNF-Spiegel (Ausgangswert: 29,73 ± 8,02 ng/ml; nach der Behandlung: 32,63 ± 7,59 ng/ml; $p = 0{,}022$). Die klinische Relevanz dieser Befunde ist jedoch ungeklärt, da die Autoren berichteten, dass der Anstieg der Neurotrophinspiegel nicht mit der Wirksamkeit von rTMS in Verbindung stand. Lang et al. [69] konnten ebenfalls keinen Zusammenhang zwischen BDNF und klinischer Verbesserung nach 10 rTMS-Behandlungen bei 14 Patienten mit behandlungsresistenter schwerer Depression feststellen.

Die Beziehung zwischen dem BDNF-System und dem Ansprechen auf rTMS wurde bei Menschen auch unter Berücksichtigung des Zusammenhangs zwischen der klinischen Reaktion auf die Behandlung und dem BDNF-Genotyp analysiert, insbesondere der Effekt des BDNF-Polymorphismus Val66Met war von Interesse. In einer Studie mit 36 Patienten, von denen bei 31 eine schwere Depression und bei den restlichen 5 eine bipolare Störung (depressive Phase) diagnostiziert worden waren, verbesserten 5 tägliche rTMS-Sitzungen die HAMD-Werte der Probanden (Ausgangswert: 23,19 ± 5,12; nach rTMS: 17,50 ± 6,91; Durchschnitt: 25,29 %). Die Val/Val-Homozygoten (32,36 ± 21,23 % Verbesserung in HAMD) erlebten eine viel größere Besserung als die Met-Träger (16,45 ± 19,90), was auf eine Rolle dieses Polymorphismus bei der Verminderung der depressiven Symptome unter rTMS-Behandlung hinweist [68].

3.7 Schlussfolgerungen

Zusammenfassend konzentrierte sich dieses Kapitel auf rTMS-Mechanismen, die möglicherweise mit einer therapeutischen Verbesserung bei Depressionen in Verbindung stehen. Die Behandlungseffekte können mit der Potenzierung erregender und hemmender kortikaler Mechanismen zusammenhängen. Es ist möglich, dass das Ansprechen auf rTMS mit lokalen Veränderungen in der kortikalen Aktivität assoziiert ist, aber auch, dass es mit einer Veränderung der Verbindungen zwischen präfrontalen und subkortikalen Gehirnregionen, die für Depressionen relevant sind, zusammenhängt. Darüber hinaus legen Beweise nahe, dass rTMS die Plastizität im Kortex modulieren kann. Schließlich wurden sowohl BDNF- als auch dopaminerge Erhöhungen berichtet, die beide mit den therapeutischen Mechanismen von rTMS in Verbindung gebracht wurden. Zukünftige Studien, die darauf abzielen, Veränderungen in diesen Gehirnmechanismen eng mit Modifikationen der symptomatischen Reaktion in Verbindung zu bringen, könnten dazu beitragen, die physiologische Grundlage für die therapeutischen Effekte von rTMS zu klären, und möglicherweise zu optimierten Behandlungen führen.

Literatur

1. Barker AT (1991) An introduction to the basic principles of magnetic nerve stimulation. J Clin Neurophysiol 8(1):26–37
2. Fitzgerald PB, Fountain S, Daskalakis ZJ (2006) A comprehensive review of the effects of rTMS on motor cortical excitability and inhibition. Clin Neurophysiol 117(12):2584–2596
3. Chen R, Classen J, Gerloff C, Celnik P, Wassermann EM, Hallett M et al (1997) Depression of motor cortex excitability by low-frequency transcranial magnetic stimulation. Neurology 48(5):1398–1403
4. Siebner HR, Auer C, Conrad B (1999) Abnormal increase in the corticomotor output to the affected hand during repetitive transcranial magnetic stimulation of the primary motor cortex in patients with writer's cramp. Neurosci Lett 262(2):133–136
5. Maeda F, Keenan JP, Tormos JM, Topka H, Pascual-Leone A (2000) Modulation of corticospinal excitability by repetitive transcranial magnetic stimulation. Clin Neurophysiol 111(5):800–805
6. Romero JR, Anschel D, Sparing R, Gangitano M, Pascual-Leone A (2002) Subthreshold low frequency repetitive transcranial magnetic stimulation selectively decreases facilitation in the motor cortex. Clin Neurophysiol 113(1):101–107
7. Muellbacher W, Ziemann U, Boroojerdi B, Hallett M (2000) Effects of low-frequency transcranial magnetic stimulation on motor excitability and basic motor behavior. Clin Neurophysiol 111(6):1002–1007
8. Fitzgerald PB, Brown T, Daskalakis ZJ, Chen R, Kulkarni J (2002) Intensity – dependent effects of 1 Hz rTMS on human corticospinal excitability. Clin Neurophysiol 113:1136–1141
9. Gerschlager W, Siebner HR, Rothwell JC (2001) Decreased corticospinal excitability after subthreshold 1 Hz rTMS over lateral premotor cortex. Neurology 57(3):449–455
10. Wassermann EM, Wedegaertner FR, Ziemann U, George MS, Chen R (1998) Crossed reduction of human motor cortex excitability by 1-Hz transcranial magnetic stimulation. Neurosci Lett 250(3):141–144
11. Chen R, Seitz RJ (2001) Changing cortical excitability with low-frequency magnetic stimulation. Neurology 57(3):379–380
12. Klein E, Kreinin I, Chistyakov A, Koren D, Mecz L, Marmur S et al (1999) Therapeutic efficacy of right prefrontal slow repetitive transcranial magnetic stimulation in major depression: a double-blind controlled study. Arch Gen Psychiatry 56(4):315–320
13. Pascual-Leone A, Valls-Sole J, Wassermann EM, Hallett M (1994) Responses to rapid-rate transcranial magnetic stimulation of the human motor cortex. Brain 117(Pt 4):847–858
14. Jahanshahi M, Ridding MC, Limousin P, Profice P, Fogel W, Dressler D et al (1997) Rapid rate transcranial magnetic stimulation—a safety study. Electroencephalogr Clin Neurophysiol 105(6):422–429

15. Berardelli A, Inghilleri M, Rothwell JC, Romeo S, Curra A, Gilio F et al (1998) Facilitation of muscle evoked responses after repetitive cortical stimulation in man. Exp Brain Res 122(1):79–84
16. Maeda F, Keenan JP, Pascual-Leone A (2000) Interhemispheric asymmetry of motor cortical excitability in major depression as measured by transcranial magnetic stimulation. Br J Psychiatry 177:169–173
17. Modugno N, Nakamura Y, MacKinnon CD, Filipovic SR, Bestmann S, Berardelli A et al (2001) Motor cortex excitability following short trains of repetitive magnetic stimuli. Exp Brain Res 140(4):453–459
18. Wang H, Wang X, Scheich H (1996) LTD and LTP induced by transcranial magnetic stimulation in auditory cortex. Neuroreport 7(2):521–525
19. Kujirai T, Caramia MD, Rothwell JC, Day BL, Thompson PD, Ferbert A et al (1993) Corticocortical inhibition in human motor cortex. J Physiol Lond 471:501–519
20. Valls-Sole J, Pascual-Leone A, Wassermann EM, Hallett M (1992) Human motor evoked responses to paired transcranial magnetic stimuli. Electroencephalogr Clin Neurophysiol 85(6):355–364
21. Wassermann EM, Samii A, Mercuri B, Ikoma K, Oddo D, Grill SE et al (1996) Responses to paired transcranial magnetic stimuli in resting, active, and recently activated muscles. Exp Brain Res 109(1):158–163
22. Cantello R, Gianelli M, Civardi C, Mutani R (1992) Magnetic brain stimulation: the silent period after the motor evoked potential. Neurology 42(10):1951–1959
23. Sanger TD, Garg RR, Chen R (2001) Interactions between two different inhibitory systems in the human motor cortex. J Physiol 530(Pt 2):307–317
24. Ziemann U, Chen R, Cohen LG, Hallett M (1998) Dextromethorphan decreases the excitability of the human motor cortex. Neurology 51(5):1320–1324
25. Berardelli A, Inghilleri M, Gilio F, Romeo S, Pedace F, Curra A et al (1999) Effects of repetitive cortical stimulation on the silent period evoked by magnetic stimulation. Exp Brain Res 125(1):82–86
26. Romeo S, Gilio F, Pedace F, Ozkaynak S, Inghilleri M, Manfredi M et al (2000) Changes in the cortical silent period after repetitive magnetic stimulation of cortical motor areas. Exp Brain Res 135(4):504–510
27. Fierro B, Piazza A, Brighina F, La Bua V, Buffa D, Oliveri M (2001) Modulation of intracortical inhibition induced by low- and high-frequency repetitive transcranial magnetic stimulation. Exp Brain Res 138(4):452–457
28. Daskalakis ZJ, Moller B, Christensen BK, Fitzgerald PB, Gunraj C, Chen R (2006) The effects of repetitive transcranial magnetic stimulation on cortical inhibition in healthy human subjects. Exp Brain Res 174(3):403–412
29. Levinson AJ, Fitzgerald PB, Favalli G, Blumberger DM, Daigle M, Daskalakis ZJ (2010) Evidence of cortical inhibitory deficits in major depressive disorder. Biol Psychiatry 67(5):458–464
30. Bajbouj M, Lang UE, Niehaus L, Hellen FE, Heuser I, Neu P (2006) Effects of right unilateral electroconvulsive therapy on motor cortical excitability in depressive patients. J Psychiatr Res 40(4):322–327
31. Rothwell JC (1997) Techniques and mechanisms of action of transcranial stimulation of the human motor cortex. J Neurosci Methods 74(2):113–122
32. Pascual-Leone A, Tormos JM, Keenan J, Tarazona F, Canete C, Catala MD (1998) Study and modulation of human cortical excitability with transcranial magnetic stimulation. J Clin Neurophysiol 15(4):333–343
33. Peinemann A, Lehner C, Mentschel C, Munchau A, Conrad B, Siebner HR (2000) Subthreshold 5-Hz repetitive transcranial magnetic stimulation of the human primary motor cortex reduces intracortical paired-pulse inhibition. Neurosci Lett 296(1):21–24
34. Wu T, Sommer M, Tergau F, Paulus W (2000) Lasting influence of repetitive transcranial magnetic stimulation on intracortical excitability in human subjects. Neurosci Lett 287(1):37–40

35. Ziemann U, Corwell B, Cohen LG (1998) Modulation of plasticity in human motor cortex after forearm ischemic nerve block. J Neurosci 18(3):1115–1123
36. Ziemann U, Hallett M, Cohen LG (1998) Mechanisms of deafferentation-induced plasticity in human motor cortex. J Neurosci 18(17):7000–7007
37. Pittenger C, Duman RS (2008) Stress, depression, and neuroplasticity: a convergence of mechanisms. Neuropsychopharmacology 33(1):88–109
38. Brunoni AR, Boggio PS, Fregni F (2008) Can the 'yin and yang' BDNF hypothesis be used to predict the effects of rTMS treatment in neuropsychiatry? Med Hypotheses 71(2):279–282
39. Baddeley A (1986) Working memory. Claredon Press, Oxford
40. Baddeley A (1992) Working memory. Science 255(5044):556–559
41. Baddeley A (2000) The episodic buffer: a new component of working memory? Trends Cogn Sci 4(11):417–423
42. Rasmussen KG, Knapp RG, Biggs MM, Smith GE, Rummans TA, Petrides G et al (2007) Data management and design issues in an unmasked randomized trial of electroconvulsive therapy for relapse prevention of severe depression: the consortium for research in electroconvulsive therapy trial. J ECT 23(4):244–250
43. Owens DS, Parker PY, Benton D (1997) Blood glucose and subjective energy following cognitive demand. Physiol Behav 62(3):471–478
44. Wang XJ, Buzsaki G (1996) Gamma oscillation by synaptic inhibition in a hippocampal interneuronal network model. J Neurosci 16(20):6402–6413
45. Traub RD, Michelson-Law H, Bibbig AE, Buhl EH, Whittington MA (2004) Gap junctions, fast oscillations and the initiation of seizures. Adv Exp Med Biol 548:110–122
46. Paus T, Jech R, Thompson CJ, Comeau R, Peters T, Evans AC (1997) Transcranial magnetic stimulation during positron emission tomography: a new method for studying connectivity of the human cerebral cortex. J Neurosci 17(9):3178–3184
47. Nahas Z, Lomarev M, Roberts DR, Shastri A, Lorberbaum JP, Teneback C et al (2001) Unilateral left prefrontal transcranial magnetic stimulation (TMS) produces intensity-dependent bilateral effects as measured by interleaved BOLD fMRI. Biol Psychiatry 50(9):712–720
48. Bohning DE, Shastri A, Nahas Z, Lorberbaum JP, Andersen SW, Dannels WR et al (1998) Echoplanar BOLD fMRI of brain activation induced by concurrent transcranial magnetic stimulation. Investig Radiol 33(6):336–340
49. Christensen BK, Bilder RM (2000) Dual cytoarchitectonic trends: an evolutionary model of frontal lobe functioning and its application to psychopathology. Can J Psychiatr 45(3):247–256
50. Strafella AP, Paus T, Barrett J, Dagher A (2001) Repetitive transcranial magnetic stimulation of the human prefrontal cortex induces dopamine release in the caudate nucleus. J Neurosci 21(15):RC157
51. Huffman JC, Stern TA (2003) Poststroke neuropsychiatric symptoms and pseudoseizures: a discussion. Prim Care Companion J Clin Psychiatry 5(2):85–88
52. Baxter LR Jr, Schwartz JM, Phelps ME, Mazziotta JC, Guze BH, Selin CE et al (1989) Reduction of prefrontal cortex glucose metabolism common to three types of depression. Arch Gen Psychiatry 46(3):243–250
53. Abou-Saleh MT, Al Suhaili AR, Karim L, Prais V, Hamdi E (1999) Single photon emission tomography with 99m Tc-HMPAO in Arab patients with depression. J Affect Disord 55(2–3):115–123
54. Kimbrell TA, Little JT, Dunn RT et al (1999) Frequency dependence of antidepressant response to left prefrontal repetitive transcranial magnetic stimulation (rTMS) as a function of baseline cerebral glucose metabolism. Biol Psychiatry 46:1603–1613
55. Pascual-Leone A, Valls-Sole J, Wasserman E, Hallett M (1994) Responses to rapid-rate transcranial magnetic stimulation of the human motor cortex. Brain 117:847–858
56. Fitzgerald PB, Sritharan A, Daskalakis ZJ, de Castella AR, Kulkarni J, Egan G (2007) A functional magnetic resonance imaging study of the effects of low frequency right prefrontal transcranial magnetic stimulation in depression. J Clin Psychopharmacol 27(5):488–492

57. Peng H, Zheng H, Li L, Liu J, Zhang Y, Shan B et al (2012) High-frequency rTMS treatment increases white matter FA in the left middle frontal gyrus in young patients with treatment-resistant depression. J Affect Disord 136(3):249–257
58. Thomson RH, Maller JJ, Daskalakis ZJ, Fitzgerald PB (2011) Blood oxygenation changes resulting from suprathreshold transcranial magnetic stimulation. Brain Stimul 4(3):165–168
59. Thomson RH, Daskalakis ZJ, Fitzgerald PB (2011) A near infra-red spectroscopy study of the effects of pre-frontal single and paired pulse transcranial magnetic stimulation. Clin Neurophysiol 122(2):378–382
60. Kozel FA, Johnson KA, Nahas Z, Nakonezny PA, Morgan PS, Anderson BS et al (2011) Fractional anisotropy changes after several weeks of daily left high-frequency repetitive transcranial magnetic stimulation of the prefrontal cortex to treat major depression. J ECT 27(1):5–10
61. Thomson RH, Rogasch NC, Maller JJ, Daskalakis ZJ, Fitzgerald PB (2012) Intensity dependent repetitive transcranial magnetic stimulation modulation of blood oxygenation. J Affect Disord 136(3):1243–1246
62. Mochizuki H, Ugawa Y, Terao Y, Sakai KL (2006) Cortical hemoglobin-concentration changes under the coil induced by single-pulse TMS in humans: a simultaneous recording with near-infrared spectroscopy. Exp Brain Res 169(3):302–310
63. Arns M, Drinkenburg WH, Fitzgerald PB, Kenemans JL (2012) Neurophysiological predictors of non-response to rTMS in depression. Brain Stimul 5(4):569–576
64. Narushima K, McCormick LM, Yamada T, Thatcher RW, Robinson RG (2010) Subgenual cingulate theta activity predicts treatment response of repetitive transcranial magnetic stimulation in participants with vascular depression. J Neuropsychiatry Clin Neurosci 22(1):75–84
65. Spronk D, Arns M, Bootsma A, van Ruth R, Fitzgerald PB (2008) Long-term effects of left frontal rTMS on EEG and ERPs in patients with depression. Clin EEG Neurosci 39(3): 118–124
66. Gersner R, Kravetz E, Feil J, Pell G, Zangen A (2011) Long-term effects of repetitive transcranial magnetic stimulation on markers for neuroplasticity: differential outcomes in anesthetized and awake animals. J Neurosci 31(20):7521–7526
67. Feng SF, Shi TY, Fan Y, Wang WN, Chen YC, Tan QR (2012) Long-lasting effects of chronic rTMS to treat chronic rodent model of depression. Behav Brain Res 232(1):245–251
68. Bocchio-Chiavetto L, Miniussi C, Zanardini R, Gazzoli A, Bignotti S, Specchia C et al (2008) 5-HTTLPR and BDNF Val66Met polymorphisms and response to rTMS treatment in drug resistant depression. Neurosci Lett 437(2):130–134
69. Lang UE, Bajbouj M, Gallinat J, Hellweg R (2006) Brain-derived neurotrophic factor serum concentrations in depressive patients during vagus nerve stimulation and repetitive transcranial magnetic stimulation. Psychopharmacology 187(1):56–59

Akute rTMS-Behandlung bei Depression

4

Zusammenfassung

Eine umfangreiche Anzahl klinischer Studien unterstützt die antidepressive Wirksamkeit von hochfrequenter rTMS, die auf den linken dorsolateralen präfrontalen Kortex angewendet wird. Die Ergebnisse dieser Arbeiten wurden in mehreren Metaanalysen zusammengefasst, die die positive antidepressive Wirksamkeit dieser Technik unterstützen. Studien, in denen rTMS und EKT verglichen wurden, wurden erheblich durch die Stichprobengröße und Designprobleme eingeschränkt. Zusätzlich zur hochfrequenten rTMS wurden niederfrequente rTMS des rechten dorsolateralen präfrontalen Kortex und sequenzielle bilaterale rTMS, bei der sowohl hoch- als auch niederfrequente Ansätze kombiniert werden, untersucht, wobei beide Verfahren in klinischen Studien und Metaanalysen wirksam waren. Die tiefer reichende TMS, bei der eine Spule verwendet wird, mit der es möglich ist den Kortex deutlich tiefer zu durchdringen, erwies sich ebenfalls als wirksam, ebenso wie die Stimulation mit den neuartigen Theta-Burst-TMS-Paradigmen. Es gibt eine Reihe von bedeutenden methodischen Fragen, die bei der Bewertung von rTMS-Studien und der Anwendung dieser Behandlung berücksichtigt werden müssen. Dazu gehören die Ausrichtung der Spule und die Art und Weise, wie die Scheinbehandlung in klinischen Studien durchgeführt wird.

4.1 Wiederholte transkranielle Magnetstimulation bei Depression: Hochfrequenzstimulation

Als TMS erstmals zur Behandlung von Depressionen eingesetzt wurde, wurden Einzelimpulse appliziert, oft am Scheitelpunkt, mit minimaler therapeutischer Wirkung (z. B. [1]). Es dauerte jedoch nicht lange, bis eine sachlichere und rationalere Anwendung der rTMS entwickelt wurde. Diese, die die Stimulation des

P. Fitzgerald und Z. Daskalakis, *rTMS-Behandlung bei Depressionen*,
https://doi.org/10.1007/978-3-031-52844-6_4

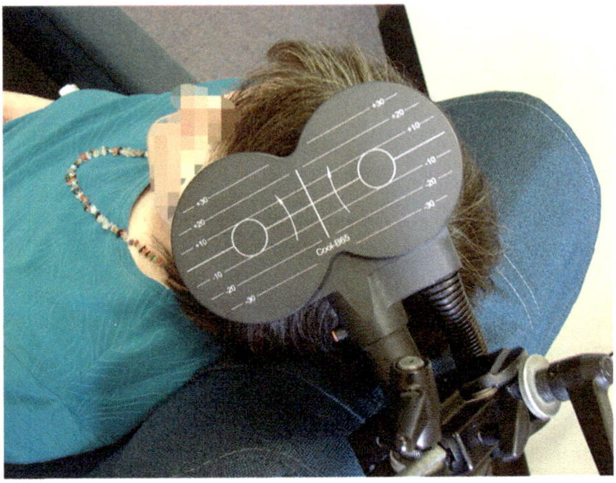

Abb. 4.1 Flüssigkeitsgekühlte MagVenture®-A/S-Spule, lokalisiert über dem präfrontalen Kortex im maßgefertigten Ständer

linken dorsolateralen präfrontalen Kortex (DLPFC) mit Hochfrequenz-rTMS-Impulsen (Abb. 4.1) beinhaltete, setzte sich bis heute als das gängigste therapeutische Paradigma durch.

Die Begründung für die Hochfrequenzstimulation des linken DLPFC ergab sich aus der Beobachtung, dass bei Patienten mit MDD die Ruheaktivität im linken DLPFC in der Positronenemissionstomografie reduziert ist [2]. Eine Verminderung der linken präfrontalen Aktivität wurde auch als Ursache für das erhöhte Depressionsrisiko nach linksseitigen vorderen Schlaganfällen vorgeschlagen, und es gab auch Hinweise auf ein Ungleichgewicht zwischen linkem und rechtem vorderem Gehirn in Elektroenzephalografiestudien. Frühe neurophysiologische Untersuchungen, in denen rTMS auf den motorischen Kortex appliziert wurde, ergaben, dass Hochfrequenzstimulation die lokale kortikale Aktivität erhöht, was in der Regel über die Beobachtung einer Zunahme der evozierten motorischen Aktivität nach der Stimulation durch einzelne TMS-Impulse beurteilt wurde. Daher wurde vorgeschlagen, dass die Hochfrequenzstimulation des linken DLPFC die lokale kortikale Aktivität erhöhen und somit die Depression lindern könnte.

Erste Studien, die diese Technik Mitte der 1990er-Jahre einsetzten, gingen trotz der kurzen Dauer der Versuche und der relativ geringen Dosis der angewendeten Stimulation mit erheblichen therapeutischen Vorteilen einher (z. B. [3, 4]). In der Folge wurden zahlreiche offene und einzelne scheinkontrollierte Studien durchgeführt, um die Wirksamkeit der linksseitigen präfrontalen rTMS zu untersuchen (Tab. 4.1). Mehr als 30 Studien beinhalteten eine Scheinstimulationskontrolle, wobei die Methoden dafür nach und nach weiterentwickelt wurden. Auch für die im Laufe der Zeit während der Behandlung und in klinischen Studien angewendete Dosis der rTMS war eine progressive Zunahme festzustellen. Dies äußerte sich in Veränderungen einer Reihe von Stimulationsparametern.

Tab. 4.1 Einzelne zwischen 1996 und 2006 durchgeführte rTMS-Depressionsstudien: eine Demonstration der Charakteristika von rTMS-Studien und repräsentative Ergebnisse

Quelle	Probanden	rTMS-Parameter	Signifikanter Unterschied: aktiv vs. Scheinstimulationskontrolle	Ergebnisse
Avery et al. 2006 [57]	68 Patienten mit behandlungsresistenter Depression	15 Sitzungen, angewendet auf den linken dorsolateralen PFC bei 110 % der RMT (32 Reizserien von 10-Hz-rTMS, angewendet als 5-s-Serien) Scheinstimulation bei – 45° Spulenneigung	Ja	Die HAMD-Werte zeigten im Laufe der Zeit eine signifikant stärkere Abnahme in der TMS-Gruppe im Vergleich zur Kontrollgruppe mit Scheinstimulation. Die Ansprechrate für die TMS-Gruppe war mit 30,6 % höher als die mit 6,1 % bei Scheinstimulation
Berman et al. 2000 [58]	20 Patienten mit behandlungsresistenter Depression	10 Sitzungen, 20 2-s-Reizserien mit 20-Hz-Stimulation mit 58-s-Intervallen; angewendet bei 80 % der RMT Scheinstimulation bei – 45° Spulenneigung	Ja	1 von 10 Probanden, die eine aktive Behandlung erhielten, zeigte eine robuste Reaktion (d. h., HAMD sank von 47 auf 7 Punkte); 3 weitere Patienten zeigten 40–45 %ige Abnahmen in den HAMD-Werten. Keiner der Patienten mit Scheinstimulation zeigte teilweises oder vollständiges Ansprechen
Cohen et al. 2003 [59]	10 Patienten mit behandlungsresistenter Depression	9 Sitzungen über 2 Wochen, 20 Reizserien à 1,5 s bei 20 Hz und 100 % der RMT über dem linken DLPFC, gefolgt von 2 Reizserien von 60 s bei 1 Hz und 100 % der RMT über dem rechten DLPFC	■	4 von 10 Probanden zeigten einen Rückgang von ≥50 % auf der HAMD, mit einem starken Trend für diejenigen unter 50 Jahren

(Fortsetzung)

Tab. 4.1 (Fortsetzung)

Quelle	Probanden	rTMS-Parameter	Signifikanter Unterschied: aktiv vs. Scheinstimulationskontrolle	Ergebnisse
Conca et al. 2002 [39]	36 medikamentös behandelte depressive stationäre Patienten	Gruppe 1: 110 % der RMT bei 10 Hz über dem linken DLPFC, gefolgt von 1-Hz-Stimulation des rechten DLPFC bei 110 % der RMT Gruppe 2: Stimulation des linken DLPC mit wechselnden Reizserien von 110 % der MT bei 10 Hz und Reizserien von 110 % der MT bei 1 Hz in derselben Sitzung Gruppe 3: Hochfrequenzstimulation über dem linken DLPC diente als interne Kontrollgruppe	■	Keine der Behandlungsmethoden war überlegen, aber es wurden verschiedene Nebenwirkungen beobachtet
Feinsod et al. 1998 [48]	10 Patienten mit akuter oder residueller Schizophrenie	10 Sitzungen, 120 Reize täglich bei 1 Hz zum rechten PFC, runde 9-cm-Spule (100 % der RMT)	■	Signifikanter Rückgang des BPRS-Scores, aber bei unspezifischen Punkten (Angst, Spannung, Unruhe)
Figiel et al. 1998 [48]	50 Patienten mit refraktärer Depression	5 Sitzungen, 10 Reizserien von 5 s mit Zwischenintervallen von 30 s, 10-Hz-Stimulation bei 110 % der RMT	■	21 Ansprecher (42 %) basierend auf den abschließenden HAMD-Scores im Vergleich zur Ausgangslage, 56 % der Patienten unter 65 Jahren reagierten und nur 23 % der über 65-Jährigen

(Fortsetzung)

Tab. 4.1 (Fortsetzung)

Quelle	Probanden	rTMS-Parameter	Signifikanter Unterschied: aktiv vs. Scheinstimulationskontrolle	Ergebnisse
Fitzgerald et al. 2006 [41]	50 Patienten mit behandlungsresistenter Depression	3 Reizserien niederfrequenter rTMS zum rechten PFC von 140 s Dauer bei 1 Hz wurden täglich angewendet, gefolgt von sofort 15 Reizserien von 5 s Dauer von hochfrequenter linksseitiger rTMS bei 10 Hz für 6 Wochen Scheinstimulation bei – 45° Spulenneigung	Ja	Signifikanter Rückgang der MADRS-Scores für die aktive Behandlungsgruppe nach 2 Wochen und über die gesamte Dauer der Studie. Diejenigen, die eine aktive Behandlung erhielten, erfüllten die Ansprech- (11 von 25 [44 %]) oder Remissionskriterien (9 von 25 [36 %]) am Ende der Studie im Vergleich zur Scheinstimulationsgruppe (2 von 25 [8 %] und keiner von 25, entsprechend)
Fitzgerald et al. 2003 [33]	60 Patienten mit behandlungsresistenter Depression	20 5-s-HFL-TMS-Reizserien bei 10 Hz und 5 60-s-LFR-TMS-Reizserien bei 1 Hz täglich Scheinstimulation bei – 45° Spulenneigung	Ja	Signifikanter Rückgang der MADRS-Scores zwischen den HFL-TMS- und Scheinstimulationskontrollen und zwischen den LFR-TMS- und Scheinstimulationskontrollen
Geller et al. 1997 [60]	20 Patienten, 10 mit Schizophrenie und 10 mit schwerer depressiver Störung	30 Einzelimpulse in einer Sitzung, runde 14-cm- Spule, bilateraler PFC (100 % der RMT)	■	Mehrere Patienten hatten eine kurzfristige unspezifische Verbesserung
George et al. 1997 [61]	12 depressive Erwachsene	20, 2-s, 20-Hz-Stimulationen bei 80 % der RMT über dem linken DLPFC Scheinkontrolle – 45° Spulenneigung	Ja	Während der aktiven Phase sanken die HAMD-Scores signifikant um 5,25 Punkte

(Fortsetzung)

Tab. 4.1 (Fortsetzung)

Quelle	Probanden	rTMS-Parameter	Signifikanter Unterschied: aktiv vs. Scheinstimulationskontrolle	Ergebnisse
George et al. 1995 [62]	6 medikamentenresistente depressive stationäre Patienten	Tägliche linke PFC-rTMS über mehrere Wochen	■	Die HAMD-Scores verbesserten sich signifikant für die gesamte Gruppe und sanken von einem Ausgangswert von 23,8 ± 4,2 auf 17,5 ± 8,4 nach der Behandlung
Grunhaus et al. 2000 [21]	40 Patienten mit schwerer depressiver Störung, zugewiesen zu rTMS oder EKT	rTMS: 20 Sitzungen, 10 Hz für entweder 2 oder 6 s in 20 Reizserien bei 90 % der RMT	■	Patienten ohne Psychose reagierten ähnlich auf beide Behandlungen und

BDI Beck-Depressionsinventar, BPRS „brief psychiatric rating scale“, DLPFC dorsolateraler präfrontaler Kortex, ECT Elektrokrampftherapie, HAMD Hamilton-Depressionsskala, HFL hohe Frequenz linksseitig („high frequency left-sided“), LFR niedrige Frequenz rechts („low frequency right“), MADRS „Montgomery-Åsberg depression rating scale“, MT motorischen Schwelle („motor threshold“), n/a ■, PFC präfrontaler Kortex, RMT motorische Ruheschwelle („resting motor threshold“), rTMS wiederholte transkranielle Magnetstimulation, SF-rTMS rTMS mit langsamer Frequenz („low frequency), TMS transkranielle Magnetstimulation

Zum einen nahm die Intensität der Stimulation allmählich zu. In anfänglichen Studien wurde typischerweise mit 90 % oder 100 % des RMT-Wertes stimuliert, während ab Mitte der 2000er-Jahre viele Forscher bis zu 120 % der RMT einsetzten und sich dies zu einer De-facto-Standardintensität in der Behandlungsanwendung entwickelte. Die RMT ist ein Maß für die motorische kortikale Erregbarkeit (s. Abb. 4.2 und Kap. 12).

Zum anderen nahm auch die Anzahl der Stimulationsserien während der einzelnen Behandlungssitzungen allmählich zu. Anfänglich wurden 10 oder 20 Stimulationsserien pro Sitzung eingesetzt. Im Laufe der Zeit erhöhte sich deren Anzahl sukzessive, und 75 Reizserien pro Sitzung wurden nach der wegweisenden Studie, die zur klinischen Zulassung von rTMS in den USA führte, der am häufigsten verwendete Ansatz. Schließlich erhöhte sich auch die Gesamtzahl der Stimulationssitzungen allmählich. Die Behandlung wurde zunächst über 1 oder 2 Wochen durchgeführt. Dies steigerte sich auf 4, dann wurden Behandlungen von 6 Wochen Dauer versucht, wobei in einigen Studien sogar dieser Zeitraum überschritten wurde [5].

Nur in wenigen Arbeiten wurde systematisch untersucht, ob die Dosis direkt mit der klinischen Reaktion zusammenhängt. Es wurde angenommen, dass die allmähliche Dosiserhöhung im Laufe der Zeit mit einer Zunahme der Wirksamkeit einherging, die sich in größeren Effektgrößen in späteren klinischen Studien widerspiegelte [6]. Es ist jedoch möglich, dass dies auf andere Faktoren zurückzuführen ist, einschließlich Änderungen der Auswahlkriterien für Patienten in klinischen Studien, und da diese Merkmale gleichzeitig zunahmen, ist nicht klar, ob einer oder mehrere dieser dosisabhängigen Faktoren von größerer Bedeutung ist. In einer kürzlich durchgeführten großen Studie wurden die Dosen – definiert durch die Anzahl der rTMS-Impulse – sowohl der hochfrequenten linksseitigen als auch der niederfrequenten rechtsseitigen rTMS verglichen. Dabei führten 125 Reizserien linksseitiger Stimulation nicht zu durchweg besseren Reaktionen als

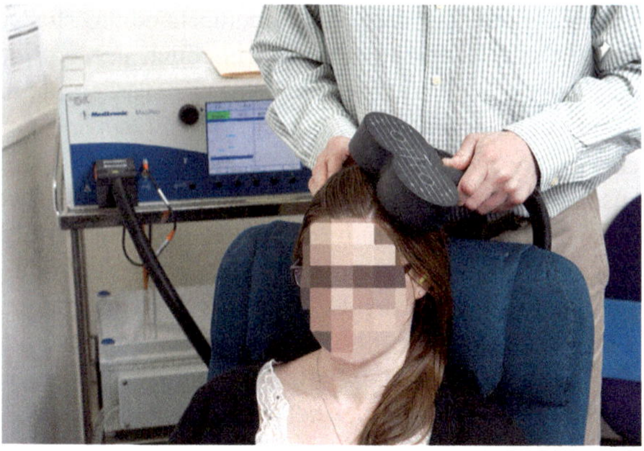

Abb. 4.2 Beurteilung der motorischen Erregbarkeitsschwelle mit einer Handspule während der Stimulation des motorischen Kortex

75 Reizserien, und es wurde kein Unterschied zwischen 20 min (1200 Impulse) und 60 min (3600 Impulse) niederfrequenter rechtsseitiger rTMS festgestellte [7]. Bis Ergebnisse weiterer systematischer Forschungsarbeiten vorliegen, in denen die Patienten randomisiert auf verschiedene Dosierungsbedingungen verteilt werden, muss berücksichtigt werden, dass es eine Annahme bleibt, dass höhere Dosen in den meisten Bereichen mit einem besseren klinischen Ansprechen einhergehen, obwohl es den schlüssigsten Beweis dafür zu geben scheint, dass eine größere Anzahl von Behandlungssitzungen mit besseren klinischen Ergebnissen assoziiert ist. Es ist auch erwähnenswert, dass die mögliche Bandbreite der Techniken, die bei der Anwendung von rTMS eingesetzt werden können, erheblich weiterentwickelt wurde, z. B. durch die Entwicklung einer Vielzahl von Neuronavigationsstrategien zur genaueren Zielbestimmung präfrontaler kortikaler Regionen. In der überwiegenden Mehrheit der Studien wurden jedoch im Allgemeinen ähnliche Techniken verwendet wie die, die Mitte der 1990er-Jahre entwickelt worden waren. Beispielsweise wurde der DLPFC in den meisten Untersuchungen zur Wirksamkeit durch Abmessen von 5 cm vor dem motorischen Kortex in einer sagittalen Ebene lokalisiert. Die in der klinischen Praxis verwendeten Methoden haben sich jedoch etwas von diesem Ansatz entfernt.

Es ist bemerkenswert, dass die überwiegende Zahl der klinischen Studien zur Wirksamkeit der rTMS unabhängig finanziert und von einzelnen Forschungsgruppen durchgeführt wurde. Es wurden jedoch auch mehrere größere, multizentrische, scheinstimulationskontrollierte Studien veröffentlicht. Die erste davon wurde von einem Gerätehersteller finanziert, der Patentschutz für ein modifiziertes rTMS-Spulendesign (Neuronetics Ltd.) besaß. Sie beinhaltete die Randomisierung von über 300 medikamentenfreien Patienten auf entweder aktive oder Scheinstimulation [8]. Die Behandlung wurde täglich über 6 Wochen durchgeführt und anschließend über 3 Wochen ausgeschlichen. Täglich wurden 75 Reizserien mit 10 Hz bei relativ hoher Intensität appliziert. Ein nicht identifiziertes Scheinstimulationsspulensystem wurde verwendet, um die Verblindung sowohl der Patienten als auch der Behandler zu gewährleisten. Es wurde eine antidepressive Wirkung der aktiven im Vergleich zur Scheinbehandlung festgestellt, jedoch nicht konsequent für alle Zielparameter, einschließlich des a priori festgelegten primären Zielparameters. Die antidepressive Wirkung variierte je nach dem Grad der Behandlungsresistenz erheblich: Patienten, die auf nur ein Antidepressivum in der aktuellen Episode nicht angesprochen hatten, reagierten in einem wesentlich höheren Ausmaß als diejenigen mit einem höheren Grad an Therapieversagen. Die Behandlung wurde in dieser Studie allgemein sehr gut vertragen, ohne größere Nebenwirkungen. Die Ergebnisse dieser Studie wurden vom Hersteller zur Erlangung der Gerätezulassung in den USA im Jahr 2008 verwendet.

Eine zweite multizentrische US-Studie wurde unabhängig vom National Institute of Mental Health finanziert und 2010 veröffentlicht [9]. In ihr wurden 199 Patienten entweder auf aktive oder Scheinstimulation randomisiert, die täglich über 3 Wochen 3000 10-Hz-Impulse beinhaltete, mit einer möglichen 3-wöchigen Verlängerung bei Teilansprechen. Dabei kamen ähnliche Methoden zum Einsatz wie in der von Neuronetics Ltd. finanzierten Studie, einschließlich der Anwendung von 75 10-Hz-Reizserien bei 120 % der RMT. Die aktive Stimulation führte zu einem größeren Prozentsatz von Patienten, die eine Remission der depressiven Symptome erreichten, als die Scheinstimulation, obwohl die Gesamtremissionsraten in beiden Gruppen niedrig waren (14,1 vs. 5,1 %). Die Behandlung wurde auch in dieser Studie gut vertragen, mit einer niedrigen Abbruchquote und ohne größere Nebenwirkungen.

Wir waren an der Durchführung einer Reihe großer, nicht scheinstimulationskontrollierter, multizentrischer Studien beteiligt, in denen verschiedene rTMS-Parameter untersucht wurden (z. B. [10, 11]). In ihnen fanden wir im Allgemeinen eine Ansprechrate von etwa 50 %, wenn rTMS in relativ heterogenen, aber recht behandlungsresistenten Patientengruppen angewendet wurde.

4.1.1 Metaanalyse

Die Ergebnisse einer großen Anzahl von Studien zur Wirksamkeit der rTMS-Behandlung bei Depressionen wurden in mehreren Metaanalysen untersucht und zusammengefasst. Die ersten Metaanalysen zur rTMS-Behandlung bei Depressionen wurden bereits 2001 und 2002 veröffentlicht, obwohl sie offensichtlich eine relativ begrenzte Anzahl von Studien und Probanden umfassten. Trotz der kleinen Stichprobengröße fanden McNamara et al. (5 Studien, [12]), Holtzheimer et al. (12 Studien, [13]) und Martin et al. (14 Studien [$n = 324$], [14]) in ihren Metaanalysen alle statistisch signifikante Hinweise auf antidepressive Effekte der rTMS-Behandlung.

Deutlich größere Analysen wurden später in diesem Jahrzehnt und in den frühen 2010er-Jahren veröffentlicht. Zum Beispiel umfasste die von Schutter et al. durchgeführte Metaanalyse [15] 30 Studien und 1164 Patienten. Schutter et al. stellten fest, dass es einen hochsignifikanten Effekt der aktiven Behandlung im Vergleich zu Placebo gab, was sich in einer durchschnittlichen Reduktion der Depressionsschweregrade ($p < 0{,}00001$) mit einer moderaten Effektgröße (0,39) äußerte. Interessanterweise hatten der Grad der vorbestehenden Medikamentenresistenz und die Intensität der rTMS-Anwendung keinen Einfluss auf die Ergebnisse. Die Autoren dieser Studie prüften sorgfältig die Möglichkeit, dass eine Publikationsverzerrung die Analyseergebnisse beeinflusst haben könnte. Es gab keine Hinweise auf eine solche Verzerrung (Nichtveröffentlichung von negativen Studien in der statistischen Analyse oder im Trichterdiagramm). Die Autoren kamen zu dem Schluss, dass etwa 270 unveröffentlichte negative Studien erforderlich wären, um die festgestellten positiven Ergebnisse zu konterkarieren.

Die von Slotema et al. durchgeführte Metaanalyse ergab ähnliche Ergebnisse [16]. Es wurden 34 Studien zum Vergleich von rTMS und Scheinstimulation analysiert (gesamt $n = 1383$). Die Effektgröße betrug 0,55 ($p < 0{,}001$), und es wurde eine Zahl von über 18.000 unveröffentlichten negativen Studien ermittelt, die erforderlich gewesen wären, damit diese Ergebnisse durch Publikationsverzerrung erzeugt worden wären. Wichtig ist, dass diese Autoren signifikante Unterschiede fanden, wenn die rTMS unter verschiedenen Medikationsbedingungen zum Einsatz kam. Die Gesamteffektgröße bei rTMS- Monotherapie war deutlich höher (0,96 $p < 0{,}001$) als bei einer gleichzeitig zur medikamentösen Therapie erfolgenden rTMS (0,51 $p < 0{,}001$). Die Effektgröße war am niedrigsten, wenn die rTMS zur selben Zeit wie die Medikamentenbehandlung begonnen wurde (0,13 $p > 0{,}05$).

In den letzten 10 Jahren wurde eine beträchtliche Anzahl neuer Metaanalysen veröffentlicht, in denen die Anwendung der rTMS-Therapie untersucht worden war, die sich jedoch mehr auf spezifische Fragen zu deren Einsatz konzentrierten. Zum Beispiel nutzten Teng et al. metaanalytische Techniken, um zu zeigen, dass größere antidepressive Effekte mit längeren Behandlungszeiträumen, aber moderaten Stimulationsdosen pro Tag erzielt wurden [17]. Wichtig ist, dass Wei et al. nachwiesen, dass es keinen Unterschied zwischen Gruppen mit aktiver bzw. Scheinstimulation hinsichtlich der Abbruchraten in rTMS-Studien gab, was auf ein hohes Maß an Akzeptanz und Verträglichkeit der Behandlung hinweist [18].

4.1.2 Wiederholte transkranielle Magnetstimulation im Vergleich zur Elektrokrampftherapie

Neben Studien zur Wirksamkeit von rTMS im Vergleich zur Scheinstimulation wurden auch einige Untersuchungen durchgeführt, in denen hochfrequente rTMS und EKT verglichen wurden [19–24]. In den meisten davon wurde berichtet, dass rTMS eine ähnliche Wirksamkeit wie EKT erzielt. Allerdings wurden in diesen Publikationen in der Regel keine Analysen zur Aussagekraft (Power) bereitgestellt, um anzugeben, ob die Stichprobengröße zur Erkennung von Gruppenunterschieden ausreichend groß war, und sie war wahrscheinlich deutlich zu gering, um Unterschiede zwischen 2 aktiven Behandlungen feststellen zu können.

Die erste der rTMS-EKT-Vergleichsstudien zeigte einen Unterschied zwischen den Behandlungen. In ihr profitierten Patienten mit psychotischer Depression mehr von der EKT [22], obwohl bei Menschen ohne Psychose keine Unterschiede festgestellt wurden. In einer zweiten, aktuelleren Studie wurde ebenfalls über größere positive Effekte der EKT berichtet [25]. Die Gesamtergebnisse dieser Arbeiten wurden mithilfe einer Metaanalyse zusammengefasst, die 6 Studien ($n = 215$) einschloss. Dabei wurde festgestellt, dass EKT einen größeren klinischen Nutzen mit einer Effektgröße von 0,47 ($p = 0{,}004$) erzielte.

Trotz dieser Ergebnisse muss berücksichtig werden, dass die Interpretation von Studien, die EKT mit rTMS vergleichen, sehr problematisch ist. In fast allen dieser Studien wurde eine feste Anzahl von unilateralen rTMS-Behandlungen mit einem flexiblen Verlauf von oft uni- und bilateraler EKT verglichen. Die Anzahl der bereitgestellten rTMS-Behandlungen war im Vergleich zu neueren Studien oft relativ niedrig, und sicherlich wurde rTMS selten in einer als ausreichend angesehenen Dosis angewendet. Darüber hinaus wurden in keiner der Studien Patienten, die nicht auf linksseitige rTMS angesprochen hatten, auf rechtsseitige oder bilaterale Behandlungen umgestellt, was möglicherweise dem Äquivalent des Wechsels von unilateraler zu bilateraler EKT entspricht.

Es wurde zudem die Frage aufgeworfen, ob der Vergleich von rTMS und EKT wirklich sinnvoll ist [26]. Wir argumentierten, dass rTMS eher eine ergänzende Behandlung für Patienten darstellt, die keine dringende klinische Reaktion benötigen, was auf einen Bedarf an sofortiger EKT hindeuten würde, oder bei denen eine EKT aus Sicherheits- oder anderen klinischen Gründen nicht geeignet ist. Es ist wahrscheinlich, dass rTMS am häufigsten denjenigen Patienten angeboten wird, die sich in frühen Stadien der Behandlungsresistenz befinden oder die nicht ganz den gleichen Schweregrad der Erkrankung aufweisen.

4.1.3 Netzwerkmetaanalyse und Übersichtsartikel

Netzwerkmetaanalyse ist ein Ansatz zur Synthese von Daten, der den Vergleich der Ergebnisse, die aus mehreren Interventionen in einer einzigen Analyse resultieren, beinhaltet. In diesem Kontext wurde die Netzwerkmetaanalyse verwendet, um die antidepressiven Vorteile, die mit rTMS erzielt wurden, mit anderen antidepressiven Strategien zu vergleichen, einschließlich Antidepressiva, Medikamentenverstärkung, Ketamin und EKT. In einer wichtigen Untersuchung, die von Autoren aus der Pharmaindustrie durchgeführt wurde, wurden verschiedene antidepressive Strategien auf ihre Wirkungen 2, 4, 6 und 8 Wochen nach Beginn der Intervention bewertet [27]. In dieser Analyse war rTMS eindeutig die überlegene Intervention sowohl nach 4 als auch nach 6 Wochen (die Zeiten, zu denen rTMS-Ergebnisse typischerweise berichtet werden), wenn man die Gesamtergebnisse betrachtet. Nur rTMS und EKT waren Placebo nach 4 und 6 Wochen überlegen, und rTMS wurde hinsichtlich der tatsächlichen Ansprech- und Remissionsraten an erster Stelle eingestuft.

Die antidepressiven Vorteile von rTMS wurden kürzlich auch in einem Umbrella-Review betrachtet, einem Ansatz, der als höchste Form der verfügbaren Evidenz für eine Behandlung beschrieben wurde, der die Zusammenführung von Informationen aus anderen systematischen Übersichtsarbeiten und Metaanalysen beinhaltet. Dieser Umbrella-Review [28], der den rigorosen GRADE-Ansatz zur Bewertung der Qualität der Evidenz verwendete, kam zu dem Schluss, dass es hochwertige Evidenz („high-quality evidence“) gibt, die die Anwendung von hochfrequenter linksseitiger TMS bei der Behandlung von Depressionen unterstützt.

4.1.4 Daten aus der Praxis

Zusätzlich zu den während klinischer Studien gesammelten Daten können wertvolle Informationen zur Wirksamkeit in der Praxis durch die Berücksichtigung der Therapieergebnisse, die nach der Implementierung der Behandlung in klinischen Standardeinstellungen veröffentlicht wurden, gewonnen werden. Aus einer Reihe von Studien sind derartige Resultate verfügbar, aber die beeindruckendste Arbeit, die 2020 veröffentlicht wurde, berichtete über die Ergebnisse von über 5000 Patienten aus einem umfangreichen klinischen Register von Outcomedaten. Diese wurden von Patienten gesammelt, die in 103 Praxen behandelt worden waren, und auf der Grundlage einer ITT-Analyse (ITT: Behandlungsabsicht [„intention to treat"]) sowie für Patienten, die die Behandlung abgeschlossen und mindestens 20 rTMS-Sitzungen erhalten hatten, berichtet. Die Ansprech- und Remissionsraten waren in beiden Gruppen ziemlich beeindruckend: 58 % und 28 % in der ITT-Gruppe und 83 % und 62 % bei den Patienten, die mindestens 20 Behandlungen abgeschlossen hatten. Dies unterstützt die Schlussfolgerung, dass mit der rTMS-Behandlung in der klinischen Praxis beeindruckende klinische Resultate erzielt werden, wobei sich diese Patienten wahrscheinlich von den in klinische Studien eingeschlossenen Probanden in Bezug auf ihre Komplexität und vielleicht auch ihrer Fähigkeit, strenge klinische Studienprozeduren zu durchlaufen, unterscheiden, was angesichts der intensiven zeitaufwendigen Natur der rTMS-Therapie von Bedeutung ist.

4.1.5 Zusammenfassung

In zahlreichen sowohl Einzelstandorts- als auch Multizentrumsstudien wurde, unterstützt durch Metaanalysen, umfassend nachgewiesen, dass rTMS, die mit hoher Frequenz auf den linken DLPFC appliziert wird, eine größere antidepressive Wirksamkeit als eine Scheinbehandlung entfaltet und dass diese Vorteile scheinbar ähnlich oder besser sind als die, die bei anderen Behandlungen bei Patienten zu beobachten sind, die auf eine anfängliche antidepressive Therapie nicht ansprachen, obwohl wir immer noch eine signifikante Anzahl von Head-to-Head-Studien vermissen, in denen rTMS mit anderen antidepressiven Strategien verglichen wurde. Eine Möglichkeit, dieses Problem zu lösen, besteht darin, die in Studien festgestellten Wirkungen mit äquivalenten Effektgrößen zu vergleichen, die mit antidepressiven Medikationsstrategien erzielt wurden. O'Reardon et al. berechneten in ihrer wegweisenden, von der Industrie finanzierten klinischen Studie, dass die NNT („number needed to treat", Anzahl der zu behandelnden Patienten, um 1 auf die Behandlung ansprechenden Patienten zu finden), für rTMS nach 4 Wochen 12 und nach 6 Wochen 9 beträgt [8], nicht unähnlich der NNT für Antidepressiva [9], berechnet aus einem großen Datensatz [29]. Es ist bemerkenswert, dass eine beträchtliche Anzahl von rTMS-Studien bei Patienten mit hohen Raten an Behandlungsresistenz durchgeführt wurde. Die Remissionsraten einer medikamentösen Therapie von Patienten, die auf mehr als 2 Antidepressiva nicht angesprochen haben, sind sehr niedrig, wie in der großen STAR*D-Studie gezeigt, wahrscheinlich deutlich weniger als 20 % (z. B. [30]).

4.2 Niederfrequente rechtsseitige rTMS

Hochfrequente rTMS des linken DLPFC ist nicht das einzige systematisch untersuchte rTMS-Verfahren. Niederfrequente Stimulation des rechten DLPFC (normalerweise 1 Hz) wurde ebenfalls in einer Reihe von randomisierten kontrollierten Studien bewertet. In der ersten dieser Arbeiten, bereits 1999 publiziert , applizierten Klein et al. 2 relativ kurze Reizserien (jeweils 1 min) im Abstand von 3 min auf den rechten DLPFC [31]. Die Probanden wurden dabei auf aktive oder Scheinstimulation randomisiert. Die aktive Stimulation wurde mit einer kreisförmigen Spule durchgeführt und erzielte eine deutlich größere Verbesserung im Vergleich zur Scheinstimulation. Seitdem wurde die niederfrequente rechtsseitige DLPFC-Stimulation in einer Reihe meist relativ kleiner Studien mit Scheinstimulation verglichen. Dabei wurden relativ unterschiedliche Methoden verwendet, wobei einige Studien auf die 120 Impulse beschränkt waren, die von Klein et al. angewendet worden waren, andere jedoch dies auf bis zu 1600 und 2000 Impulse pro Behandlungssitzung ausdehnten. In den meisten Studien wurden 8-förmige Standardspulen verwendet.

Die Mehrheit dieser Studien ergab positive antidepressive Effekte. Dieser Befund wurde in einer Metaanalyse bestätigt, die eine Effektgröße von 0,634 für aktive im Vergleich zu Scheinstimulation fand [32] Dieses Ergebnis scheint robust zu sein, da etwa 120 negative Studien erforderlich wären, um deren Effekt als signifikant anzusehen. Bemerkenswert ist, dass die Autoren in dieser Analyse die Effektgröße, die bei niederfrequenter rechtsseitiger Stimulation offensichtlich war, mit derjenigen, die in einer zuvor durchgeführten Metaanalyse von hochfrequenter linksseitiger Stimulation gefunden worden war, verglichen [15]. Dabei wurden keine Unterschiede festgestellt, was auf ähnliche klinische Effekte hindeutet. Dies steht im Einklang mit den Ergebnissen von Studien, in welchen die klinischen Effekte dieser Stimulationsformen direkt verglichen wurden (z. B. [33]).

Tatsächlich wurden mindestens 2 Metaanalysen veröffentlicht, in denen die antidepressiven Vorteile von hochfrequenter linksseitiger und niederfrequenter rechtsseitiger rTMS direkt verglichen wurden. In beiden wurde berichtet, dass es anscheinend keinen signifikanten Unterschied in den allgemeinen klinischen Ergebnissen gibt, unabhängig davon, ob die Veränderung der depressiven Symptome, die Remissions- oder die Ansprechraten bewertet wurden [34, 35]. Es ist jedoch bemerkenswert, dass die meisten Studien zur niederfrequenten rechtsseitigen rTMS, die in diese Analysen einbezogen wurden, bei niedrigeren Stimulationsdosen durchgeführt wurden, in vielen Fällen bei weniger als 120 % der RMT. Wir konnten jedoch keine Unterschiede zwischen links- und rechtsseitiger rTMS in einer großen Stichprobe von 300 Patienten feststellen, die mit Hochdosis-/Hochintensitätsprotokollen behandelt wurden [7].

Von klinischer Relevanz ist, dass eine Reaktion auf einen rTMS-Typ die Möglichkeit einer Reaktion auf den anderen Typ nicht auszuschließen scheint [36]. Es ist auch möglich, dass es Unterschiede bei den Patienten gibt, die auf beide Typen ansprechen würden, sodass die Behandlung individualisiert werden könnte, aber dies wurde nicht systematisch untersucht.

Erwähnt werden sollte auch, dass niederfrequente Stimulation sicherer sein sollte als hochfrequente Stimulation, da sie die kortikale Erregbarkeit eher reduziert als erhöht, was das Risiko einer rTMS-bedingten Anfallsinduktion weiter einschränkt [37]. Daher könnte dies eine nützliche therapeutische Option bei Patienten mit einem erhöhten Risiko für rTMS-bedingte Anfälle sein. Nach unserer Erfahrung ist die niederfrequente Stimulation im Allgemeinen besser verträglich, da sie mit weniger Beschwerden auf der Kopfhaut und weniger Kopfschmerzen einhergeht. Gelegentlich konnten Patienten, die mit der hochfrequenten Stimulation nicht fortfahren konnten, einen erfolgreichen vollen Zyklus der niederfrequenten Stimulation des rechten DLPFC erhalten.

4.3 Bilaterale wiederholte transkranielle Magnetstimulation

Eine dritte Möglichkeit, die untersucht wurde, ist die Anwendung von rTMS in bilateraler Weise. Dies wurde vorangetrieben sowohl durch die Beobachtung des Wirksamkeitsvorteils der bilateralen EKT als auch durch die Motivation, den Vorteil der Wirksamkeit sowohl der rechts- als auch der linksseitigen Behandlungsansätze zu nutzen. In der ersten Studie zur bilateralen rTMS wurden gleichzeitig beide Gehirnhälften mittels Hochfrequenz stimuliert [38]. Während der 3-wöchigen Behandlung wurden keine signifikanten Unterschiede zwischen aktiver und Scheinstimulation beobachtet.

Im Gegensatz dazu nutzten die meisten nachfolgenden bilateralen Studien die Kombination von niederfrequenter rechtsseitiger und hochfrequenter linksseitiger rTMS, die nacheinander appliziert wurden (sequenzielle bilaterale rTMS). In der ersten Untersuchung dieser Art wurde die bilaterale rTMS mit hochfrequenter linksseitiger rTMS und einer Konstellation mit hoch- (10 Hz) und niederfrequenter (1 Hz) rTMS, die beide auf den linken DLPFC appliziert wurden, verglichen [39]. Es wurde kein Unterschied zwischen den Gruppen gefunden. Diese Studie war jedoch klein, mit einer kurzen 5-tägigen Behandlungsperiode. Eine zweite Studie zeigte ebenfalls keinen Unterschied im Ansprechen zwischen bilateraler und linksseitiger rTMS, aber die rTMS-Anwendung wurde gleichzeitig mit einer Antidepressivabehandlung begonnen [40]. In einer Studie, in der sequenzielle bilaterale rTMS direkt mit der Scheinstimulation über einen 6-wöchigen Behandlungszeitraum verglichen wurde, wurde eine deutlich ausgeprägtere Reaktion auf aktive Stimulation im Vergleich zur Scheinstimulation festgestellt [41]. In dieser Studie erfüllten fast 50 % der Patienten die Ansprechkriterien und 36 % die Kriterien für eine klinische Remission.

Nachfolgende Berichte zeigten weiterhin die antidepressiven Vorteile der sequenziellen bilateralen rTMS, aber keinen konsistenten Vorteil der bilateralen gegenüber der einseitige Behandlung. Eine randomisierte, scheinkontrollierte Studie zeigte eine größere Reaktion auf die bilaterale im Vergleich zu Scheinstimulation [42], aber eine ähnlich große Studie lieferte genau das gegenteilige Ergebnis [43]. In einem viel größeren, aber nicht scheinkontrollierten

Vergleich fanden wir keinen Unterschied zwischen einseitiger niederfrequenter rechtsseitiger und bilateraler rTMS [10]. In einer zweiten kleineren Studie wurde ein Vorteil von rechtsseitiger gegenüber bilateraler Stimulation festgestellt [44].

Nun wurden diverse Metaanalysen durchgeführt, um die Wirksamkeit der bilateralen TMS zu untersuchen. In der ersten davon wurde festgestellt, dass bilaterale rTMS größere antidepressive Wirkungen als Scheinstimulation hat und Effekte aufweist, die denen der einseitigen Behandlung vergleichbar zu sein scheinen [45]. Es wurden 2 Netzwerkmetaanalysen veröffentlicht, in denen die relativen Vorteile untersucht wurden, die mit verschiedenen Formen der rTMS (entweder allein oder unter Berücksichtigung anderer antidepressiver Strategien) erzielt wurden [46, 47]. In beiden wurde von signifikanten Vorteilen der sequenziellen bilateralen rTMS, mindestens gleichwertig mit anderen Formen der rTMS-Therapie, berichtet.

4.4 Andere Ansätze der Standard-rTMS-Behandlung

Es gibt möglicherweise eine Vielzahl anderer Ansätze für die Behandlung von Depressionen, von denen einige in begrenztem Ausmaß untersucht wurden. Zum Beispiel wurde die Niederfrequenzstimulation hauptsächlich auf den rechten DLPFC angewendet, in mehreren Studien wurde jedoch darauf hingewiesen, dass auf den linken DLPFC applizierte Niederfrequenzstimulation antidepressive Effekte haben könnte [48–50]. Wir wiesen zudem nach, dass die bilaterale 1-Hz-Stimulation anscheinend antidepressive Aktivität besitzt [10]. In einer Studie wurden die Auswirkungen der Niederfrequenzstimulation auf den rechten Parietalkortex untersucht, woraus sich Hinweise ergaben, dass dieser neuartige Ansatz antidepressive Effekte hat [51].

Ein weiterer Ansatz, der von Wert sein könnte, ist die Verwendung einer sequenziellen Kombination sog. Priming-Stimulationen. Priming-Stimulation beinhaltet die Verabreichung einer Anzahl von niedrigintensiven Hochfrequenz-rTMS-Reizserien (normalerweise unterschwellige 6-Hz-Stimulation) vor der standardmäßigen Niederfrequenz-rTMS [52] auf der Grundlage physiologischer Experimente. Die 6-Hz-Stimulation soll den Kortex sozusagen voraktivieren („prime") und die durch die Niederfrequenzstimulation erzeugte Erregungsreduktion verstärken (Prozess des Wiedererlernens). In einer Studie wurde festgestellt, dass die rechtsseitige Priming-Stimulation möglicherweise effektiver ist als die alleinige Anwendung der rechtsseitigen Niederfrequenzstimulation [53], und ihre Verwendung wurde in einer Netzwerkmetaanalyse als potenziell sehr wirksam vorgeschlagen {Brunoni 2017 #7089}. Dieser Ansatz wurde jedoch nicht in Scheinkontrollstudien bewertet, und es könnten noch andere und möglicherweise effektivere Methoden der Priming-Stimulation existieren, die noch untersucht werden müssen. Zum Beispiel wurde kürzlich ein Ansatz mit Theta-Burst-Stimulation (s. Diskussion dieses Paradigmas in weiteren Kapiteln) entwickelt, um möglicherweise die Reaktion auf Standard-rTMS-Paradigmen zu verstärken.

4.5 Probleme bei der Durchführung klinischer Studien zur rTMS

Eines der Hauptprobleme bei der Durchführung und Interpretation klinischer rTMS-Studien war von Anfang an die Methodik der Schein- oder Placebostimulation. Alle früheren rTMS-Studien verwendeten eine Variation eines Verfahrens, bei dem eine Standard-rTMS-Spule auf dem Kopf platziert wird, aber so abgewinkelt ist, dass der größte Teil des erzeugten Magnetfelds nicht auf das Gehirn ausgerichtet ist. Wenn die Spule richtig abgewinkelt ist, kann eine gewisse Stimulation der Kopfhautnerven erzeugt werden, die teilweise die Empfindung nachahmt, die mit aktiver TMS erzeugt wird. Die gebräuchlichsten Variationen dieser Technik beinhalten, dass eine der beiden Aufsetzvorrichtungen der Spule die Kopfhaut berührt und die Spule entweder um 45° oder 90° von der Kopfhaut weg abgewinkelt ist. Studien zur Untersuchung der Fähigkeit dieser Art von Stimulation, als wirksames Placebo zu wirken, wurden in den frühen 2000er-Jahren durchgeführt. Lisanby et al. wiesen beispielsweise nach, dass eine Neigung der Spule von einer Aufsetzvorrichtung weg von der Kopfhaut die im Gehirn erzeugte magnetische Stimulation deutlich abschwächen würde [54], und diese Methode wurde weitgehend übernommen. Sie stellten auch fest, dass das Vorwärtsneigen der Spule über beide Aufsetzvorrichtungen den Grad der intrakortikalen Stimulation nicht wesentlich reduziert; dieser Ansatz sollte eindeutig vermieden werden.

In jüngster Zeit wurde eine Vielzahl neuer Ansätze entwickelt und übernommen. Neuronetics Ltd. entwickelte ein aktives und ein scheinstimulierendes Spulensystem für ihre Zulassungsstudie, bei der eine bekannte aktive Spule für die Messung der motorischen Schwellenwerte verwendet wurde, gefolgt von der Randomisierung zur Durchführung der klinischen Studienbehandlung auf eine aktive und eine scheinstimulierende Spule. Die aktiven und die scheinstimulierenden Spulen sahen identisch aus, um die Verblindung der Behandler sowie der Patienten aufrechtzuerhalten. Ein weiterer Ansatz war die Entwicklung von kombinierten TMS- und elektrischen Stimulationssystemen. Bei diesem Ansatz würde die elektrische Stimulation der Kopfhaut verwendet, um während der Schein-TMS-Stimulation eine Kopfhautempfindung zu erzeugen [55, 56]. Systeme, die diesen Ansatz nutzen, sind jetzt kommerziell erhältlich, zum Beispiel von MagVenture® A/S.

Die Variation in der Qualität der in rTMS-Studien verwendeten Scheinstimulation führte zu einiger Skepsis bezüglich der Interpretation der Ergebnisse vieler dieser Arbeiten. Unabhängig von der Art der verwendeten Scheinstimulation kann die größte Beruhigung über deren Qualität erreicht werden, wenn versucht wird, formal zu beurteilen, ob die Verblindung effektiv aufrechterhalten wurde. In Studien werden zunehmend Methoden eingesetzt, um zu beurteilen, ob Patienten erfolgreich verblindet blieben, obwohl zukünftige Forschungen auch eine angemessene Beurteilung der Verblindung von Bewertern und möglicherweise Behandlern einschließen sollten.

Tab. 4.2 Zusammenfassung der verfügbaren Beweise für die 3 Hauptformen der rTMS-Behandlung

Beweistyp	Hochfrequenz links	Niederfrequenz rechts	Sequenziell bilateral
Kleine einzelne scheinstimulationskontrollierte Studien	Ja	Ja	Ja
Scheinstimulationskontrollierte Studien an mehreren Standorten	Ja		
Metaanalyse	Ja	Ja	Ja
Netzwerkmetaanalyse	Ja		
Umbrella-Review	Hochwertige Beweise	Moderate Beweise	Hochwertige Beweise
Große Real-World-Studiendaten	Ja		

4.6 Schlussfolgerungen

Eine Vielzahl von Methoden zur Anwendung von rTMS-Behandlungen bei Depressionen wurde in den letzten 25 Jahren entwickelt. In einer umfangreichen Anzahl von Studien wurde die Anwendung von Hochfrequenzstimulation auf den linken dorsolateralen präfrontalen Kortex untersucht (s. Tab. 4.2). Diese Forschungsarbeiten zeigten deutlich die Wirksamkeit dieser Technik. Es gibt auch gute Belege für die Wirksamkeit der Niederfrequenzstimulation des rechten DLPFC, obwohl diese Art der rTMS nicht Gegenstand groß angelegter, scheinstimulationskontrollierter Studien an mehreren Standorten war, ebenso für die sequenzielle bilaterale rTMS, die die Anwendung von Niederfrequenzstimulation auf der rechten Seite und Hochfrequenzstimulation auf der linken Seite beinhaltet. Die Studienresultate deuten darauf hin, dass diese 3 Ansätze eine relativ äquivalente Wirksamkeit besitzen, und es gibt vorläufige Daten, die Hinweise darauf geben, dass Patienten möglicherweise von einem Wechsel zwischen den Ansätzen profitieren könnten, wenn sie nicht ausreichend auf den ersten Behandlungsansatz ansprechen. Mehrere andere Ansätze zur Anwendung von rTMS-Behandlungen, einschließlich der tiefer reichenden TMS („deep TMS") und Theta-Burst-Stimulation, werden in den folgenden Kapiteln untersucht.

Literatur

1. Grisaru N, Yaroslavsky U, Abarbanel JM, Lamberg T, Belmaker RH (1994) Transcranial magnetic stimulation in depression and schizophrenia. Eur Neuropsychopharmacol 4:287–288
2. George MS, Ketter TA, Post RM (1994) Prefrontal cortex dysfunction in clinical depression. Depression 2:59–72

3. George MS, Wassermann EM, Kimbrell TA, Little JT, Williams WE, Danielson AL et al (1997) Mood improvement following daily left prefrontal repetitive transcranial magnetic stimulation in patients with depression: a placebo-controlled crossover trial. Am J Psychiatry 154(12):1752–1756
4. Pascual-Leone A, Rubio B, Pallardo F, Catala MD (1996) Rapid-rate transcranial magnetic stimulation of the left dorsolateral prefrontal cortex in drug-resistant depression. Lancet 348:233–237
5. Daskalakis ZJ, Levinson AJ, Fitzgerald PB (2008) Repetitive transcranial magnetic stimulation for major depressive disorder: a review. Can J Psychiatr 53(9):555–566
6. Gross M, Nakamura L, Pascual-Leone A, Fregni F (2007) Has repetitive transcranial magnetic stimulation (rTMS) treatment for depression improved? A systematic review and meta-analysis comparing the recent vs. the earlier rTMS studies. Acta Psychiatr Scand 116(3):165–173
7. Fitzgerald PB, Hoy KE, Reynolds J, Singh A, Gunewardene R, Slack C, et al (2020) A pragmatic randomized controlled trial exploring the relationship between pulse number and response to repetitive transcranial magnetic stimulation treatment in depression. Brain Stimul 13(1):145–152
8. O'Reardon JP, Solvason HB, Janicak PG, Sampson S, Isenberg KE, Nahas Z et al (2007) Efficacy and safety of transcranial magnetic stimulation in the acute treatment of major depression: a multisite randomized controlled trial. Biol Psychiatry 62(11):1208–1216
9. George MS, Lisanby SH, Avery D, McDonald WM, Durkalski V, Pavlicova M et al (2010) Daily left prefrontal transcranial magnetic stimulation therapy for major depressive disorder: a sham-controlled randomized trial. Arch Gen Psychiatry 67(5):507–516
10. Fitzgerald PB, Hoy K, Gunewardene R, Slack C, Ibrahim S, Bailey M et al (2010) A randomized trial of unilateral and bilateral prefrontal cortex transcranial magnetic stimulation in treatment-resistant major depression. Psychol Med 7:1–10
11. Fitzgerald PB, Huntsman S, Gunewardene R, Kulkarni J, Daskalakis ZJ (2006) A randomized trial of low-frequency right-prefrontal-cortex transcranial magnetic stimulation as augmentation in treatment-resistant major depression. Int J Neuropsychopharmacol 9(6):655–666
12. McNamara B, Ray JL, Arthurs J, Boniface S (2001) Transcranial magnetic stimulation for depression and other psychiatric disorders. Psychol Med 31(7):1141–6
13. Holtzheimer PE, 3rd, Russo J, Avery DH (2001) A meta-analysis of repetitive transcranial magnetic stimulation in the treatment of depression. Psychopharmacol Bull 35(4):149–69
14. Martin JL, Barbanoj MJ, Schlaepfer TE, Clos S, Perez V, Kulisevsky J, et al (2002) Transcranial magnetic stimulation for treating depression. Cochrane Database Syst Rev (2):CD003493
15. Schutter DJ (2009) Antidepressant efficacy of high-frequency transcranial magnetic stimulation over the left dorsolateral prefrontal cortex in double-blind sham-controlled designs: a meta-analysis. Psychol Med 39(1):65–75
16. Slotema CW, Blom JD, Hoek HW, Sommer IE (2010) Should we expand the toolbox of psychiatric treatment methods to include repetitive transcranial magnetic stimulation (rTMS)? A meta-analysis of the efficacy of rTMS in psychiatric disorders. J Clin Psychiatry 71(7):873–884
17. Teng S, Guo Z, Peng H, Xing G, Chen H, He B, et al (2017) High-frequency repetitive transcranial magnetic stimulation over the left DLPFC for major depression: session-dependent efficacy: a meta-analysis. Eur Psychiatry 41:75–84
18. Wei Y, Zhu J, Pan S, Su H, Li H, Wang J (2017) Meta-analysis of the efficacy and safety of repetitive transcranial magnetic stimulation (rTMS) in the treatment of depression. Shanghai Arch Psychiatry 29(6):328–342
19. Pridmore S, Bruno R, Turnier-Shea Y, Reid P, Rybak M (2000) Comparison of unlimited numbers of rapid transcranial magnetic stimulation (rTMS) and ECT treatment sessions in major depressive episode. Int J Neuropsychopharmacol 3(2):129–134

20. Janicak PG, Dowd SM, Martis B, Alam D, Beedle D, Krasuski J et al (2002) Repetitive transcranial magnetic stimulation versus electroconvulsive therapy for major depression: preliminary results of a randomized trial. Biol Psychiatry 51(8):659–667
21. Grunhaus L, Dannon PN, Schreiber S, Dolberg OH, Amiaz R, Ziv R et al (2000) Repetitive transcranial magnetic stimulation is as effective as electroconvulsive therapy in the treatment of nondelusional major depressive disorder: an open study. Biol Psychiatry 47(4):314–324
22. Grunhaus L, Dannon P, Schreiber S (1998) Effects of transcranial magnetic stimulation on severe depression. Similarities with ECT. Biol Psychiatry 43:76S
23. Eranti S, Mogg A, Pluck G, Landau S, Purvis R, Brown RG et al (2007) A randomized, controlled trial with 6-month follow-up of repetitive transcranial magnetic stimulation and electroconvulsive therapy for severe depression. Am J Psychiatry 164(1):73–81
24. Rosa MA, Gattaz WF, Pascual-Leone A, Fregni F, Rosa MO, Rumi DO et al (2006) Comparison of repetitive transcranial magnetic stimulation and electroconvulsive therapy in unipolar non-psychotic refractory depression: a randomized, single-blind study. Int J Neuropsychopharmacol 9(6):667–676
25. McLoughlin DM, Mogg A, Eranti S, Pluck G, Purvis R, Edwards D et al (2007) The clinical effectiveness and cost of repetitive transcranial magnetic stimulation versus electroconvulsive therapy in severe depression: a multicentre pragmatic randomised controlled trial and economic analysis. Health Technol Assess 11(24):1–54
26. Fitzgerald P (2004) Repetitive transcranial magnetic stimulation and electroconvulsive therapy: complementary or competitive therapeutic options in depression? Australas Psychiatry 12(3):234–238
27. Papadimitropoulou K, Vossen C, Karabis A, Donatti C, Kubitz N (2017) Comparative efficacy and tolerability of pharmacological and somatic interventions in adult patients with treatment-resistant depression: a systematic review and network meta-analysis. Curr Med Res Opin 33(4):701–711
28. Razza LB, Afonso Dos Santos L, Borrione L, Bellini H, Branco LC, Cretaz E, et al (2020) Appraising the effectiveness of electrical and magnetic brain stimulation techniques in acute major depressive episodes: an umbrella review of meta-analyses of randomized controlled trials. Braz J Psychiatry 43: 514-524
29. Thase ME, Haight BR, Richard N, Rockett CB, Mitton M, Modell JG et al (2005) Remission rates following antidepressant therapy with bupropion or selective serotonin reuptake inhibitors: a meta-analysis of original data from 7 randomized controlled trials. J Clin Psychiatry 66(8):974–981
30. Fava M, Rush AJ, Wisniewski SR, Nierenberg AA, Alpert JE, McGrath PJ et al (2006) A comparison of mirtazapine and nortriptyline following two consecutive failed medication treatments for depressed outpatients: a STAR*D report. Am J Psychiatry 163(7):1161–1172
31. Klein E, Kolsky Y, Puyerovsky M, Koren D, Chistyakov A, Feinsod M (1999) Right prefrontal slow repetitive transcranial magnetic stimulation in schizophrenia: a double-blind sham-controlled pilot study. Biol Psychiatry 46(10):1451–1454
32. Schutter DJ (2010) Quantitative review of the efficacy of slow-frequency magnetic brain stimulation in major depressive disorder. Psychol Med 40(11):1789–1795
33. Fitzgerald PB, Brown T, Marston NAU, Daskalakis ZJ, Kulkarni J (2003) A double-blind placebo controlled trial of transcranial magnetic stimulation in the treatment of depression. Arch Gen Psychiatry 60:1002–1008
34. Cao X, Deng C, Su X, Guo Y (2018) Response and remission rates following high-frequency vs. low-frequency repetitive transcranial magnetic stimulation (rTMS) over right DLPFC for treating major depressive disorder (MDD): a meta-analysis of randomized, double-blind trials. Front Psychiatry 9:413
35. Chen J, Zhou C, Wu B, Wang Y, Li Q, Wei Y, et al (2013) Left versus right repetitive transcranial magnetic stimulation in treating major depression: a meta-analysis of randomised controlled trials. Psychiatry Res 210(3):1260–4.

36. Fitzgerald PB, McQueen S, Herring S, Hoy K, Segrave R, Kulkarni J et al (2009) A study of the effectiveness of high-frequency left prefrontal cortex transcranial magnetic stimulation in major depression in patients who have not responded to right-sided stimulation. Psychiatry Res 169(1):12–15
37. Fitzgerald PB, Fountain S, Daskalakis ZJ (2006) A comprehensive review of the effects of rTMS on motor cortical excitability and inhibition. Clin Neurophysiol 117(12):2584–2596
38. Loo CK, Mitchell PB, Croker VM, Malhi GS, Wen W, Gandevia SC et al (2003) Double-blind controlled investigation of bilateral prefrontal transcranial magnetic stimulation for the treatment of resistant major depression. Psychol Med 33(1):33–40
39. Conca A, Di Pauli J, Beraus W, Hausmann A, Peschina W, Schneider H et al (2002) Combining high and low frequencies in rTMS antidepressive treatment: preliminary results. Hum Psychopharmacol 17(7):353–356
40. Hausmann A, Kemmler G, Walpoth M, Mechtcheriakov S, Kramer-Reinstadler K, Lechner T et al (2004) No benefit derived from repetitive transcranial magnetic stimulation in depression: a prospective, single centre, randomised, double blind, sham controlled „add on" trial. J Neurol Neurosurg Psychiatry 75(2):320–322
41. Fitzgerald PB, Benitez J, de Castella A, Daskalakis ZJ, Brown TL, Kulkarni J (2006) A randomized, controlled trial of sequential bilateral repetitive transcranial magnetic stimulation for treatment-resistant depression. Am J Psychiatry 163(1):88–94
42. Blumberger DM, Mulsant BH, Fitzgerald PB, Rajji TK, Ravindran AV, Young LT et al (2012) A randomized double-blind sham-controlled comparison of unilateral and bilateral repetitive transcranial magnetic stimulation for treatment-resistant major depression. World J Biol Psychiatry 13(6):423–435
43. Fitzgerald PB, Hoy KE, Herring SE, McQueen S, Peachey AV, Segrave RA et al (2012) A double blind randomized trial of unilateral left and bilateral prefrontal cortex transcranial magnetic stimulation in treatment resistant major depression. J Affect Disord 139(2):193–198
44. Pallanti S, Bernardi S, Di Rollo A, Antonini S, Quercioli L (2010) Unilateral low frequency versus sequential bilateral repetitive transcranial magnetic stimulation: is simpler better for treatment of resistant depression? Neuroscience 167(2):323–328
45. Berlim MT, Van den Eynde F, Daskalakis ZJ (2013) A systematic review and meta-analysis on the efficacy and acceptability of bilateral repetitive transcranial magnetic stimulation (rTMS) for treating major depression. Psychol Med 43(11):2245–54
46. Brunoni AR, Chaimani A, Moffa AH, Razza LB, Gattaz WF, Daskalakis ZJ, et al (2017) Repetitive transcranial magnetic stimulation for the acute treatment of major depressive episodes: a systematic review with network meta-analysis. JAMA Psychiatry 74(2):143–152
47. Li H, Cui L, Li J, Liu Y, Chen Y (2021) Comparative efficacy and acceptability of neuromodulation procedures in the treatment of treatment-resistant depression: a network meta-analysis of randomized controlled trials. J Affect Disord 287:115–124
48. Figiel GS, Epstein C, McDonald WM, Amazon-Leece J, Figiel L, Saldivia A, et al (1998) The use of rapid-rate transcranial magnetic stimulation (rTMS) in refractory depressed patients. J Neuropsychiatry Clin Neurosci 10(1):20–5
49. Padberg F, Zwanzger P, Thoma H, Kathmann N, Haag C, Greenberg BD et al (1999) Repetitive transcranial magnetic stimulation (rTMS) in pharmacotherapy-refractory major depression: comparative study of fast, slow and sham rTMS. Psychiatry Res 88(3):163–171
50. Speer AM, Benson BE, Kimbrell TK, Wassermann EM, Willis MW, Herscovitch P et al (2009) Opposite effects of high and low frequency rTMS on mood in depressed patients: relationship to baseline cerebral activity on PET. J Affect Disord 115(3):386–394
51. Schutter DJ, Laman DM, van Honk J, Vergouwen AC, Koerselman GF (2009) Partial clinical response to 2 weeks of 2 Hz repetitive transcranial magnetic stimulation to the right parietal cortex in depression. Int J Neuropsychopharmacol 12(5):643–650

52. Iyer MB, Schleper N, Wassermann EM (2003) Priming stimulation enhances the depressant effect of low-frequency repetitive transcranial magnetic stimulation. J Neurosci 23(34):10867–10872
53. Fitzgerald PB, Hoy K, McQueen S, Herring S, Segrave R, Been G et al (2008) Priming stimulation enhances the effectiveness of low-frequency right prefrontal cortex transcranial magnetic stimulation in major depression. J Clin Psychopharmacol 28(1):52–58
54. Lisanby SH, Gutman D, Luber B, Schroeder C, Sackeim HA (2001) Sham TMS: intracerebral measurement of the induced electrical field and the induction of motor-evoked potentials. Biol Psychiatry 49(5):460–463
55. Borckardt JJ, Walker J, Branham RK, Rydin-Gray S, Hunter C, Beeson H et al (2008) Development and evaluation of a portable sham TMS system. Brain Stimulat 1(1):52–59
56. Mennemeier M, Triggs W, Chelette K, Woods A, Kimbrell T, Dornhoffer J (2009) Sham transcranial magnetic stimulation using electrical stimulation of the scalp. Brain Stimulat 2(3):168–173
57. Avery DH, Holtzheimer PE III, Fawaz W, Russo J, Neumaier J, Dunner DL et al (2006) A controlled study of repetitive transcranial magnetic stimulation in medication-resistant major depression. Biol Psychiatry 59(2):187–194
58. Berman RM, Narasimhan M, Sanacora G, Miano AP, Hoffman RE, Hu XS et al (2000) A randomized clinical trial of repetitive transcranial magnetic stimulation in the treatment of major depression. Biol Psychiatry 47(4):332–337
59. Cohen CI, Amassian VE, Akande B, Maccabee PJ (2003) The efficacy and safety of bilateral rTMS in medication-resistant depression. J Clin Psychiatry 64(5):613–614
60. Geller V, Grisaru N, Abarbanel JM, Lemberg T, Belmaker RH (1997) Slow magnetic stimulation of prefrontal cortex in depression and schizophrenia. Prog Neuropsychopharmacol Biol Psychiatry 21(1):105–110
61. George MS, Wasserman EM, Kimbrell TA et al (1997) Mood improvement following daily left prefrontal repetitive transcranial magnetic stimulation in patients with depression: a placebo-controlled crossover trial. Am J Psychiatry 154:1752–1756
62. George MS, Wassermann EM, Williams WA, Callahan A, Ketter TA, Basser P et al (1995) Daily repetitive transcranial magnetic stimulation (rTMS) improves mood in depression. Neuroreport 6:1853–1856
63. Loo C, Mitchell P, Sachdev P, McDarmont B, Parker G, Gandevia S (1999) Double-blind controlled investigation of transcranial magnetic stimulation for the treatment of resistant major depression. Am J Psychiatry 156:946–948
64. Menkes DL, Bodnar P, Ballesteros RA, Swenson MR (1999) Right frontal lobe slow frequency repetitive transcranial magnetic stimulation (SF r-TMS) is an effective treatment for depression: a case-control pilot study of safety and efficacy. J Neurol Neurosurg Psychiatry 67:113–115

Klinische Indikationen und Patientenauswahl

5

Zusammenfassung

Wenn ein Patient bezüglich einer rTMS-Behandlung beurteilt werden soll, muss eine Vielzahl von Fragen berücksichtigt und umfassend bewertet werden. Es gibt Hinweise in der Literatur, dass verschiedene individuelle Krankheitsmerkmale mit dem klinischen Ansprechen zusammenhängen, einschließlich dem Grad der Behandlungsresistenz des Patienten und dem Alter. Obwohl die Behandlungsreaktion bei jüngeren Patienten mit einem geringeren Grad an Behandlungsresistenz größer zu sein scheint, wurden in Studien antidepressive Effekte bei erheblich behandlungsresistenten und alten Patienten detektiert, und somit scheinen diese Faktoren nicht ausreichend zuverlässig zu sein, um das Ansprechen oder Nichtansprechen auf die Behandlung vorherzusagen. Obwohl sich nur wenige Studien explizit mit dem Einsatz von rTMS bei bipolarer Depression befassten, wurden in Studien bipolare depressive Patienten in gemischten Stichproben aufgenommen, ohne dass es Hinweise darauf gab, dass Bipolarität mit einem schlechten Ansprechen auf die Behandlung verbunden ist. Es gibt nur begrenzte Belege für die Wirksamkeit von rTMS bei Jugendlichen. Besondere Überlegungen sind erforderlich, wenn der Einsatz einer rTMS-Behandlung bei speziellen Bevölkerungsgruppen in Betracht gezogen wird, einschließlich Schwangeren, Stillenden oder Personen mit komorbiden neurologischen Störungen.

5.1 Stadium der Krankheit und Behandlungsresistenz

Es gibt eine Vielzahl von Zeiträumen während der Entwicklung einer depressiven Erkrankung, in denen Patienten für eine rTMS-Behandlung vorsprechen könnten. Dies könnte während einer ersten Episode von Depression, während eines depressiven Rückfalls, während einer Phase anhaltender behandlungsresistenter

P. B. Fitzgerald und Z. J. Daskalakis, *rTMS-Behandlung bei Depressionen*,
https://doi.org/10.1007/978-3-031-52844-6_5

Depression oder möglicherweise auch beim Vorstellen zur Erhaltungstherapie der Fall sein. Die Daten, die den Einsatz von rTMS in den verschiedenen Krankheitsstadien belegen, sind unterschiedlich umfangreich. Es ist sinnvoll, die potenzielle Wirksamkeit auf diese Stadien zu extrapolieren, aber belastbare Einschätzungen der Wahrscheinlichkeit eines Ansprechens sollten auf einer ausgewogenen Beurteilung der gesammelten Erfahrungen mit der rTMS-Behandlung im tatsächlich vorliegenden Krankheitsstadium basieren.

Es gibt eine Vielzahl von etablierten Behandlungsmöglichkeiten für Patienten mit depressiven Störungen. Etwa 40 % der Menschen mit einer Indexdepressionsepisode sprechen auf eine einzelne antidepressive Behandlung an und weitere geschätzte 30 % auf mehrere Antidepressiva- und Augmentationsstrategien [1]. Systematische, äquivalente Daten zu Ansprechraten auf psychologische Behandlungen sind nicht verfügbar. Es ist jedoch vernünftig, anzunehmen, dass ein erheblicher Anteil der Betroffenen für diese Ansätze nicht geeignet sein oder weiterhin depressive Symptome trotz adäquater Therapie erleben wird. Dies wird typischerweise als behandlungsresistente Depression (TRD: „treatment-resistant depression") angesehen. Es ist bemerkenswert, dass die Behandlungsergebnisse für Patienten mit TRD mit Standardbehandlungsoptionen ziemlich schlecht sind. Zum Beispiel zeigte Sackeim in einer Analyse der STAR*D-Daten, dass die Wahrscheinlichkeit eines anhaltenden Nutzens über 12 Monate durch antidepressive Medikation, sobald ein Patient auf 2 erste Versuche mit medikamentöser Therapie nicht angesprochen hat, weniger als 5 % beträgt [2].

Patienten mit behandlungsresistenter Depression standen im Fokus des Großteils der Forschung zur antidepressiven Wirkung der rTMS. Es gibt jedoch erhebliche Variationen in den Methoden, die zur Definition der TRD verwendet wurden [3], und dies beeinflusst die Konsistenz und Klarheit der Festlegung von Patientenpopulationen in Behandlungsstudien. Einige Studien betrachteten solche Patienten als behandlungsresistent, die nur 1 oder 2 Versuche mit antidepressiv wirkenden Medikamenten nicht bestanden hatten. Strengere Definitionen erweiterten die Anzahl der fehlgeschlagenen Versuche und/oder erforderten, dass die eingesetzten Medikamente aus mindestens 2 getrennten Medikamentenklassen stammen. Instrumente wie der Anamnesebogen zur Behandlung mit Antidepressiva (ATHF [„antidepressant treatment history form"]), die Thase-Rush-Klassifikation (TRSM [„Thase und Rush staging model"]) und die Einteilung des Massachusetts General Hospital (MGH-s [„Massachusetts General Hospital staging model"]) wurden entwickelt, um die Charakterisierung von Individuen als behandlungsresistent zu erleichtern, haben jedoch unterschiedliche psychometrische Eigenschaften [4]. All diese Ansätze dürften jedoch bei der Einschätzung von Patienten bezüglich einer rTMS-Behandlung hilfreich sein. Im Rahmen dieses Prozesses ist es wichtig, Informationen über eine Reihe klinischer Merkmale früherer Behandlungsversagen zur Verfügung zu haben (s. Box 5.1).

Box 5.1 Merkmale früherer biologischer Behandlungsversuche

1. Anzahl der Medikamentenversuche in der aktuellen Episode
2. Anzahl der lebenslang fehlgeschlagenen Versuche
3. Dauer jedes Versuchs
4. Grad der klinischen Reaktion (fehlend/teilweise/vollständig)
5. Maximale Dosis des verschriebenen Medikaments im Verhältnis zu therapeutischen und maximal empfohlenen Dosen
6. Anzahl der durch Medikamentenversuche abgedeckten Medikamentenklassen
7. Anzahl der Augmentationsstrategien
8. Merkmale von EKT-Zyklen: Lateralität, Ort der Stimulation, Impulsparameter, Anzahl der Behandlungen, Präzision der Anfallshistorie

Trotz einer großen Anzahl früher rTMS-Studien an Patienten, die auf sehr viele medikamentöse Therapieversuche nicht angesprochen hatten, basierte die anfängliche Zulassung für rTMS in den USA auf Daten aus einem Vergleich der antidepressiven Reaktion zwischen rTMS und Scheinstimulation bei Menschen, die auf nur ein Antidepressivum nicht angesprochen hatten. Die zugelassene Indikation für die Verwendung der rTMS wurde später auf einen größeren Bereich der Behandlungsresistenz ausgeweitet, aber es ist wahrscheinlich, dass dieser Prozess bei vielen den Eindruck erweckte, dass rTMS hauptsächlich bei Menschen mit einem sehr begrenzten Grad an Behandlungsresistenz wirksam war. Es gibt sicherlich einige Hinweise in der Literatur, dass eine geringere Anzahl fehlgeschlagener Medikationsversuche einen positiven Prädiktor für einen wahrscheinlichen antidepressiven Effekt darstellt (z. B. [5, 6]). Mehrere große Studien konnten diese Beziehung jedoch nicht bestätigen (z. B. [7]). Auf der Grundlage dieser Literaturdaten scheint es zwar günstig zu sein, die rTMS-Behandlung relativ früh im Verlauf einer Behandlungshistorie verfügbar zu machen – Patienten, die weniger behandlungsresistent sind, sprechen wahrscheinlich zahlenmäßig eher an – es gibt jedoch kaum Hinweise darauf, dass Patienten von der Behandlung ausgeschlossen oder davon abgehalten werden sollten, wenn sie auf eine größere Anzahl von Behandlungsepisoden nicht angesprochen haben. Laut unserer Erfahrung gibt es Patienten, bei denen viele Medikamentenversuche fehlgeschlagen sind, die aber auf rTMS extrem gut reagieren. Auch nach einem fehlgeschlagenen EKT-Zyklus ist ein Ansprechen möglich, was wir zunächst für unwahrscheinlich gehalten hatten. Die Wirkmechanismen von rTMS und EKT dürften erheblich variieren, und derzeit gibt es keine Anzeichen für eine Überschneidung der Patientengruppen, die wahrscheinlich auf eine der beiden Behandlungen ansprechen. Daher sollte ein rTMS-Zyklus immer noch in Betracht gezogen werden, insbesondere da den Patienten, die auf die EKT nicht angesprochen haben, nur wenige andere Behandlungsoptionen zur Verfügung stehen.

Es ist auch unvermeidlich, dass mit der zunehmenden Verfügbarkeit von rTMS Fragen auftraten, ob diese als erste Behandlungsoption vorgestellt werden sollte. Bis heute liegen keine stichhaltigen Vergleichsdaten hinsichtlich der relativen Wirksamkeit oder der Effektivität im Vergleich zu Scheinbehandlungen zu diesem frühen Therapiezeitpunkt vor. In einigen Studien jedoch wurde der Einsatz von rTMS in dieser Population untersucht. Im Jahr 2019 führten Voigt et al. eine systematische Überprüfung durch, um Arbeiten zu identifizieren, in denen die rTMS-Behandlung von Patienten mit Depressionen bewertet wurde, die auf einen oder keinen Medikamentenversuch nicht angesprochen hatten [8]. Sie identifizierten 6 Studien, die als hochwertig eingestuft wurden (und 4 von geringerer Qualität) und kamen zu dem Schluss, dass diese gute Beweise dafür lieferten, dass rTMS in diesem frühen Stadium des Behandlungsverlaufs wirksam ist. Obwohl dies ein wichtiger Befund ist, bleiben die Finanzierung und klinische Genehmigung für die rTMS-Behandlung an den meisten Orten auf Patienten in den resistenteren Phasen der Krankheit beschränkt. Darüber hinaus bedeuten der zusätzliche Aufwand und die Komplexität der rTMS-Behandlung im Vergleich zur Einnahme von Medikamenten, dass sie in Zukunft für die meisten Patienten wahrscheinlich eine Zweitlinientherapie sein wird. Es gibt jedoch einen signifikanten Prozentsatz der Bevölkerung, der gegenüber der Idee der Medikamenteneinnahme zur Behandlung von Depressionen resistent ist, und für einige dieser Patienten könnte rTMS eine attraktive erste Behandlungsoption sein. Darüber hinaus ist es möglich, zu spekulieren, dass eine frühe Intervention mit einer nichtmedikamentösen Behandlung wie rTMS medikamentenbedingte Komplikationen vermeiden und die Gehirnplastizität auf eine Weise verbessern könnte, die letztendlich die langfristigen Ergebnisse für Patienten mit Depressionen verbessert.

5.1.1 Klinische Empfehlungen

Es erscheint sinnvoll, dass rTMS als Option für Patienten mit unterschiedlichem Ansprechen auf antidepressive Strategien zur Verfügung steht. Die Ansprechraten sind jedoch wahrscheinlich bei Menschen mit einem geringeren Grad an Behandlungsresistenz höher. Es ist möglich, dass eine frühere Intervention mit rTMS die langfristigen Ergebnisse verbessern könnte, aber weitere Forschung, insbesondere mit medikamentennaiven Probanden, ist erforderlich, um dies zu bestätigen.

5.2 Krankheitstyp: uni- und bipolare Depression

In die meisten klinischen Studien, die die Wirksamkeit von rTMS untersuchten, wurden überwiegend oder ausschließlich Patienten mit unipolarer schwerer depressiver Störung inkludiert. Zum Beispiel schlossen die beiden bisher größten multizentrischen, scheinstimulationskontrollierten rTMS-Studien Patienten mit bipolarer Störung aus [9, 10]. In einige Studien wurden jedoch sowohl Patienten in der depressiven Phase der bipolaren Störung als auch solche mit unipolarer Depression aufgenommen. Innerhalb dieser deutete keine Analyse darauf hin, dass eine bipolare Diagnose ein negativer Prädiktor für die Wahrscheinlichkeit einer klinischen Reaktion ist. In einer Studie zur Niederfrequenzstimulation des rechten präfrontalen Kortex wiesen Patienten mit bipolarer Störung eine deutlich höhere Ansprechrate (fast 70 %) auf als die Gesamtgruppe (51 %, [7]). Die meisten Studien lieferten jedoch keine solche separate Analyse, um ausreichende Schlussfolgerungen über die relative Wirksamkeit von rTMS-Subtypen bei bipolarer Störung zu ermöglichen. Zudem besteht ein erheblicher Mangel an Studien, die die antidepressive Wirksamkeit von rTMS bei bipolarer Störung allein direkt untersuchten.

In der ersten dieser wenigen Studien wurden 20 Patienten auf aktive oder Scheinstimulation über 20 Behandlungssitzungen randomisiert [11]. Es gab eine signifikante Verbesserung der Depression mit aktiver, aber nicht mit Scheinstimulation. In eine zweite kleine Studie wurden 23 Patienten eingeschrieben und eine 5-Hz-Stimulation des linken DLPFC angeboten, es konnte aber kein signifikanter Nutzen der aktiven Stimulation gegenüber der Scheinstimulation festgestellt werden [12]. Eine dritte, dieses Mal offene Studie bot Niederfrequenzstimulation des rechten DLPFC an [13]. Von 11 Patienten reagierten 6, und 4 erreichten Remission. Bei einer Anzahl der Patienten mit einem stärkeren Ansprechen blieb die Reaktion über eine 12-monatige Nachbeobachtungsphase erhalten [14]. Eine neuere Studie schloss 19 Patienten mit bipolarer Störung ein, die eine offene aktive rTMS mit einer neuartigen Spule erhielten, die eine tiefer reichende Gehirnstimulation ermöglichte [15]. Es wurde eine signifikante Verbesserung der Depression mit einer Ansprechrate von mehr als 60 % beobachtet. Bemerkenswert ist, dass ein Patient während dieser Studie einen generalisierten Anfall erlitt. Trotz dieser anfänglich positiven Berichte gab es einige randomisierte kontrollierte Studien mit negativen Resultaten (z. B. [16]), und die klinische Studienlage, die die Anwendung von TMS in der Behandlung von bipolarer Depression unterstützt, kann nicht als endgültig angesehen werden. Eine kürzlich durchgeführte systematische Überprüfung und Metaanalyse identifizierte 11 randomisierte, scheinstimulationskontrollierte Studien mit insgesamt 345 Patienten [17]. Diese Analyse ergab eine kleine, aber signifikante Verbesserung der Depressionswerte und eine höhere Remissionsinduktionsrate bei TMS im Vergleich zur Scheintherapie, obwohl die Analyse der Rücklaufquoten keine Signifikanz erreichte

In einer Reihe von Berichten wurde ein Wechsel zu Manie bei Patienten beschrieben, die eine rTMS-Behandlung für bipolare Depression erhielten (z. B. [18–21]). Das Gesamtrisiko hierfür scheint jedoch gering zu sein und möglicherweise nicht höher als das bei Scheinstimulation [22]. Es wurden keine Studien durchgeführt, in denen systematisch untersucht wurde, ob die kombinierte Verschreibung von Stimmungsstabilisatoren die Möglichkeit eines manischen Wechsels verringert. In Ermangelung von Beweisen, dass diese Medikamente die Wirksamkeit der rTMS-Behandlung beeinflussen können, wäre die Bereitstellung von stimmungsstabilisierenden Medikamenten bei allen Patienten, die zuvor erhebliche manische Symptome aufwiesen, sinnvoll. Dies würde insbesondere Personen einschließen, deren frühere Symptome eine Krankenhausaufnahme erforderten oder die erhebliche Risiken für den Betroffenen oder andere verursachten. Der Grad, in dem der Patient während des Behandlungsverlaufs überwacht werden kann, sollte ebenfalls berücksichtigt werden. Die rTMS-Behandlung sollte eingestellt werden, wenn während einer Behandlung erstmals manische Symptome auftreten oder wenn es einen dramatischen Wechsel im Niveau der Stimmungssymptome gibt.

Bereits früh wurde die mögliche Behandlung von Manie mit rTMS erforscht. In einer kleinen frühen Studie schienen manische Symptome bevorzugt reduziert zu sein, wenn hochfrequente rTMS auf den rechten DLPFC im Vergleich zum linken DLPFC angewendet wurde [23]. In 2 nachfolgenden Fallserien wurden vielversprechende Ergebnisse mit hochfrequenter rechtsseitiger Stimulation [24, 25] gesehen, aber wenn zur rTMS des rechten DLPFC eine Scheinstimulation ergänzt wurde, wurden keine Unterschiede festgestellt [26]. Kürzlich, und im Gegensatz zu dieser früheren Forschung, ergab eine größere scheinstimulationskontrollierte Studie mit 41 Patienten eine erhebliche antimanische Wirkung von hochfrequenter rechtsseitiger Stimulation [27]. Es ist wahrscheinlich, dass umfangreiche weitere Forschungsaktivitäten erforderlich sein werden, bevor rTMS als Behandlung für Manie in Betracht gezogen wird.

5.2.1 Klinische Empfehlungen

Die überwiegende Mehrheit der rTMS-Forschung konzentrierte sich auf die Behandlung der unipolaren schweren Depression. Derzeit gibt es jedoch angemessene Unterstützung für den Einsatz der rTMS bei der Behandlung von Menschen mit bipolarer Depression, insbesondere angesichts der klinischen Herausforderungen hierbei. Die gleichzeitige Anwendung von Stimmungsstabilisatoren sollte bei Patienten mit einer Vorgeschichte von erheblichen manischen Episoden sorgfältig in Betracht gezogen werden, und alle Patienten sollten bezüglich des Auftretens von manischen Symptomen während der Behandlung überwacht werden. Der Einsatz von rTMS zur Behandlung von Manie ist ein Bereich, der weitere Forschung erfordert, bevor Schlussfolgerungen über seinen klinischen Nutzen gezogen werden können.

5.3 Ältere Patienten mit Depression

Depression, und insbesondere Therapieresistenz, ist eindeutig ein wichtiges Thema bei älteren Menschen [28]. Therapieresistenz ist bei älteren Patienten mit Depression häufiger, und es gibt zunehmende Komplikationen bei der Verwendung anderer antidepressiver Modalitäten, einschließlich Arzneimittelinteraktionen [29]. Die allgemeinen Ansichten über die Verwendung von TMS bei älteren Menschen haben sich im Laufe der Zeit weiterentwickelt, von der Annahme, dass TMS wahrscheinlich weniger oder gar nicht wirksam ist, bis hin zu der Idee, dass TMS sicher und effektiv bei älteren Patienten mit Depression eingesetzt werden kann. Die anfängliche Vorstellung, dass TMS möglicherweise unwirksam sein könnte, wurde teilweise aus 2 kleinen, über eine relativ geringe Aussagekraft verfügenden oder unterdosierten klinischen Studien abgeleitet. Zunächst wurden in einer kleinen randomisierten Studie, die speziell bei älteren Probanden (Durchschnittsalter 60 Jahre) durchgeführt worden war, keine Unterschiede zwischen aktiver und Scheinstimulation gefunden [30]. Die Behandlung wurde jedoch nur für 5 Tage durchgeführt und basierte auf der Anzahl der Impulse und der Intensität bei sehr niedriger Dosis. Eine zweite kleine Studie bot eine Behandlung für 10 Tage an, aber wieder bei relativ niedriger Dosis und in einer kleinen Stichprobe von nur 24 Patienten. Es wurden keine Unterschiede zwischen aktiver und Scheinstimulation festgestellt [31]. Es gab jedoch einige positive Ergebnisse in frühen Berichten. Zum Beispiel erhielten in einer Studie 49 ältere Patienten (Durchschnittsalter 69 Jahre) eine links- oder rechtsseitige rTMS. Die Behandlungsdosis war recht variabel und manchmal niedrig (bei einigen Patienten lag sie bei 80 % der RMT, [32]). Es gab jedoch eine signifikante allgemeine Reduktion der Depressionssymptome, und 9 Patienten erreichten die Ansprechkriterien.

Aufgrund dieser anfänglichen Schlussfolgerung, dass ältere Personen möglicherweise nicht in demselben Maße auf rTMS ansprechen, wurde die Hypothese aufgestellt, dass ältere im Vergleich zu jüngeren Patienten eine größere Kopfhaut-zu-Kortex-Distanz in frontalen Bereichen im Verhältnis zum motorischen Kortex aufweisen würden. Dies würde zu einer geringeren Penetration des magnetischen Stimulus führen, was in schlechten klinischen Ergebnissen resultieren würde. Ein Ansatz, der entwickelt wurde, um dies zu adressieren, beinhaltete die Messung der Kopfhaut-zu-Kortex-Distanz bei MRT-Scans im DLPFC und motorischem Kortex. Eine Anpassung der Stimulusintensität würde dann vorgenommen werden, um Unterschiede in der Kopfhaut-zu-Kortex-Distanz von motorischem und frontalem Kortex zu berücksichtigen. Nahas et al. untersuchten diesen Ansatz bei 18 therapieresistenten älteren Probanden (Durchschnittsalter 61 Jahre, [33]). Die angewendeten Intensitäten reichten bis zu 141 % der RMT. Von den 18 Patienten reagierten 5 auf die angepasste Behandlung, aber es erfolgte kein Vergleich mit nicht angepasster rTMS. In einer offenen Studie reagierten 6 von 20 Patienten (Durchschnittsalter 66,8 Jahre) auf 2 Wochen Behandlung [34].

Es ist jedoch durchaus möglich, dass diese anfänglichen negativen Berichte durch bestimmte Studienmerkmale bedingt waren, einschließlich Stichprobengröße, Dosierung und Stimulusintensität. Unterschiede in der Kopfhaut-zu-Kortex-Distanz könnten wichtig sein, wenn die Stimulation bei unterschwelligen Intensitäten erfolgt (z. B. bei weniger als 100 % der RMT), könnten aber bei einer Stimulation bei höheren Intensitäten, wie es jetzt häufiger der Fall ist, viel weniger von Bedeutung sein. Im Laufe der Zeit wurden die Informationen über die Verwendung von TMS bei älteren Menschen zunehmend positiver. Zum Beispiel wurde in der Analyse der Auswirkungen des Alters in größeren Behandlungsproben zunehmend festgestellt, dass dieses für die antidepressive Antwort nicht relevant ist. So fanden wir in mehreren großen von uns durchgeführten

Studien keine Beziehung zwischen dem Alter und einer schlechteren Reaktion auf die rTMS-Behandlung (z. B. [7, 35]). In einer kürzlich durchgeführten offenen Studie mit 130 Patienten, die in einem naturalistischen Setting behandelt wurden, wurde ebenfalls keine Beziehung zwischen klinischer Reaktion und Alter gefunden [36]. Eine der größten Untersuchungen von demografischen Prädiktoren für die Reaktion auf die Behandlung ergab tatsächlich, dass ein höheres Alter ein positiver Prädiktor für das Ergebnis war [37], und es gab keinen Zusammenhang zwischen Alter und Reaktion in der großen Studie mit über 5000 Patienten von Sackeim et al. [38]. Darüber hinaus wurde in einer kürzlich publizierten Arbeit über 2-mal tägliche rTMS eine höhere Quote des Ansprechens bei älteren als bei jungen Probanden festgestellt [39], und eine 2. kürzlich durchgeführte Studie ergab einen signifikanten Unterschied zwischen Scheinstimulation und dTMS in einer älteren Gruppe [40].

Anekdotisch haben wir Patienten mit Depression über das gesamte Altersspektrum behandelt, einschließlich Menschen in ihren späten 80ern und frühen 90ern. Die Behandlung wurde gut vertragen, ohne wesentliche Unterschiede in den Erfahrungen oder Reaktionen der älteren Patienten im Vergleich zu jüngeren Probanden.

5.3.1 Klinische Empfehlungen

Therapieresistente Depression bei älteren Menschen ist häufig, und andere Behandlungsalternativen können oft schwierig zu verabreichen sein. Die rTMS sollte als Behandlungsoption in dieser Altersgruppe in Betracht gezogen werden, mit der Gewissheit, dass wahrscheinlich deutliche antidepressive Antwortraten erreicht werden können.

5.4 Jugendliche Depression

In einer recht begrenzten Anzahl von Arbeiten wurde die potenzielle Anwendung von rTMS zur Behandlung einer Depressionen bei Jugendlichen erforscht. Die erste veröffentlichte Arbeit beschrieb die Behandlung von 3 jugendlichen Patienten und 4 18-Jährigen mit 2 Wochen Hochfrequenzstimulation, die auf den linken DLPFC in einer relativ niedrigen Dosis (1600 Impulse pro Sitzung) appliziert wurde [41]. Bei 2 der 3 jugendlichen Patienten fand sich hierunter eine Verbesserung. Ein nachfolgender Bericht bewertete die Behandlungseffizienz bei 2 jugendlichen Patienten, die eine etwas höhere Dosis an rTMS-Behandlung erhielten (2000 Impulse pro Tag), wobei beide eine klinische Reaktion zeigten [42]. Eine dritte Fallserie umfasste 5 Patienten unter 18 Jahren [43]. Jeder von ihnen erhielt 14 Behandlungssitzungen (400 Impulse pro Sitzung). Eine signifikante Reduktion der depressiven Symptomatik wurde bei 3 der 5 Patienten beobachtet. Für keinen der in dieser Fallserie beschriebenen Patienten wurden größere unerwünschte Ereignisse berichtet.

Eine kürzlich durchgeführte systematische Übersicht identifizierte 18 offene Studien mit insgesamt 142 behandelten Patienten [44]. Antidepressive Effekte wurden allgemein in diesen Untersuchungen berichtet, aber es wurden keine signifikanten scheinkontrollierten Studien identifiziert. In einem interessanten Bericht über eine offene Behandlung waren die Ansprechraten bei Jugendlichen höher als bei Patienten aus Gruppen höheren Alters [45].

In Bezug auf die Sicherheit beschrieb ein Bericht die Entwicklung eines generalisierten Anfalls bei einer 16-Jährigen während der ersten Sitzung eines geplanten rTMS-Behandlungsverlaufs [46]. Sie hatte keine für einen Anfall prädisponierenden Faktoren, erhielt aber zu diesem Zeitpunkt 100 mg Sertralin pro Tag. Die Autoren dieses Fallberichts beschrieben keinen klaren Verlauf der tonisch-klonischen Aktivität, und es ist möglich, dass es sich bei dem Ereignis um einen synkopalen Anfall gehandelt hatte. Bemerkenswert ist, dass die in diesem Fall verabreichte rTMS-Dosis recht niedrig war (4-sekündige 10-Hz-Reizserien bei 80 % des motorischen Grenzwertes). Es wurde vorgeschlagen, dass die Anfallsschwelle in dieser Altersgruppe niedriger sein könnte, ausgehend von der Situation mit EKT [47]. Dies wurde jedoch nicht systematisch untersucht. Über 1000 Probanden unter 18 Jahren erhielten einzelne oder gepaarte TMS-Impulse in Untersuchungsstudien, ohne dass Anfälle gemeldet wurden [48].

Es ist erwähnenswert, dass 2 Jugendliche, die in einer Schlaganfallstudie TMS erhielten, angaben, dass sie ein synkopales Ereignis erlebten [49], und Behandler sollten sich dieser Möglichkeit bewusst sein, insbesondere wenn es eine Vorgeschichte von Synkopen bei anderen Verfahren wie Injektionen gibt. Laut unserer Erfahrung ist präsynkopale Aktivität (Ohnmachtsgefühl) bei TMS bei jungen Menschen und insbesondere bei denen, die bei Injektionen oder anderen medizinischen Verfahren ohnmächtig geworden sind oder eine Synkope hatten, viel häufiger.

5.4.1 Klinische Empfehlungen

Die zur Anwendung von rTMS bei der Behandlung von Depressionen bei Jugendlichen durchgeführte systematische Forschung ist begrenzt. Behandelnde sollten sich der Möglichkeit einer Synkope und möglicherweise einer niedrigeren Anfallsschwelle bewusst sein. Die rTMS stellt eine potenziell vielversprechende Möglichkeit dar, den frühen Einsatz von Medikamenten zu vermeiden, sollte jedoch erst dann klinisch übernommen werden, wenn sie angemessen evaluiert wurde.

5.5 Schwangere oder stillende Patientinnen

Die Behandlung von Patientinnen mit Depressionen in der Schwangerschaft oder im Wochenbett stellt oft eine erhebliche Herausforderungen dar. Häufig gibt es Bedenken hinsichtlich der möglichen Auswirkungen von Antidepressiva während dieser Zeiträume, und EKT wird während der Schwangerschaft oft aufgrund von Bedenken hinsichtlich der Anästhesie und des Anfalls selbst vermieden. Da das mit einem TMS-Gerät erzeugte Magnetfeld örtlich sehr begrenzt ist, ist es unwahrscheinlich, dass ein Fetus während einer rTMS in der Schwangerschaft einer erheblichen Exposition gegenüber einem starken Magnetfeld ausgesetzt wäre. Tatsächlich legen Modelle zu elektrischen Brennstoffen nahe, dass es keine bedeutende Exposition des Fetus gegenüber dem Magnetfeld geben sollte [50], obwohl es möglich ist, dass das vom TMS-Gerät erzeugte Geräusch das sich entwickelnde Gehörsystem beeinträchtigen könnte. Bei der postnatalen rTMS gibt es eindeutig keine Probleme mit der Kindersicherheit. Daher stellt die rTMS-Behandlung eine attraktive Alternative für die Behandlung von Depressionen während der Schwangerschaft und im Wochenbett dar. Allerdings wurde in bisherigen Forschungsarbeiten die Anwendung von rTMS in diesen Zeiträumen nur begrenzt untersucht, und die rTMS-Option sollte für jede Einzelperson sorgfältig beurteilt werden.

In Bezug auf die Schwangerschaft wurden seit 1999 diverse Fallberichte veröffentlicht, ohne Hinweise auf größere unerwünschte Ereignisse (z. B. [51]), und ein früher Bericht beschrieb eine Fallserie von 10 Patientinnen, die während des 2. oder 3. Trimesters behandelt worden waren [52]. Diese Frauen erhielten rechtsseitige rTMS mit niedriger Frequenz in bis zu 20 Behandlungssitzungen, wobei 7 ein klinisches Ansprechen zeigten. Es traten keine negativen mütterlichen oder fetalen Ereignisse auf. Eine neuere Nachfolgestudie von Kindern, deren Mütter während der Schwangerschaft behandelt worden waren, fand einige Sprachentwicklungsverzögerungen, die jedoch nicht anders waren als die von Kindern von Müttern, deren Depression nicht mit rTMS behandelt worden war [53]. Kim et al. veröffentlichten kürzlich die Ergebnisse einer kleinen randomisierten Studie mit rechtsseitiger 1-Hz-rTMS bei schwangeren Frauen im 2. oder 3. Trimester [54]. Eine stärkere Reduktion der Depression wurde bei aktiver im Vergleich zur Scheinbehandlung beobachtet. Es gab 3 späte Frühgeburten in der Gruppe mit aktiver Behandlung (2 dieser Mütter hatten andere Risikofaktoren für eine Frühgeburt), aber keine anderen negativen mütterlichen und geburtsbezogenen Ergebnisse.

Eine Studie untersuchte die potenzielle Akzeptanz der rTMS-Behandlung bei schwangeren Frauen [55]. Forscher befragten 500 Schwangere und eine zweite Stichprobe von 51 Frauen, denen ein Aufklärungsvideo mit Informationen zur rTMS-Behandlung gezeigt wurde. Die rTMS wurde in der ersten Untersuchung als nicht akzeptabel angesehen, aber von 15,7 % der zweiten Stichprobe nach Bereitstellung des Informationsvideos als annehmbar betrachtet.

Ein ähnlich begrenzter Forschungsbereich untersuchte die Anwendung von rTMS bei postpartaler Depression. Ein Fallbericht beschrieb die erfolgreiche postpartale Behandlung einer Patientin mit bipolarer Störung, bei der rTMS zur Behandlung sowohl von Manie als auch von Depression eingesetzt wurde [56]. In einer Fallserie wurden 9 antidepressivafreie Frauen mit postpartaler Depression über 4 Wochen mit hochfrequenter linksseitiger DLPFC-rTMS behandelt [57]. Von ihnen erreichten 8 eine Remission der Depression während der akuten Behandlung, und bei 7 von ihnen dauerte diese auch nach 6 Monaten ohne weitere psychiatrische Behandlung an. Die einzige randomisierte Studie umfasste nur 14 Patientinnen und fand trotz der kleinen Stichprobengröße signifikante Vorteile der aktiven gegenüber der Scheinstimulation [58]. Eine offene Studie umfasste 25 Patientinnen, von denen 14 eine Remission erreichten, bemerkenswert ist jedoch, dass 6 Frauen aufgrund von Termin- oder Zugangsproblemen ausfielen [59]. Für Mütter in der sehr frühen Zeit nach der Geburt ist es offensichtlich schwierig, sich täglich einer rTMS-Behandlung zu unterziehen.

Trotz dieser vielversprechenden ersten Ergebnisse sollte die rTMS-Behandlung in der Schwangerschaft oder im Wochenbett vorsichtig eingesetzt werden. Obwohl es unwahrscheinlich ist, dass ein ungeborener Fetus starken Magnetfeldern ausgesetzt wäre, ist es möglich, dass durch rTMS induzierte hormonelle Veränderungen negative Auswirkungen haben könnten, und dies erfordert systematische Forschungsanstrengungen. Die rTMS könnte auch Veränderungen im Hormonprofil der Muttermilch induzieren. Darüber hinaus könnte die Bereitstellung von rTMS während der Schwangerschaft eine sorgfältigere Überwachung der motorischen Schwellenwerte und der rTMS-Dosis erfordern, da hormonelle Schwankungen die kortikale Erregbarkeit im Laufe der Zeit beeinflussen können.

5.5.1 Klinische Empfehlungen

Bislang wurde der Einsatz von rTMS in der Schwangerschaft oder in der Zeit nach der Geburt nur in begrenztem Umfang erforscht. Es gibt jedoch starke Gründe, andere biologische Behandlungen in diesen Zeiten zu vermeiden. Dies wird wahrscheinlich dazu führen, dass die Anwendung von rTMS in Betracht gezogen wird, trotz der begrenzten verfügbaren Evidenz für ihren Einsatz. Die Bereitstellung von rTMS unter diesen Umständen sollte eine sorgfältige Bewertung der Risiken und potenziellen Vorteile sowohl von rTMS als auch von anderen Behandlungsalternativen beinhalten. Weitere Forschung ist in diesem Bereich eindeutig erforderlich.

5.6 Begleitende Angst

Angstsymptome sind bei Patienten mit schweren depressiven Störungen äußerst häufig, die Komorbidität zwischen Depressionen und primären Angststörungen ist hoch. Daher werden sehr häufig Patienten zur Behandlung einer Depressionen mit rTMS vorstellig, die unter erheblichen anhaltenden Angstzuständen leiden. Was wir Betroffenen unter diesen Umständen raten können, basiert auf Studien an Patienten hauptsächlich mit Depression, aber auch einer kleinen Reihe von Arbeiten zur Anwendung von rTMS zur Behandlung von Angststörungen. Letztere deuten darauf hin, dass TMS bei der primären Behandlung von Angst möglicherweise wirksam ist, obwohl die Zahl entsprechender Untersuchungen gering ist (z. B. [60]). Eine größere Anzahl von Studien, in denen angstlösende Effekte von rTMS nachgewiesen wurden, wurden mit rechtsseitiger rTMS mit niedriger Frequenz durchgeführt, obwohl dies nicht allgemeingültig ist.

Bezüglich des Effekts der MDD-Behandlung auf Angstsymptome ergab die größte Studie (über 1100 Patienten), in der die Auswirkungen einer gleichzeitig komorbide vorliegenden Angststörung auf das Ansprechen auf Antidepressiva untersucht wurden, dass Patienten mit einer komorbiden Angststörung zwar eine niedrigere Ansprechrate aufwiesen als diejenigen ohne, obwohl diese immer noch beträchtlich war [37]. Die Ansprechrate variierte von 35 % für Patienten mit Panikstörung bis 47 % für generalisierte Angststörung und 48 % für eine posttraumatische Belastungsstörung (PTBS). Eine zweite, etwas kleinere Studie mit 248 Patienten fand keine Unterschiede in den Ergebnissen für Patienten mit komorbider Angststörung [61].

5.6.1 Klinische Empfehlungen

Das Vorhandensein von komorbider Angst sollte kein Grund sein, die TMS-Behandlung für Depressionen zurückzuhalten, und es kann erwartet werden, dass sich Angstsymptome bei erfolgreicher rTMS-Therapie verbessern.

5.7 Depression mit psychotischen Symptomen

Es gibt wenig Forschung, auf deren Grundlage Empfehlungen hinsichtlich der Wahrscheinlichkeit der Wirksamkeit einer rTMS-Behandlung bei Patienten mit Depressionen mit psychotischen Symptomen gegeben werden können. Menschen mit psychotischen Symptomen wurden von fast allen klinischen TMS-Studien seit den frühen 2000er-Jahren ausgeschlossen. Dies ist wahrscheinlich auf die Ergebnisse einer frühen, einer der ersten, rTMS-Studie aus dem Jahr 2000 zurückzuführen [62]. In ihr wurden die antidepressiven Effekte von rTMS und EKT verglichen, und diese waren diese bei 9 Patienten mit psychotischen Symptomen unter rTMS geringer als bei den 10 Patienten, die EKT erhielten.

Bemerkenswert ist jedoch, dass die rTMS-Dosis nur 400 Impulse pro Tag während insgesamt 20 Behandlungen betrug, alle angewendet bei 90 % der RMT. Interessanterweise erhielt die EKT-Gruppe eine unbegrenzte Anzahl von uni- bzw. bilateralen EKT. Der Mangel an Übereinstimmung zwischen den Behandlungsgruppen und die extrem niedrige Dosis von rTMS macht den Vergleich im Kontext moderner Methoden der TMS-Anwendung ziemlich bedeutungslos, aber leider scheinen die Ergebnisse dieser Studie die Untersuchung der Anwendung von rTMS in dieser klinischen Gruppe effektiv unterdrückt zu haben.

Seit 2000 wurden in mehrere andere EKT-rTMS-Studien einige psychotische Patienten eingeschlossen, aber in sehr geringer Zahl. In einer kleinen Metaanalyse schien EKT wirksamer als rTMS in den Studien mit gemischten Probandengruppen zu sein (obwohl nicht wirksamer bei nichtpsychotischen Teilnehmergruppen), aber die Gesamtdaten beinhalteten weniger als 60 Probanden, und keine einzige dieser Studien verwendete TMS bei 120 % der RMT oder für mehr als 20 Sitzungen [63].

5.7.1 Klinische Empfehlungen

Die rTMS erwies sich bei Patienten mit psychotischen Symptomen zwar nicht als unwirksam, aber leider liegen uns keine wirklich aussagekräftigen Daten darüber vor, ob sie tatsächlich klinisch effektiv ist. Daher sollte Menschen mit psychotischen Symptomen eine wirksame Therapie wie EKT angeboten werden, und rTMS sollte nur im Rahmen klinischer Forschung bereitgestellt werden.

5.8 Begleiterkrankung: neurologische Erkrankung

In einer niedrigen Zahl an Publikationen wurde begonnen, zu untersuchen, ob rTMS sicher und bei der Behandlung von Patienten mit Depressionen im Kontext wesentlicher komorbider neurologischer Erkrankungen wirksam ist. Depression ist eine häufig auftretende Komorbidität bei mehreren neurologischen Erkrankungen. Zum Beispiel ist wird sie oft im Kontext der Entwicklung und Persistenz der Parkinsonkrankheit diagnostiziert [64]. In der ersten rTMS-Studie, die sich mit dieser klinischen Gruppe befasste, versorgten Dragasevic et al. 10 depressive Probanden mit niederfrequenter frontaler rTMS, was zu einer signifikanten Reduktion der Depression trotz der niedrigen Stimulationsdosis führte. Eine zweite offene Studie berichtete ebenfalls über eine signifikante Reduktion der Depression, diesmal mit Hochfrequenzstimulation, die bei 14 Patienten angewendet wurde [65]. Eine kleine ($n = 22$) scheinstimulationskontrollierte Studie mit präfrontaler 5-Hz-rTMS auf den DLPFC unterstützte ebenfalls die antidepressiven Effekte von rTMS auf Depressionen bei Patienten mit Parkinsonkrankheit [66].

In ähnlicher Weise wurden offene Daten zur Anwendung von rTMS bei der Behandlung vaskulärer oder nach einem Schlaganfall auftretender Depressionen gesammelt. Jorge et al. randomisierten 92 Patienten mit Depression und ausgeprägter vaskulärer Erkrankung zu aktiver rTMS oder Scheinbehandlung des linker DLPFC [67]. Wesentliche antidepressive Effekte wurden bei aktiver Behandlung in 2 Dosisgruppen im Vergleich zur Scheinbehandlung festgestellt. In der ersten Studie bei nach einem Schlaganfall auftretender Depression wurden im Vergleich zur Scheinbehandlung stärker ausgeprägte antidepressive Effekte bei einer kleinen Gruppe von Patienten beobachtet, die eine 10-Hz-Stimulation des linken DLPFC erhielten [68]. Diese Ergebnisse wurden in einer nachfolgenden doppelblinden Studie bestätigt, die 1-Hz-rTMS, 10-Hz-rTMS und Scheinstimulation bei Patienten mit Post-Schlaganfall-Depression verglich [69]. Hochfrequenzstimulation führte zu verbesserten Depressionsscores, obwohl keine kognitiven Verbesserungen erkennbar waren.

Eine dritte Bedingung, die zu erforschen begonnen wird, ist das Auftreten von Depressionen nach einer Hirnverletzung. Dies scheint ein relativ häufiges Ereignis zu sein, aber eine Vorgeschichte von traumatischen Kopfverletzungen war in Studien zu rTMS-Behandlung häufig ein Ausschlusskriterium. Nachdem in einem ersten Fallbericht vielversprechende erste Ergebnisse beschrieben worden waren, wurden nun mehrere kleine Studien veröffentlicht [70]. Wir fanden keine signifikanten antidepressiven Vorteile in einer kleinen Studie sequenzieller bilateraler rTMS bei Patienten mit Depression nach traumatischer Hirnverletzung [71], aber einige vielversprechendere Ergebnisse wurden ebenfalls publiziert (s. systematische Übersicht in [72]).

5.8.1 Klinische Empfehlungen

Das Vorhandensein einer zugrunde liegenden oder komorbiden neurologischen Erkrankung wie Schlaganfall oder Parkinsonkrankheit scheint die Möglichkeit einer erfolgreichen Reaktion auf eine rTMS-Behandlung nicht zu verhindern. Die Anwendung der rTMS unter diesen Umständen sollte gegen das potenziell erhöhte Risiko einer Anfallsinduktion im Zusammenhang mit der zugrunde liegenden Krankheitsentität abgewogen werden, mit erheblichen potenziellen Vorteilen, wenn eine klinische Reaktion erreicht wird.

5.9 Andere Faktoren

Es gibt eine Reihe anderer Faktoren, die die Wahrscheinlichkeit eines erfolgreichen Verlaufs einer rTMS-Behandlung beeinflussen können. Offenbar reagieren einige Personen aus physiologischen Gründen wesentlich empfindlicher auf Schmerzen oder Beschwerden und haben Probleme, eine rTMS-Behandlung zu ertragen. Ebenso gibt es Menschen, die eher Kopfschmerzen als Folge einer rTMS-Behandlung erleben und Schwierigkeiten haben, dies zu tolerieren. Diese Probleme treten wahrscheinlich häufiger bei Menschen mit einer Vorgeschichte von signifikanten Schmerzproblemen auf, und Vorsicht ist geboten, wenn die Behandlung bei Personen mit erheblichen Kopfschmerzen in der Vorgeschichte begonnen wird. Bei dieser Klientel sollte eine langsam steigende Stimulationsintensität in Betracht gezogen werden, und eine niederfrequente rechtsseitige rTMS könnte eine sinnvolle Behandlungsoption darstellen.

Vorbestehende Nackenschmerzen können ebenfalls einen rTMS-Behandlungsverlauf komplizieren. Von den Patienten wird verlangt, dass sie für eine erhebliche Zeit still sitzen, und wenn der Nacken nicht ausreichend gestützt wird, kann dies zu erheblichen Beschwerden führen. Unter diesen Umständen sollte darauf geachtet werden, dass sich der Patient jederzeit in einer bequemen Position befindet. Er muss möglicherweise während jeder Behandlungssitzung kurze Pausen einlegen, um die Entwicklung von Muskelkrämpfen zu minimieren.

Das Vorhandensein von signifikanter psychiatrischer Komorbidität kann auch die Wahrscheinlichkeit einer Behandlungsreaktion einschränken, obwohl dies in vielen Studien nicht systematisch bewertet wurde. Laut unserer klinischen Erfahrung können sich komorbide Angstsymptome mit der erfolgreichen rTMS-Therapie von Depressionen verbessern, aber das ist nicht immer der Fall. Wenn Angstsymptome anhalten, wird sich dies wahrscheinlich langfristig negativ auf die Stimmung des Patienten auswirken und zu einem früheren depressiven Rückfall beitragen. Laut unserer Erfahrung werden komorbide zwanghafte Symptome selten erfolgreich mit Standard-rTMS-Depressionsprotokollen gelindert.

Klinische Überlegungen bei der Patientenauswahl und Empfehlungen

- Die rTMS kann bei Patienten mit einem breiten Spektrum an Behandlungsresistenzen wirksam sein. Sie ist eine vernünftige Option bei Menschen, die auf eine oder mehrere antidepressive medikamentöse Therapien nicht angesprochen haben.
- Die rTMS sollte nicht aufgrund der Befürchtung, dass Patienten einen zu hohen Grad an Behandlungsresistenz aufweisen, vorenthalten werden.
- Die rTMS hat eine nachgewiesene Wirksamkeit bei unipolarer Depression.
- Es gibt deutlich weniger Beweise für die Wirksamkeit von rTMS bei bipolarer Depression. Angesichts der Herausforderungen bei der Behandlung dieser Erkrankung kann die Bereitstellung der rTMS-Therapie jedoch aufgrund der bisher gesammelten Beweise gerechtfertigt sein.
- Bei Patienten mit bipolarer affektiver Störung, insbesondere vom Typ I, sollten gleichzeitig Stimmungsstabilisatoren eingesetzt werden, um einen manischen Wechsel zu verhindern.
- Die rTMS-Behandlung von Depressionen ist bei älteren Menschen wirksam und sicher.
- Die rTMS-Behandlung von Depressionen bleibt bei Kindern und Jugendlichen experimentell.
- Die bisher begrenzten Daten deuten darauf hin, dass die rTMS-Behandlung während der Schwangerschaft und Stillzeit sicher ist, aber es sind erheblich mehr Behandlungen erforderlich, um die Sicherheit in diesen Gruppen mit einem entsprechenden Grad an Sicherheit festzustellen.
- Es besteht eine vernünftige Wahrscheinlichkeit, dass Patienten mit komorbider Angst eine Reduktion der Angstsymptome während der Behandlung von MDD erleben, unabhängig von der Wahl des rTMS-Ansatzes.
- In klinischen Studien wurde nicht ausreichend untersucht, ob rTMS bei der Behandlung von Patienten mit Depressionen und psychotischen Symptomen eingesetzt werden kann.
- Patienten können erfolgreich und sicher behandelt werden, wenn sie an Depressionen leiden und gleichzeitig neurologische Erkrankungen wie Parkinson oder vaskuläre kognitive Veränderungen vorliegen. Epilepsie bleibt jedoch eine Kontraindikation für die Anwendung von rTMS.

Literatur

1. Fava M (2003) Diagnosis and definition of treatment-resistant depression. Biol Psychiatry 53(8):649–659
2. Sackeim HA (2016) Acute continuation and maintenance treatment of major depressive episodes with transcranial magnetic stimulation. Brain Stimul 9(3):313–319
3. Ruhe HG et al (2012) Staging methods for treatment resistant depression. A systematic review. J Affect Disord 137(1–3):35–45
4. Sackeim HA et al (1990) The impact of medication resistance and continuation pharmacotherapy on relapse following response to electroconvulsive therapy in major depression. J Clin Psychopharmacol 10(2):96–104
5. Lisanby SH et al (2009) Daily left prefrontal repetitive transcranial magnetic stimulation in the acute treatment of major depression: clinical predictors of outcome in a multisite, randomized controlled clinical trial. Neuropsychopharmacology 34(2):522–534
6. Fregni F et al (2006) Predictors of antidepressant response in clinical trials of transcranial magnetic stimulation. Int J Neuropsychopharmacol 9(6):641–654
7. Fitzgerald PB et al (2006) A randomized trial of low-frequency right-prefrontal-cortex transcranial magnetic stimulation as augmentation in treatment-resistant major depression. Int J Neuropsychopharmacol 9(6):655–666
8. Voigt J, Carpenter L, Leuchter A (2019) A systematic literature review of the clinical efficacy of repetitive transcranial magnetic stimulation (rTMS) in non-treatment resistant patients with major depressive disorder. BMC Psychiatry 19(1):13
9. George MS et al (2010) Daily left prefrontal transcranial magnetic stimulation therapy for major depressive disorder: a sham-controlled randomized trial. Arch Gen Psychiatry 67(5):507–516
10. O'Reardon JP et al (2007) Efficacy and safety of transcranial magnetic stimulation in the acute treatment of major depression: a multisite randomized controlled trial. Biol Psychiatry 62(11):1208–1216
11. Dolberg OT et al (2002) Transcranial magnetic stimulation in patients with bipolar depression: a double blind, controlled study. Bipolar Disord 4(Suppl 1):94–95
12. Nahas Z et al (2003) Left prefrontal transcranial magnetic stimulation (TMS) treatment of depression in bipolar affective disorder: a pilot study of acute safety and efficacy. Bipolar Disord 5(1):40–47
13. Dell'Osso B et al (2009) Augmentative repetitive navigated transcranial magnetic stimulation (rTMS) in drug-resistant bipolar depression. Bipolar Disord 11(1):76–81
14. Dell'Osso B et al (2011) Long-term efficacy after acute augmentative repetitive transcranial magnetic stimulation in bipolar depression: a 1-year follow-up study. J ECT 27(2):141–144
15. Harel EV et al (2011) H-coil repetitive transcranial magnetic stimulation for the treatment of bipolar depression: an add-on, safety and feasibility study. World J Biol Psychiatry 12(2):119–126
16. Fitzgerald PB et al (2016) A negative double-blind controlled trial of sequential bilateral rTMS in the treatment of bipolar depression. J Affect Disord 198:158–162
17. Tee MMK, Au CH (2020) A systematic review and meta-analysis of randomized sham-controlled trials of repetitive transcranial magnetic stimulation for bipolar disorder. Psychiatry Q 91(4):1225–1247
18. Garcia-Toro M (1999) Acute manic symptomatology during repetitive transcranial magnetic stimulation in a patient with bipolar depression. Br J Psychiatry 175:491
19. Hausmann A et al (2004) Can bilateral prefrontal repetitive transcranial magnetic stimulation (rTMS) induce mania? A case report. J Clin Psychiatry 65(11):1575–1576
20. Huang CC, Su TP, Shan IK (2004) A case report of repetitive transcranial magnetic stimulation-induced mania. Bipolar Disord 6(5):444–445
21. Sakkas P et al (2003) Induction of mania by rTMS: report of two cases. Eur Psychiatry 18(4):196–198

22. Xia G et al (2008) Treatment-emergent mania in unipolar and bipolar depression: focus on repetitive transcranial magnetic stimulation. Int J Neuropsychopharmacol 11(1):119–130
23. Grisaru N et al (1998) Transcranial magnetic stimulation in mania: a controlled study. Am J Psychiatry 155(11):1608–1610
24. Saba G et al (2004) Repetitive transcranial magnetic stimulation as an add-on therapy in the treatment of mania: a case series of eight patients. Psychiatry Res 128(2):199–202
25. Michael N, Erfurth A (2004) Treatment of bipolar mania with right prefrontal rapid transcranial magnetic stimulation. J Affect Disord 78(3):253–257
26. Kaptsan A et al (2003) Right prefrontal TMS versus sham treatment of mania: a controlled study. Bipolar Disord 5(1):36–39
27. Praharaj SK, Ram D, Arora M (2009) Efficacy of high frequency (rapid) suprathreshold repetitive transcranial magnetic stimulation of right prefrontal cortex in bipolar mania: a randomized sham controlled study. J Affect Disord 117(3):146–150
28. Bonner D, Howard R (1995) Treatment-resistant depression in the elderly. Int Psychogeriatr 7(Suppl):83–94
29. Baldwin RC, Simpson S (1997) Treatment resistant depression in the elderly: a review of its conceptualisation, management and relationship to organic brain disease. J Affect Disord 46(3):163–173
30. Manes F et al (2001) A controlled study of repetitive transcranial magnetic stimulation as a treatment of depression in the elderly. Int Psychogeriatr 13(2):225–231
31. Mosimann UP et al (2004) Repetitive transcranial magnetic stimulation: a putative add-on treatment for major depression in elderly patients. Psychiatry Res 126(2):123–133
32. Milev R et al (2009) Repetitive transcranial magnetic stimulation for treatment of medication-resistant depression in older adults: a case series. J ECT 25(1):44–49
33. Nahas Z et al (2004) Safety and benefits of distance-adjusted prefrontal transcranial magnetic stimulation in depressed patients 55–75 years of age: a pilot study. Depress Anxiety 19(4):249–256
34. Abraham G et al (2007) Repetitive transcranial magnetic stimulation for treatment of elderly patients with depression – an open label trial. Neuropsychiatr Dis Treat 3(6):919–924
35. Fitzgerald PB et al (2010) A randomized trial of unilateral and bilateral prefrontal cortex transcranial magnetic stimulation in treatment-resistant major depression. Psychol Med 41(6):1187–1196
36. Frank E et al (2011) Transcranial magnetic stimulation for the treatment of depression: feasibility and results under naturalistic conditions: a retrospective analysis. Eur Arch Psychiatry Clin Neurosci 261(4):261–266
37. Fitzgerald PB et al (2016) A study of the pattern of response to rTMS treatment in depression. Depress Anxiety 33(8):746–753
38. Sackeim HA et al (2020) Clinical outcomes in a large registry of patients with major depressive disorder treated with transcranial magnetic stimulation. J Affect Disord 277:65–74
39. Desbeaumes Jodoin V, Miron JP, Lesperance P (2019) Safety and efficacy of accelerated repetitive transcranial magnetic stimulation protocol in elderly depressed unipolar and bipolar patients. Am J Geriatr Psychiatry 27(5):548–558
40. Kaster TS et al (2018) Efficacy, tolerability, and cognitive effects of deep transcranial magnetic stimulation for late-life depression: a prospective randomized controlled trial. Neuropsychopharmacology 43(11):2231–2238
41. Walter G et al (2001) Transcranial magnetic stimulation in young persons: a review of known cases. J Child Adolesc Psychopharmacol 11(1):69–75
42. Loo C, McFarquhar T, Walter G (2006) Transcranial magnetic stimulation in adolescent depression. Australas Psychiatry 14(1):81–85
43. Bloch Y et al (2008) Repetitive transcranial magnetic stimulation in the treatment of depression in adolescents: an open-label study. J ECT 24(2):156–159
44. Hett D et al (2021) Repetitive transcranial magnetic stimulation (rTMS) for the treatment of depression in adolescence: a systematic review. J Affect Disord 278:460–469

45. Zhang T et al (2019) Add-on rTMS for the acute treatment of depressive symptoms is probably more effective in adolescents than in adults: evidence from real-world clinical practice. Brain Stimul 12(1):103–109
46. Hu SH et al (2011) Repetitive transcranial magnetic stimulation-induced seizure of a patient with adolescent-onset depression: a case report and literature review. J Int Med Res 39(5):2039–2044
47. D'Agati D et al (2010) rTMS for adolescents: safety and efficacy considerations. Psychiatry Res 177(3):280–285
48. Quintana H (2005) Transcranial magnetic stimulation in persons younger than the age of 18. J ECT 21(2):88–95
49. Kirton A et al (2008) Neurocardiogenic syncope complicating pediatric transcranial magnetic stimulation. Pediatr Neurol 39(3):196–197
50. Yanamadala J et al (2017) Estimates of peak electric fields induced by transcranial magnetic stimulation in pregnant women as patients using an FEM full-body model. Conf Proc IEEE Eng Med Biol Soc 2017:1441–1444
51. Nahas Z et al (1999) Safety and feasibility of repetitive transcranial magnetic stimulation in the treatment of anxious depression in pregnancy: a case report. J Clin Psychiatry 60(1):50–52
52. Kim DR et al (2011) An open label pilot study of transcranial magnetic stimulation for pregnant women with major depressive disorder. J Womens Health (Larchmt) 20(2):255–261
53. Eryilmaz G et al (2015) Follow-up study of children whose mothers were treated with transcranial magnetic stimulation during pregnancy: preliminary results. Neuromodulation 18(4):255–260
54. Kim DR et al (2019) Randomized controlled trial of transcranial magnetic stimulation in pregnant women with major depressive disorder. Brain Stimul 12(1):96–102
55. Kim DR et al (2011) A survey of patient acceptability of repetitive transcranial magnetic stimulation (TMS) during pregnancy. J Affect Disord 129(1–3):385–390
56. Cohen RB et al (2008) Use of repetitive transcranial magnetic stimulation for the management of bipolar disorder during the postpartum period. Brain Stimul 1(3):224–226
57. Garcia KS et al (2010) Repetitive transcranial magnetic stimulation treats postpartum depression. Brain Stimul 3(1):36–41
58. Myczkowski ML et al (2012) Effects of repetitive transcranial magnetic stimulation on clinical, social, and cognitive performance in postpartum depression. Neuropsychiatr Dis Treat 8:491–500
59. Brock DG et al (2016) Effectiveness of NeuroStar transcranial magnetic stimulation (TMS) in patients with major depressive disorder with postpartum onset. Brain Stimul 9(5):e7
60. Diefenbach GJ et al (2016) Repetitive transcranial magnetic stimulation for generalised anxiety disorder: a pilot randomised, double-blind, sham-controlled trial. Br J Psychiatry 209(3):222–228
61. Clarke E et al (2019) Efficacy of repetitive transcranial magnetic stimulation in the treatment of depression with comorbid anxiety disorders. J Affect Disord 252:435–439
62. Grunhaus L et al (2000) Repetitive transcranial magnetic stimulation is as effective as electroconvulsive therapy in the treatment of nondelusional major depressive disorder: an open study. Biol Psychiatry 47(4):314–324
63. Ren J et al (2014) Repetitive transcranial magnetic stimulation versus electroconvulsive therapy for major depression: a systematic review and meta-analysis. Prog Neuropsychopharmacol Biol Psychiatry 51:181–189
64. Reijnders JS et al (2008) A systematic review of prevalence studies of depression in Parkinson's disease. Mov Disord 23(2):183–189. quiz 313
65. Epstein CM et al (2007) An open study of repetitive transcranial magnetic stimulation in treatment-resistant depression with Parkinson's disease. Clin Neurophysiol 118(10):2189–2194
66. Pal E et al (2010) The impact of left prefrontal repetitive transcranial magnetic stimulation on depression in Parkinson's disease: a randomized, double-blind, placebo-controlled study. Mov Disord 25(14):2311–2317

67. Jorge RE et al (2008) Treatment of vascular depression using repetitive transcranial magnetic stimulation. Arch Gen Psychiatry 65(3):268–276
68. Jorge RE et al (2004) Repetitive transcranial magnetic stimulation as treatment of poststroke depression: a preliminary study. Biol Psychiatry 55(4):398–405
69. Kim BR et al (2010) Effect of repetitive transcranial magnetic stimulation on cognition and mood in stroke patients: a double-blind, sham-controlled trial. Am J Phys Med Rehabil 89(5):362–368
70. Fitzgerald PB et al (2010) Transcranial magnetic stimulation for depression following traumatic brain injury: a case study. J ECT 27(1):38–40
71. Hoy KE et al (2019) A pilot investigation of repetitive transcranial magnetic stimulation for post-traumatic brain injury depression: safety, tolerability, and efficacy. J Neurotrauma 36(13):2092–2098
72. Beedham W et al (2020) The management of depression following traumatic brain injury: a systematic review with meta-analysis. Brain Inj 34(10):1287–1304

Praktische Fragen bei der Bereitstellung der Behandlung

6

Zusammenfassung

Die Bereitstellung einer rTMS-Behandlung erfordert die individuelle Verschreibung einer Vielzahl von Behandlungsparametern, einschließlich der Intensität der Stimulation, ihrer Frequenz und der Eigenschaften der bereitgestellten Stimulationsserien. Die Intensität der Stimulation sollte auf der Grundlage einer Beurteilung der Schwellenwerte der motorischen Erregbarkeit eines einzelnen Probanden in der Hemisphäre, sie stimuliert werden soll, mit einer von mehreren Standardmethoden bestimmt werden. Bei der Wahl der individuellen Stimulationsparameter sollten die Literatur zum Wirksamkeitsnachweis sowie individuelle Patientenfaktoren wie die Toleranz gegenüber der Stimulation berücksichtigt werden. Die meisten rTMS-Behandlungszyklen erfolgen an 5 Tagen pro Woche über einen Zeitraum von zwischen 4 und 6 Wochen. Es gibt mehrere mögliche Methoden zur Positionierung der TMS-Spule, und das hierfür gewählte Verfahren kann die klinische Wirksamkeit beeinflussen. Es ist nicht notwendig, Patienten vor Beginn der rTMS-Behandlung von Medikamenten abzusetzen, obwohl die Einleitung einer neuen medikamentösen Therapie während der rTMS-Behandlung möglicherweise nicht ideal ist.

6.1 Einführung

Zu Beginn einer Behandlung muss der verschreibende Arzt eine Vielzahl von Parametern festlegen. Deren Auswahl sollte auf Basis des individuellen Patienten erfolgen, kann jedoch durch lokale Richtlinien oder etablierte Protokolle beeinflusst oder weitgehend bestimmt werden. Jeder der folgenden Parameter muss für jeden Patienten ausdrücklich verschrieben oder in lokalen Protokollen deutlich gemacht werden:

P. B. Fitzgerald und Z. J. Daskalakis, *rTMS-Behandlung bei Depressionen*,
https://doi.org/10.1007/978-3-031-52844-6_6

- Intensität der Stimulation
- Frequenz der Stimulation
- Dauer jeder Stimulationssequenz
- Gesamtzahl der in jeder Behandlungssitzung bereitgestellten Stimulationssequenzen
- Intervall zwischen den Stimulationssequenzen
- Stimulationsort
- Ausrichtung der Spule

Dosierungsfragen in Bezug auf die Intensität der Stimulation, insbesondere hinsichtlich von Verfahren zur RMT-Ermittlung, werden in Kap. 12 behandelt.

6.2 Auswahl der Behandlungsart und -parameter

Wie in Kap. 4 diskutiert, wurde eine Vielzahl von Methoden der rTMS-Anwendung in umfangreicher Forschungsarbeit bewertet, einschließlich Hochfrequenzstimulation des linken DLPFC, Niederfrequenzstimulation des rechten DLPFC und Variationen der bilateralen Stimulation. Offensichtlich wurde in der Mehrzahl der entsprechenden Untersuchungen die Wirksamkeit der Hochfrequenzstimulation des linken DLPFC, am häufigsten bei 10 Hz, nachgewiesen. Diese Daten beinhalten die entscheidende, von Neuronetics Ltd. finanzierte klinische Studie, die zur Geräteregistrierung in den USA führte. Daher ist es wahrscheinlich, dass die Hochfrequenzstimulation des linken DLPFC die erste rTMS-Behandlungsoption ist, die für die meisten Patienten ausgewählt wird.

6.2.1 Überlegungen zur hochfrequenten linksseitigen rTMS

Frequenz: Obwohl es Antidepressivastudien über die Wirkung von Frequenzen wie 5 und 20 Hz gibt, wurden die meisten Untersuchungen mit 10-Hz-Stimulation durchgeführt. Dies beinhaltet die beiden großen randomisierten, an unterschiedlichen Standorten durchgeführten rTMS-Studien [1, 2]. Es gibt keine Arbeiten, in denen ein besonderer Vorteil der Stimulation bei anderen Frequenzen nachgewiesen wurde. Angesichts des Umfangs der Forschung, die sich auf diese spezielle Frequenz konzentrierte, sollte die Behandlung, sofern keine Beweise für das Gegenteil vorliegen, hauptsächlich bei 10 Hz durchgeführt werden.

Dauer und Intensität der Sequenz: Wie zuvor besprochen, besteht ein Zusammenhang zwischen der Dauer der Sequenz und deren Intensität in Bezug auf die Sicherheit der rTMS-Verabreichung. Wenn Sequenzen mit einer Intensität von 120 % der RMT bereitgestellt werden sollen, sollte deren Dauer auf 4,2 s begrenzt werden. Längere Sequenzen, meist über 5 s, können sicher mit geringerer Intensität verabreicht werden, z. B. 110 % der RMT.

Anzahl der Sequenzen: In den beiden bisher durchgeführten großen rTMS-Studien an mehreren Zentren wurden 75 Sequenzen mit 10-Hz-Stimulation appliziert

[1, 2]. Dies waren erheblich mehr Sequenzen als in den meisten Studien bis zu diesem Zeitpunkt verwendet, wobei sich deren Anzahl in früheren Arbeiten oft nur auf 20–30 belief. Angesichts der eher bescheidenen Remissionsraten in beiden Studien ist nicht klar, ob diese Erhöhung der Sequenzanzahl zu einer wesentlich größeren Wirksamkeit führte als bisher beobachtet. In einer großen aktuellen Studie zur Sequenzanzahl fanden wir keine größeren antidepressiven Effekte bei Verwendung von 125 Sequenzen in einer einzigen Sitzung im Vergleich zu 50 Sequenzen [3]. Dies deutet darauf hin, dass wir uns bei 75 Sequenzen wahrscheinlich am oberen Ende der Dosis-Wirkungs-Kurve befinden und es innerhalb einer einzelnen Stimulationssequenz wahrscheinlich wenig Sinn macht, eine größere Anzahl bereitzustellen. Daher werden wahrscheinlich 75 Sequenzen pro Behandlungssitzung der De-facto-Standard für die zukünftige Behandlung bleiben.

Intervall zwischen den Sequenzen: Obwohl historisch gesehen 10-Hz-rTMS mit 4-sekündiger Stimulation mit einem relativ langen Sequenzintervall, meist 26 s, verabreicht wurde, gibt es Hinweise, dass es sicher und angemessen ist, dessen Dauer zu reduzieren, um möglicherweise die Gesamtlänge der linksseitigen Behandlung zu reduzieren. Wir fanden keine negativen Auswirkungen auf eine Reduktion auf ein 15-s-Intervall bei 150 Patienten, die eine 10-Hz-Behandlung erhielten [3], und Neuronetics erhielt die FDA-Zulassung (FDA: U.S. Food and Drug Administration) für ein Protokoll mit einem 11-s-Intervall. In einer kürzlich durchgeführten Studie wurden die Ergebnisse von 1493 Patienten, die mit diesem sog. Dash-Protokoll behandelt wurden, mit denen von 613 Patienten, die eine Behandlung mit einem 25-s-Intervall erhielten, verglichen, wobei die Daten aus tatsächlich durchgeführten Behandlungen stammten, die aus dem Register entnommen wurden [4]. Es gab keine Unterschiede in den erzielten klinischen Ergebnissen zwischen diesen beiden zeitlich unterschiedlichen Behandlungsverfahren. Die Autoren der Publikation, in der diese Daten berichtet wurden, wiesen auch darauf hin, dass Neuronetics seit der Zulassung des Dash-Protokolls keine zunehmende Anzahl von Anfallsmeldungen erhalten habe. Die Raten anderer Nebenwirkungen wie Kopfschmerzen und Kopfhautschmerzen wurden nicht berichtet, sind aber vermutlich bei intensiver behandelten Patienten etwas höher.

6.2.2 Verwendung von niederfrequenter rechtsseitiger rTMS

Es gibt eine Reihe von potenziellen Vorteilen der niederfrequenten rechtsseitigen rTMS, die dazu führen könnten, dass sie als Erstlinientherapie angesehen werden könnte oder alternativ als Ansatz in Situationen, in denen eine Hochfrequenzstimulation nicht toleriert wird oder als potenziell unsicher angesehen wird. Niederfrequenzstimulation, insbesondere da sie bekanntermaßen die kortikale Erregbarkeit reduziert anstatt sie zu erhöhen, wird wahrscheinlich mit einem erheblich geringeren Risiko der Anfallsinduktion verbunden sein. Daher gibt es möglicherweise Umstände, in denen die Risiken, die mit einem Versuch der Niederfrequenzstimulation assoziiert sind, als angemessen betrachtet werden können, während bei Hochfrequenzstimulation die Gefahr der Anfallsinduktion zu hoch ist. Dies könnte daran liegen, dass bei einem einzelnen Patient ein Risikofaktor für die Anfallsinduktion vorliegt oder dass dessen kortikale Erregbarkeit erhöht ist, oder auch daran, dass das Risiko, tatsächlich einen Anfall zu erleben, als zu hoch angesehen wird, z. B. bei jemandem mit eingeschränkter Herzfunktion. Es sollte jedoch beachtet werden, dass das Risiko der Anfallsinduktion mit Niederfrequenzstimulation nicht bei Null liegt, aber wahrscheinlich geringer ist als bei Hochfrequenzstimulation.

Ein weiterer Umstand, bei dem eine niederfrequente rechtsseitige Stimulation als Alternative in Betracht gezogen werden könnte, liegt vor, wenn eine hochfrequente Stimulation von einzelnen Probanden nicht toleriert wird. Die überwiegende Mehrheit der Patienten wird eine Niederfrequenzstimulation erträglicher finden als die intensiven Stimulationsstöße bei Hochfrequenzstimulation, obwohl dies nicht allgemeingültig ist.

Schließlich kann eine rechtsseitige Stimulation als Behandlungsoption bei Menschen in Betracht gezogen werden, die auf eine rTMS-Hochfrequenzstimulation auf der linken Seite nicht angesprochen haben. In Studien, in denen die beiden Ansätze verglichen wurden, wurde im Allgemeinen eine äquivalente Wirksamkeit festgestellt [5]. Es wurde wenig Forschung betrieben, um die Ansprechraten auf eine Behandlung im Falle eines Versagens der anderen zu überprüfen. Wir fanden zuvor heraus, dass eine Minderheit der Patienten mit Nichtansprechen auf niederfrequente rechtsseitige rTMS auf einen Versuch mit rTMS-Hochfrequenzstimulation auf der linken Seite reagierten. Es wurde jedoch keine systematische Forschung betrieben, um den Wechsel in die entgegengesetzte Richtung zu untersuchen. Angesichts der geringen Risiken, die mit einer niederfrequenten rechtsseitigen Stimulation verbunden sind, könnte diese jedoch bei einigen Patienten als Behandlungsalternative in Betracht gezogen werden.

Dosierung von niederfrequenter rechtsseitiger rTMS: In frühen Studien zur niederfrequenten rechtsseitigen rTMS wurde eine kleine Anzahl von 60-s-Reizserien angewendet, normalerweise mit einem 30- oder 60-s-Intervall dazwischen. In neueren Studien wurde häufig eine einzige 15- oder 20-minütige Reizserie (900–1200 Impulse) in jeder Behandlungssitzung verwendet. Diese Dosierung bleibt deutlich niedriger als die übliche Dosierung mit 10-Hz-Stimulation (3750 Impulse über 75 Reizserien pro Sitzung). Wir fanden keinen Vorteil darin, die Reizseriendauer auf 60 im Vergleich zu 20 min zu erhöhen [3] und verwenden typischerweise eine 20-minütige Serie und Standardanwendungen. Niederfrequente rechtsseitige Stimulation erfolgt typischerweise mit 120 % der RMT.

6.2.3 Sequenzielle bilaterale rTMS

Die sequenzielle bilaterale TMS, die sowohl die Anwendung von niederfrequenter rechtsseitiger als auch von hochfrequenter linksseitiger rTMS beinhaltet, wurde entwickelt, um zu untersuchen, ob die Kombination beider wirksamer antidepressiver Strategien in einer Behandlung zu einem effektiveren Ansatz führen würde. Erste Versuche mit diesem Verfahren waren vielversprechend mit erheblichen Ansprech- und Remissionsraten [6], und in mindestens 1 Studie wurde eine der einseitigen Behandlung überlegene Wirksamkeit gefunden [7]. In eine Reihe anderer Studien wurden jedoch äquivalente oder schlechtere Antworten auf die bilaterale im Vergleich zur einseitigen rTMS beobachtet (z. B. [8–10]). Wenn die Forschungsdaten zur Verwendung von sequenzieller bilateraler rTMS in Metaanalysen zusammengefasst wurden, scheint diese eine eindeutige Wirksamkeit im Vergleich zur Scheinstimulation aufzuweisen [11], aber auf einem Niveau, das ähnlich dem bei einseitiger rTMS zu sein scheint [12]. Eine Studie zeigte eine stärkere Reduktion der Suizidgedanken bei bilateraler im Vergleich zu einseitiger und Scheinstimulation, und dies ist sicherlich eine Wiederholung wert [13].

Dosierung von niederfrequenter rechtsseitiger rTMS: Dies beinhaltet typischerweise eine Kombination aus einer Standardreizserie der niederfrequenten rechtsseitigen rTMS (20 min) und 50 oder 75 Serien der hochfrequenten linksseitigen 10-Hz- Stimulation, beide bei 120 % der RMT appliziert. Das Intervall zwischen den Serien für die linksseitige Behandlung kann reduziert werden (wie oben), um die Gesamtbehandlungszeit zu verkürzen.

6.2.4 Allgemeine klinische Empfehlungen

Derzeit kommt in den meisten Fällen als Erstlinien-rTMS-Therapie wahrscheinlich eine 10-Hz-Stimulation des linken DLPFC zum Einsatz. In der Regel wird eine Dosis von 75 4-s-Reizserien mit bis zu 120 % der RMT empfohlen. Ein Intervall zwischen den Serien von zwischen 11 und 26 s scheint angemessen zu sein, ohne dass signifikante Risiken mit einer kürzeren Dauer verbunden sind. Es ist wahrscheinlich, dass viele Patienten, insbesondere solche mit einer RMT von mehr als 50 %, von einer progressiven Erhöhung der Behandlungsintensität im Laufe einer oder mehrerer Behandlungssitzungen profitieren werden, bis die Zieldosis erreicht ist. Wenn Behandelnde, die die RMT bestimmen, nur über wenig Erfahrung verfügen, ist eine Dosierung von 110 % der RMT sinnvoll, um sicherzustellen, dass es einen Sicherheitsspielraum im Falle von geringfügigen Fehlern bei der RMT-Schätzung gibt. Niederfrequente rechtsseitige Stimulation ist eine gute Option für Patienten, die Probleme haben, eine linksseitige Behandlung zu tolerieren, und die zusätzliche Risikofaktoren für die Anfallsinduktion aufweisen oder die auf linksseitige Behandlung nicht angesprochen haben.

Die Rolle der sequenziellen bilateralen TMS bleibt unklar. Ein Umstand, unter dem ihre Verwendung in Betracht gezogen werden könnte, ist die Behandlung eines Patienten, der auf einen ersten Versuch der einseitigen Behandlung teilweise angesprochen hat. Wenn die Behandlungsantwort unzureichend ist, aber ein Nutzen erzielt wurde, könnte der Wechsel zur bilateralen Behandlung eher vorzuziehen sein, um die Anwendung des ursprünglichen Paradigmas fortzusetzen und gleichzeitig eine neue therapeutische Intervention hinzuzufügen, als etwas zu unterlassen, das teilweise wirksam war (s. weitere Diskussion in Kap. 7).

6.3 Behandlungsplanung und -dauer

6.3.1 Weniger intensive Ansätze

In der überwiegenden Zahl der rTMS-Studien erfolgte die Behandlung an 5 Tagen pro Woche, von Montag bis Freitag, einschließlich der Studien, die zur klinischen Zulassung führten, und daher ist dies sehr häufig der Standard, der in der klinischen Praxis für den Einsatz der rTMS-Therapie übernommen wurde.

Eine kleine Anzahl von Studien untersuchte, ob klinische Reaktionen mit weniger intensiven Behandlungsplänen erreicht werden können. In der ersten Studie dieser Art wurde eine kleine Gruppe von Patienten randomisiert, um eine Behandlung über 5 Tage pro Woche oder 3 Behandlungen in der 1. und 2 Behandlungen in der 2. Woche zu erhalten [14]. Es wurden keine signifikanten Unterschiede in den Ergebnissen zwischen den beiden Gruppen festgestellt, aber es ist bemerkenswert, dass sich die Behandlung in einer Gruppe über nur 2 Wochen erstreckte, was es schwierig macht, diese Ergebnisse auf modernere TMS-Therapieprotokolle zu übertragen.

Für die 2. Studie wurden 77 Patienten randomisiert, zu einer rTMS-Behandlung entweder über 5 Tage pro Woche für 4 Wochen (20 Behandlungen) oder über 3 Tage pro Woche für 6 Wochen (18 Behandlungen, [15]). Bei der Bewertung nach 4 Wochen hatten die Patienten, die die tägliche Behandlung erhielten, sich in größerem Maße verbessert. Allerdings wurde eine ähnliche Wirksamkeit von beiden Gruppen erreicht, wenn die Endbewertungen der Behandlungen verglichen wurden. Dies deutet darauf hin, dass eine breiter gestreute Behandlung zu einer langsameren Reaktion führt, aber mit einem ähnlichen Grad an Wirksamkeit.

6.3.2 Intensivere Ansätze

Im Gegensatz zu obigen Forschungsarbeiten wurden auch intensivere Behandlungspläne untersucht. Hochintensive oder beschleunigte Behandlungspläne werden in Kap. 10 detaillierter behandelt. In einer Reihe von Studien wurde jedoch die Anwendung von 2-mal täglich applizierter rTMS überprüft, typischerweise über die Hälfte der Dauer, über die ein standardmäßiger täglicher rTMS-Zyklus angewendet werden würde. Die Studie zeigte begrenzte Vorteile der 2-mal täglichen Behandlung gegenüber Scheinbehandlung, aber in einer ziemlich kleinen Stichprobe [16]. Signifikant größere therapeutische Effekte wurden in einer zweiten Studie berichtet [17]. Bemerkenswert ist, dass größere Effekte mit 2-mal im Vergleich zu 1-mal täglicher rTMS und viel größere als mit Scheinstimulation beobachtet wurden. Allerdings war die Gesamtdosis zwischen den Gruppen, die 2- und 1-mal täglich behandelt wurden, nicht ausgeglichen, sodass nicht klar war, ob der zusätzliche Nutzen der 2-mal täglichen Behandlung nicht einfach eine Gesamtwirkung der Dosis war und ähnliche Vorteile in der Gruppe, die 1-mal täglich behandelt wurde, gesehen worden wären, wenn die Behandlung die gleiche Dosis über einen längeren Zeitraum beinhaltet hätte. Zusätzlich zu diesen Studien legten 2 retrospektive Berichte Analysen vor, die die Reaktionen auf 1- und 2-mal tägliche Behandlungen verglichen und eine schnellere, aber nicht stärker ausgeprägte therapeutische Reaktion unter 2-mal täglicher Behandlung fanden [18, 19]. In einer kürzlich durchgeführten offenen Analyse wurden stärker ausgeprägte Reaktionen auf ein 2-mal tägliches Protokoll bei älteren im Vergleich zu jüngeren Patienten ohne Sicherheitsprobleme in der älteren Gruppe festgestellt [20].

Bei einem anderen Ansatz verfügen wir über nur sehr begrenzte Erfahrung mit der Bereitstellung von Behandlungen an allen 7 Tagen der Woche. Die auf diese Weise behandelten Patienten reagierten meistens nicht schneller, und bei mehreren Gelegenheiten benötigten sie tatsächlich weitere Behandlungssitzungen, sodass die Gesamtbehandlungsdauer etwa 4 Wochen betrug. Aufgrund dieser ersten Ergebnisse unterließen wir es, eine formelle Studie zur Behandlung an 7 Tagen pro Woche durchzuführen.

Insgesamt unterstützt die aktuelle Datenbasis nicht die routinemäßige Anwendung von 2-mal täglicher Behandlung aufgrund des Fehlens aussagekräftiger scheinstimulationskontrollierter oder Nichtunterlegenheitsstudien.

6.3.3 Fehlende Sitzungen

Die bisherigen Studien unterschieden sich erheblich darin, wie mit versäumten Behandlungssitzungen oder längeren Sitzungspausen, beispielsweise an langen Wochenenden, umgegangen wurde. Nach unserer Erfahrung kann die Behandlung erfolgreich fortgesetzt werden, wenn Patienten einzelne Behandlungssitzungen verpasst haben, aber es erscheint sinnvoll, mindestens 3 Behandlungssitzungen innerhalb jeder Woche durchzuführen und längere Pausen zu begrenzen.

6.3.4 Behandlungsdauer

Die Dauer der rTMS-Behandlungszyklen schwankte im Laufe der Zeit von 1 Woche in ersten Studien bis zu 6Wochen oder länger in den Publikationen der letzten Jahre. Eine Analysemethode legt nahe, dass in neueren klinischen Studien bessere klinische Reaktionen beobachtet wurden als in früheren Arbeiten; möglicherweise ist die zunehmende Behandlungsdauer ein Faktor für diese Verbesserung [21]. Die Stimmung scheint sich im Lauf der Behandlung fortschreitend zu verbessern, was darauf hindeutet, dass längere Behandlungszyklen wahrscheinlich zu besseren klinischen Ergebnissen führen. Zum Beispiel fand sich in einer Studie zur sequenziellen bilateralen rTMS, die von unserer Gruppe durchgeführt worden war, eine klare Verminderung, Woche für Woche, in der Schwere der Depression über einen Zeitraum von 6 Wochen bei den Probanden mit tatsächlicher Stimulation (Abb. 6.1, [6]).

Es ist jedoch nicht klar, ob es eine optimale Behandlungsdauer gibt. In einer Reihe offener klinischer Studien, die wir durchführten, wurden erhebliche Ansprech- und Remissionsraten mit einer Behandlungsdauer von 4 Wochen erzielt.

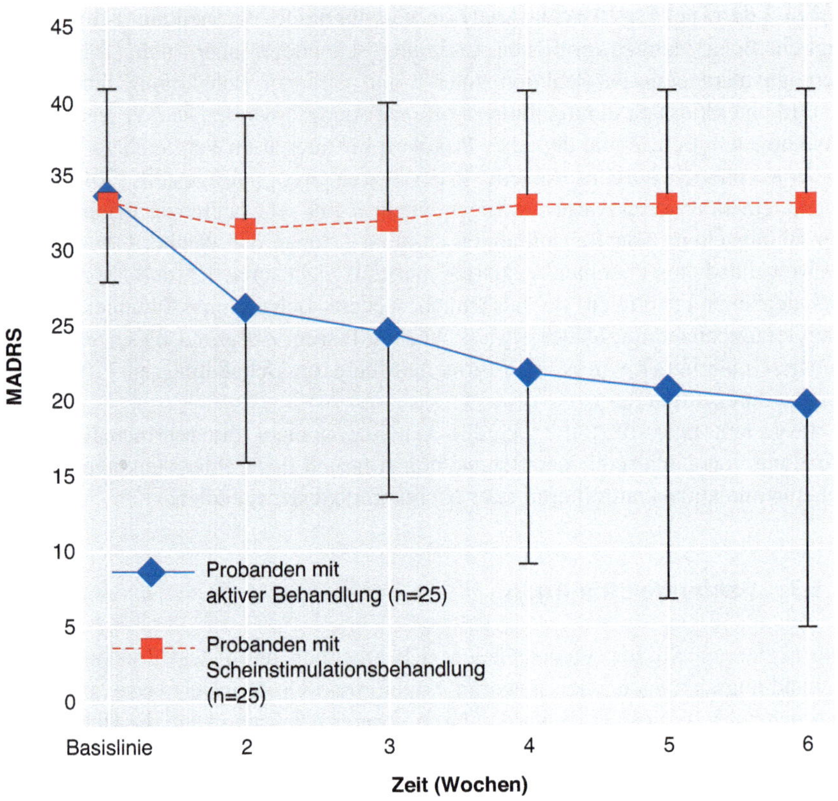

Abb. 6.1 Fortschreitende Reduktion der Depressionsscores in einer klinischen Studie über bilaterale rTMS, die in der aktiven Behandlungsgruppe über einen Zeitraum von 6 Wochen beobachtet wurde [6], *MADRS* Montgomery-Åsberg-Skala für Depressionen („Montgomery–Åsberg depression rating scale"), *rTMS* wiederholte transkranielle Magnetstimulation

Eine Untergruppe von Patienten benötigte hierfür jedoch eine längere Behandlungsdauer. Obwohl die meisten Patienten in der Regel bereits in der 2. oder 3. Behandlungswoche eine Verbesserung meldeten, erlebten einige erst deutlich später Stimmungsänderungen. Der Zeitraum von 4 Wochen scheint eine angemessen ausgewogene minimale Dauer einer ausreichenden Behandlung zu sein, obwohl einige neuere Forschungsergebnisse darauf hindeuten, dass ein Ansprechen möglicherweise vor diesem Zeitpunkt eingeplant werden könnte [22]. Ob die Behandlung über 4 Wochen hinaus bei einem Patienten fortgesetzt werden sollte, der nicht auf sie anspricht, ist eine Entscheidung, die mehrere Faktoren berücksichtigen sollte (s. weitere Diskussion in Kap. 7).

Es kann auch unklar sein, wann die Behandlung beendet werden sollte, wenn ein Patient klinisch angesprochen hat. Im Allgemeinen sollten Patienten die Behandlung fortsetzen, solange es zu einer Besserung kommt, aber sobald das klinische Ansprechen auf einem ausreichenden Niveau stagniert, empfehlen wir in der Regel die Beendigung der Behandlung. Häufig befürworten wir jedoch auch einige weitere Therapiesitzungen, um die erzielten Fortschritte evtl. zu konsolidieren. Es ist bemerkenswert, dass Patienten nach Beendigung der Behandlung möglicherweise weiterhin eine gewisse Verbesserung zeigen, obwohl unklar ist, ob es sich dabei um einen neuronalen/gehirnbedingten oder psychosozialen Effekt handelt. Es gibt keine Hinweise auf eine Akkumulation unerwünschter Ereignisse oder Nebenwirkungen durch die Verlängerung eines Behandlungszyklus über 4 Wochen hinaus. Patienten, die einen Behandlungszyklus tolerieren, werden dies in der Regel weiterhin tun. Die allgemeine Sicherheit von längeren rTMS-Behandlungszyklen wurde jedoch nur begrenzt erforscht.

Klinische Empfehlungen

Die rTMS-Behandlung sollte in der Regel 5-mal pro Woche durchgeführt werden, um einen Effekt zu erzielen, der mindestens dem in klinischen Studien beobachteten entspricht. Patienten sollten jedoch nicht von der Behandlung ausgeschlossen werden, wenn sie Behandlungssitzungen verpasst haben: Eine Behandlung mit etwas reduzierter Frequenz, z. B. 3- oder 4-mal pro Woche, kann für einige Patienten akzeptabler sein und dennoch angemessene klinische Ergebnisse erzielen. Eine Behandlung mit höherer Frequenz, z. B. 2-mal täglich oder an 7 Tagen pro Woche, kann derzeit nicht als Routinepraxis gerechtfertigt werden.

Eine minimale Dauer einer ausreichenden rTMS, die täglich appliziert wird, wäre 4 Wochen, obwohl einige Patienten möglicherweise eine längere Zeit benötigen, um anzusprechen. Eine Verlängerung der Therapie über 4 Wochen hinaus ist eindeutig gerechtfertigt, wenn Patienten zuvor auf die rTMS ansprachen oder eine teilweise Verbesserung erzielten, aber nach 4 Wochen weiterhin symptomatisch sind.

6.4 Begleitende Behandlungen

Es gibt 2 mögliche Probleme bei der Berücksichtigung einer gleichzeitigen medikamentösen Behandlung: ob sie die Behandlungseffizienz möglicherweise beeinflusst, entweder positiv oder negativ, und ob sie das Risiko von Nebenwirkungen wie der Induktion von Anfällen erhöht.

6.4.1 Mögliche Beeinflussung der Wirksamkeit

In Bezug auf die Wirksamkeit beinhaltete eine große Anzahl klinischer Studien zu rTMS bei Depression Patienten, die Antidepressiva und oft andere Formen psychotroper Medikamente erhielten. Mehrere der größeren multizentrischen Studien (z. B. [23]) wurden jedoch an Patienten ohne Arzneimittelbehandlung durchgeführt. Wenn Patienten unter Medikation in Studien eingeschrieben wurden, war es üblich, nur diejenigen einzuschließen, die auf Medikamente nicht ausreichend angesprochen hatten und bei denen die Medikamentendosis für einen signifikanten Zeitraum vor der rTMS-Behandlung, oft 4 Wochen, unverändert geblieben war. Aus den Ergebnissen dieser Studien geht hervor, dass rTMS sowohl bei Patienten mit als auch ohne gleichzeitige Medikation wirksam ist. Tatsächlich wurde in einer größeren Studie, die diese Beziehung untersuchte, kein Unterschied in der Reaktion der Patienten festgestellt, die Antipsychotika einnahmen, aber höhere Ansprechraten wurden bei Probanden gesehen, die Antidepressiva (47,8 % vs. 36,6 %) oder Stimmungsstabilisatoren (52,7 % vs. 43,8 %) einnahmen, als bei denjenigen, bei denen dies nicht der Fall war [24]. Eine kürzlich durchgeführte Metaanalyse deutete ebenfalls darauf hin, dass rTMS zwar unabhängig davon eine wirksame Behandlung ist, aber bei Menschen, die Antidepressiva einnehmen, im Vergleich zu denen, die keine solche Medikation erhalten, wirksamer ist [25].

Die Situation ist jedoch nicht so eindeutig, wenn Medikation und rTMS-Behandlung gleichzeitig begonnen werden. Studien, die diesen Ansatz untersuchten, fanden im Allgemeinen kaum einen Unterschied zwischen aktiver und Scheinbehandlung, vielleicht weil die möglichen Effekte begrenzter sind, wenn gleichzeitig eine medikamentöse Therapie begonnen wird (z. B. [26]). Der gleichzeitige Beginn der beiden Behandlungen wirft auch ein einfaches praktisches klinisches Problem auf: Wenn ein Patient unter diesen Umständen anspricht, ist es nicht möglich, zu unterscheiden, ob das Medikament, die rTMS oder deren Kombination zu einer klinischen Verbesserung führte. Diese Unsicherheit wird wahrscheinlich Auswirkungen auf zukünftige Empfehlungen bezüglich der Behandlungsoptionen haben, wenn der Patient einen Rückfall erleidet.

Eine Studie bei einer anderen Störung deutete darauf hin, dass Medikation das Ansprechen auf rTMS möglicherweise untergraben könnte. In dieser frühen Arbeit über die Wirkung der rTMS-Behandlung bei auditiven Halluzinationen bei Patienten mit Schizophrenie wurde herausgefunden, dass Patienten schlechter reagierten, wenn sie rTMS gleichzeitig mit einem Stimmungsstabilisator erhielten [27]. Dies wurde jedoch in anderen Halluzinationsstudien nicht repliziert, und in Analysen umfangreicher Depressionsstichproben war dieser Effekt nicht festzustellen. Tatsächlich ergaben entsprechende Prüfungen in Depressionsstichproben keinen moderierenden Effekt einer der untersuchten Medikamentenklassen.

In diesem Bereich trat in den letzten Jahren ein neues Problem auf, nachdem mehrere Berichte veröffentlicht worden waren, dass eine gleichzeitige Behandlung mit Benzodiazepinen möglicherweise mit einem eingeschränkteren Ansprechen assoziiert ist. In der ersten dieser Studien wurde festgestellt, dass der Gebrauch von Benzodiazepinen mit einer leicht reduzierten Wahrscheinlichkeit einer Verbesserung bei 181 Patienten verbunden war, die eine 6-wöchige rTMS-Behandlung erhielten [28]. Der Gebrauch von Benzodiazepinen ging mit einer geringeren Besserung sowohl insgesamt als auch in der 2. Behandlungswoche einher. Die zweite Studie befasste sich mit der Analyse von Reaktionsmustern auf TMS und TBS (Theta-Burst-Stimulation). Patienten, die Benzodiazepine erhielten, hatten eine geringere Wahrscheinlichkeit, sich in der sog. Schnellreaktionsgruppe zu befinden, und es gab statistisch fast eine Beziehung zwischen Benzodiazepingebrauch und Nichtansprechen („odds ratio": 2,25, Konfidenzintervall: 0,99–5,11,

[29]). Wir konnten diesen Befund in einer Gruppe von 185 Patienten, die in mehreren Studien behandelt worden waren, nicht replizieren [30]; eine Assoziation zwischen Benzodiazepingebrauch und allgemeiner Verbesserung der Depression wurde von Caulfield u. Stern nachgewiesen [31], aber in einer anderen kürzlich durchgeführten Studie wurde eine niedrigere Ansprechrate bei Patienten mit vs. ohne Lorazepameinnahme festgestellt [32].

Wie sollten wir diese eher widersprüchlichen Ergebnisse interpretieren? Zunächst ist zu beachten, dass es sich bei all diesen Studien um retrospektive Analysen handelte. Es ist durchaus möglich, dass Patienten, die Benzodiazepine einnehmen, andere klinische Eigenschaften haben, die mit einem schlechten Ergebnis assoziiert sind, und dass es nicht der Gebrauch dieser Medikamente ist, der direkt die Behandlungseffizienz beeinflusst. Bis wir jedoch über aussagekräftige prospektive Daten verfügen, mit denen sich diese Frage klären lässt, wäre es ratsam, den Patienten zu empfehlen, den Gebrauch von Benzodiazepinen während einer Behandlung zu minimieren, um jedes Risiko schlechter Ergebnisse zu mindern.

6.4.2 Sicherheitsüberlegungen

In Bezug auf Sicherheitsüberlegungen besteht die Hauptsorge darin, dass eine gleichzeitige Medikation die kortikale Erregbarkeit verändern und zu einem erhöhten Risiko der Anfallsinduktion beitragen könnte (Tab. 6.1). Wenn jedoch Medikamente zum Zeitpunkt der RMT-Bestimmung eingenommen werden und sich deren Dosis nicht über die Zeit ändert, ist der Effekt auf die kortikale Erregbarkeit wahrscheinlich zumindest teilweise durch diese anfängliche RMT-Messung kontrolliert. Änderungen der Medikamentendosis während der TMS-Behandlung können jedoch zu einer unkontrollierten Veränderung der Erregbarkeit führen, die das Risiko erhöht. Daher sollten, wenn wesentliche Änderungen der Medikamentendosen vorgenommen werden, die RMT-Werte erneut gemessen und die verschriebene rTMS-Intensität entsprechend angepasst werden.

Es ist zu beachten, dass die größten Bedenken hinsichtlich der Sicherheit von Medikamenten während der rTMS-Behandlung wahrscheinlich bei Arzneimitteln bestehen, die bekanntermaßen Anfälle begünstigen oder die Erregbarkeit verändern. Vorsicht ist geboten bei Clozapin, Bupropion, trizyklischen Antidepressiva und Stimulanzien wie Amphetaminderivaten. Allerdings schlossen eine Reihe von Studien clozapinbehandelte Patienten ohne Komplikationen in Versuchen ein, und wir behandelten depressiven Patienten, die gleichzeitig Medikamente aus allen Antidepressivaklassen einnahmen. Auch eine Reihe von Patienten, die Stimulanzien wie Dexamphetamin erhielten, wurden von uns ohne Zwischenfälle behandelt. Aufgrund der kurzen Wirkdauer vieler Medikamente dieser Klasse behandeln wir jedoch oft zu Zeiten niedrigster Plasmaspiegel. Wir stellen auch typischerweise sicher, dass die Messung der RMT und die Bereitstellung der Behandlung ungefähr zur gleichen Zeit nach der Medikamentengabe erfolgen, z. B. zwischen 4 und 5 h nach der morgendlichen oder letzten Dosis.

Tab. 6.1 Anfallsrisiko in Verbindung mit psychotropen Medikamenten

	Medikamenten-klasse	Medikamenten-name	Risiko	Anmerkungen
Anti-depressiva	Trizyklische Anti-depressiva (TCA)	Imipramin Amitriptylin Desipramin Nortriptylin Dothiepin (Dosulepin)	Die Mehrheit der TCA-Medikamente birgt ein geringes Risiko bei therapeutischen Dosen	Risiko kann bei genetisch langsamer Metabolisierung höher sein, signifikant erhöhtes Risiko bei hoher Dosis/Überdosierung
		Clomipramin	Höheres Risiko	
	Tetrazyklische Antidepressiva	Maprotilin Amoxapin	Höheres Risiko	
	Selektive Serotoninwiederaufnahmehemmer (SSRI [„selective serotonin reuptake inhibitors"])	Alle in der Klasse	Geringes Risiko	SSRI können eine Hyponatriämie verursachen, die Anfälle auslösen kann
	Bupropion		Risiko scheint gering bis mäßig bei über den Tag verteilter Dosierung, die insgesamt <400 mg/Tag beträgt, ebenso bei Verabreichung retardierter Formulierungen	
	Phenylpiperazine	Trazodon Nefazodon	Geringes Risiko	
	Selektive Serotonin-Noradrenalin-Wiederaufnahmehemmer (SNRI [„selective serotonin and norepinephrine reuptake inhibitors"])	Venlafaxin	Geringes Risiko	Möglicherweise höheres Risiko bei höheren Dosen
	Mirtazapin		Geringes Risiko	
	Monoaminoxidase-hemmer (irreversibel)	Phenelzin Tranylcypromin	Geringes Risiko	
	Monoaminoxidase-hemmer (reversibel)	Moclobemid	Geringes Risiko	

(Fortsetzung)

Tab. 6.1 (Fortsetzung)

	Medikamenten-klasse	Medikamenten-name	Risiko	Anmerkungen
	Noradrenalin-wiederaufnahme-hemmer (NRI)	Reboxetin	Geringes Risiko	
Antipsychotika	Phenothiazine	Chlorpromazin	Höheres Risiko	
	Hochpotente typische Antipsychotika	Haloperidol	Geringes Risiko	
	Atypische Antipsychotika	Clozapin	Höheres Risiko	Risiko ist signifikant dosisabhängig
		Olanzapin	Möglicherweise höheres Risiko	
		Quetiapin	Möglicherweise höheres Risiko	
		Risperidon	Geringes Risiko	
		Ziprasidon	Geringes Risiko	
Stimmungs-stabilisatoren		Lithium	Möglicherweise höheres Risiko	Risiko ist erheblich erhöht bei toxischen Plasmaspiegeln
Benzo-diazepine		Alle in der Klasse	Geringes Risiko	Hohes Risiko beim Entzug

Daten teilweise zusammengefasst aus [33]

Klinische Empfehlungen

Es scheint keine negativen Auswirkungen auf den Beginn der rTMS-Behandlung bei Patienten zu geben, die eine stabile Dosis Antidepressiva, Stimmungsstabilisatoren oder Antipsychotika einnehmen. Patienten, die auf Medikamente teilweise ansprechen, sollten nicht von diesen entwöhnt werden, um sie einer rTMS-Behandlung zu unterziehen, es sei denn, es gibt andere spezifische Gründe. Es gibt keine vernünftige Begründung für den gleichzeitigen Beginn der rTMS-Behandlung und der Einnahme von Antidepressiva, dies sollte vermieden werden. Eine sorgfältige Überwachung der RMT und eine Anpassung der Behandlungsdosis sind erforderlich, wenn die Medikation während der Behandlung geändert wird, insbesondere wenn Patienten Arzneimittel einnehmen, die die kortikale Erregbarkeit oder die RMT beeinflussen. Bis ausreichend prospektive Daten vorliegen, wäre es ratsam, den Patienten zu raten, den Gebrauch von Benzodiazepinen zu minimieren, falls die Wirksamkeit beeinträchtigt ist. Man sollte jedoch unbedingt sicherstellen, dass nicht während des Zustandes eines Benzodiazepinentzugs, bei dem das Risiko für die Induktion von Anfällen erheblich erhöht ist, eine rTMS-Behandlung erfolgt.

Literatur

1. George MS et al (2010) Daily left prefrontal transcranial magnetic stimulation therapy for major depressive disorder: a sham-controlled randomized trial. Arch Gen Psychiatry 67(5):507–516
2. O'Reardon J et al (2007) Efficacy and safety of transcranial magnetic stimulation in the acute treatment of major depression: a multi-site randomized controlled trial. Biol Psychiatry 62(11):1208–1216
3. Fitzgerald PB et al (2020) A pragmatic randomized controlled trial exploring the relationship between pulse number and response to repetitive transcranial magnetic stimulation treatment in depression. Brain Stimul 13(1):145–152
4. Carpenter L et al (2021) Comparison of clinical outcomes with two transcranial magnetic stimulation treatment protocols for major depressive disorder. Brain Stimul 14(1):173–180
5. Chen J et al (2013) Left versus right repetitive transcranial magnetic stimulation in treating major depression: a meta-analysis of randomised controlled trials. Psychiatry Res 210(3):1260–1264
6. Fitzgerald PB et al (2006) A randomized, controlled trial of sequential bilateral repetitive transcranial magnetic stimulation for treatment-resistant depression. Am J Psychiatry 163(1):88–94
7. Blumberger DM et al (2012) A randomized double-blind sham-controlled comparison of unilateral and bilateral repetitive transcranial magnetic stimulation for treatment-resistant major depression. World J Biol Psychiatry 13(6):423–435
8. Fitzgerald PB et al (2011) A randomized trial of unilateral and bilateral prefrontal cortex transcranial magnetic stimulation in treatment-resistant major depression. Psychol Med 41(6):1187–1196
9. Fitzgerald PB et al (2012) A double blind randomized trial of unilateral left and bilateral prefrontal cortex transcranial magnetic stimulation in treatment resistant major depression. J Affect Disord 139(2):193–198
10. Fitzgerald PB et al (2013) Equivalent beneficial effects of unilateral and bilateral prefrontal cortex transcranial magnetic stimulation in a large randomized trial in treatment-resistant major depression. Int J Neuropsychopharmacol 16(9):1975–1984
11. Berlim MT, Van den Eynde F, Daskalakis ZJ (2013) A systematic review and meta-analysis on the efficacy and acceptability of bilateral repetitive transcranial magnetic stimulation (rTMS) for treating major depression. Psychol Med 43(11):2245–2254
12. Chen JJ et al (2014) Bilateral vs. unilateral repetitive transcranial magnetic stimulation in treating major depression: a meta-analysis of randomized controlled trials. Psychiatry Res 219(1):51–57
13. Weissman CR et al (2018) Bilateral repetitive transcranial magnetic stimulation decreases suicidal ideation in depression. J Clin Psychiatry 79(3):17m11692
14. Turnier-Shea Y, Bruno R, Pridmore S (2006) Daily and spaced treatment with transcranial magnetic stimulation in major depression: a pilot study. Aust N Z J Psychiatry 40(9):759–763
15. Galletly C et al (2012) A randomized trial comparing repetitive transcranial magnetic stimulation given 3 days/week and 5 days/week for the treatment of major depression: is efficacy related to the duration of treatment or the number of treatments? Psychol Med 42(5):981–988
16. Loo CK et al (2007) A sham-controlled trial of the efficacy and safety of twice-daily rTMS in major depression. Psychol Med 37(3):341–349
17. Theleritis C et al (2017) Two versus one high-frequency repetitive transcranial magnetic stimulation session per day for treatment-resistant depression: a randomized sham-controlled trial. J ECT 33(3):190–197

18. Modirrousta M, Meek BP, Wikstrom SL (2018) Efficacy of twice-daily vs once-daily sessions of repetitive transcranial magnetic stimulation in the treatment of major depressive disorder: a retrospective study. Neuropsychiatr Dis Treat 14:309–316
19. Schulze L et al (2018) Number of pulses or number of sessions? An open-label study of trajectories of improvement for once-vs. twice-daily dorsomedial prefrontal rTMS in major depression. Brain Stimul 11(2):327–336
20. Desbeaumes Jodoin V, Miron JP, Lesperance P (2019) Safety and efficacy of accelerated repetitive transcranial magnetic stimulation protocol in elderly depressed unipolar and bipolar patients. Am J Geriatr Psychiatry 27(5):548–558
21. Gross M et al (2007) Has repetitive transcranial magnetic stimulation (rTMS) treatment for depression improved? A systematic review and meta-analysis comparing the recent vs. the earlier rTMS studies. Acta Psychiatr Scand 116(3):165–173
22. Lee JC, Wilson AC, Corlier J, Tadayonnejad R, Marder KG, Pleman CM, et al (2020) Strategies for augmentation of high-frequency left-sided repetitive transcranial magnetic stimulation treatment of major depressive disorder. J Affect Disord 277:964–969
23. O'Reardon JP et al (2007) Efficacy and safety of transcranial magnetic stimulation in the acute treatment of major depression: a multisite randomized controlled trial. Biol Psychiatry 62(11):1208–1216
24. Fitzgerald PB, Hoy KE, Anderson RJ, Daskalakis ZJ (2016) A study of the pattern of response to rTMS treatment in depression. Depress Anxiety 33(8):746–53
25. Sehatzadeh S, Daskalakis ZJ, Yap B, Tu HA, Palimaka S, Bowen JM, et al (2019) Unilateral and bilateral repetitive transcranial magnetic stimulation for treatment-resistant depression: a meta-analysis of randomized controlled trials over 2 decades. J Psychiatry Neurosci 44(3):151–163
26. Herwig U et al (2007) Antidepressant effects of augmentative transcranial magnetic stimulation: randomised multicentre trial. Br J Psychiatry 191:441–448
27. Hoffman RE et al (2003) Transcranial magnetic stimulation of left temporoparietal cortex and medication-resistant auditory hallucinations. Arch Gen Psychiatry 60(1):49–56
28. Hunter AM, Minzenberg MJ, Cook IA, Krantz DE, Levitt JG, Rotstein NM, et al (2019) Concomitant medication use and clinical outcome of repetitive transcranial magnetic stimulation (rTMS) treatment of major depressive disorder. Brain Behav 9(5):e01275
29. Kaster TS, Downar J, Vila-Rodriguez F, Thorpe KE, Feffer K, Noda Y, et al (2019) Trajectories of response to dorsolateral prefrontal rTMS in major depression: a three-D study. Am J Psychiatry 176(5):367–375
30. Fitzgerald PB, Hoy KE, Daskalakis ZJ (2020) Left handedness and response to repetitive transcranial magnetic stimulation in major depressive disorder. World J Biol Psychiatry 1–5
31. Caulfield KA, Stern AP (2020) Therapeutic high-frequency repetitive tanscranial magnetic stimulation concurrently improves mood and anxiety in patients using benzodiazepines. Neuromodulation 23(3):380–383
32. Deppe M, Abdelnaim M, Hebel T, Kreuzer PM, Poeppl TB, Langguth B, et al (2021) Concomitant lorazepam use and antidepressive efficacy of repetitive transcranial magnetic stimulation in a naturalistic setting. Eur Arch Psychiatry Clin Neurosci 271(1):61–67
33. Lee KC, Finley PR, Alldredge BK (2003) Risk of seizures associated with psychotropic medications: emphasis on new drugs and new findings. Expert Opin Drug Saf 2(3):233–247

Umstellung, Fortsetzen oder Beenden der Behandlung

7

Zusammenfassung

Es gibt mehrere Zeitpunkte, an denen eine Entscheidung darüber gefällt werden muss, wie man mit einem rTMS-Protokoll fortfahren soll, ob man es ändern oder beenden soll. Bei Patienten, die sich unter der Behandlung verbessern, ist eine 6-wöchige Therapie, gefolgt von einer Reduktion ein standardmäßiger evidenzbasierter Ansatz. Es ist jedoch weniger klar, wann die Behandlung bei einem Patienten, der kein klinisches Ansprechen zeigt, beendet werden sollte, und es könnte sinnvoll sein, diese früher abzubrechen, z. B. nach 4 Wochen, wenn andere Behandlungsoptionen versucht werden können. Bei Beendigung der hochfrequenten linksseitigen Behandlung könnte der Wechsel zu einer alternativen Form von rTMS eine sinnvolle Option sein. Der Wechsel könnte den Einsatz von sequenzieller bilateraler rTMS (vielleicht häufiger bei einem Patienten, der teilweise anspricht), niederfrequenter rechtsseitiger rTMS oder einer Reihe neuer Paradigmen beinhalten. Schließlich ist die Verwendung eines messbasierten Versorgungsalgorithmus zur Strukturierung der Entscheidungsfindung rund um die Bereitstellung der rTMS-Therapie ein aufkommender Ansatz, der wahrscheinlich die Standardisierung der Versorgung und die klinischen Ergebnisse verbessern wird.

7.1 Einführung

Es gibt mehrere verwandte, wichtige und häufige klinische Fragen, die wir in diesem Kapitel ansprechen möchten. Diese hängen mit den Entscheidungen zusammen, die getroffen werden müssen, sobald ein Patient eine rTMS-Therapie begonnen hat, in Bezug darauf, wie lange die Behandlung fortgesetzt werden sollte und ob sie in irgendeiner sinnvollen Weise verändert werden sollte, insbesondere im Kontext von Patienten, die auf ihre anfänglichen Stimulationsbedingungen

P. B. Fitzgerald und Z. J. Daskalakis, *rTMS-Behandlung bei Depressionen*,
https://doi.org/10.1007/978-3-031-52844-6_7

nicht ausreichend ansprechen. Wie in den meisten Bereichen der Therapeutik befassen sich klinische Studien hauptsächlich mit dem ersten Schritt der klinischen Entscheidungsfindung: Sollte ich einen Patienten mit X oder mit Y behandeln? Die Qualität der Forschung, die alltägliche klinische Fragen wie die, die wir in diesem Kapitel behandeln werden, anspricht, ist oft recht mager und daher viel schwieriger zu interpretieren. Daher entwickelt sich die Praxis tendenziell viel variabler und in einer Weise, die von individuellen Erfahrungen und Meinungen abhängt.

Es gibt, jenseits der Entwicklung individueller und etwas eigenwilliger klinischer Praktiken, eine andere Alternative, nämlich die Etablierung von Algorithmen für eine messbasierte Versorgung (MBC [„measurement-based care"]). Diese basiert auf dem Konzept, dass die Entscheidungsfindung für Patienten, die sich einer Behandlung unterziehen, auf konkreten Messungen des klinischen Fortschritts basieren sollte. Mit anderen Worten, Patienten, die eine rTMS-Behandlung durchlaufen, würden in bestimmten Zeitabständen strukturierte klinische Bewertungen erhalten, in der Regel mithilfe einer Depressionsskala. Entscheidungen über eine Fortsetzung, Beendigung oder einen möglichen Wechsel der Behandlung würden auf der Grundlage des Behandlungsfortschritts getroffen werden, wie er anhand dieser Maßnahmen bewertet wird. Als Erweiterung könnte die rTMS-Therapie in einen umfassenderen Behandlungsalgorithmus einbezogen werden, der innerhalb des MBC-Rahmens strukturiert ist. Derzeit stehen wird erst am Anfang der Entwicklung von MBC-Protokollen, die als Grundlage für die Anwendung von rTMS dienen (z. B. [1]), aber wir vermuten, dass dies künftig eine größere Rolle in der Struktur des Behandlungsangebots bei interventionellen Therapien wie rTMS spielen wird.

7.2 Wie lange ist lang genug?

7.2.1 Patienten mit einer Verbesserung der Symptome

Die erste Frage ist, wie lange man eine TMS-Behandlung fortsetzen sollte. Sie kann bei deutlichem klinischem Ansprechen relativ einfach beantwortet werden. Laut klinischen Studien führt eine längere Behandlungsdauer zu einer fortgesetzten Verbesserung der depressiven Symptome, und das Erreichen des größtmöglichen Verbesserungsgrades ist sowohl kurz- als auch langfristig eindeutig wünschenswert. Abgesehen davon, dass es den Patienten einfach nur besser geht, ist es wahrscheinlich, dass anhand des Ausmaßes des erreichten Nutzens eingeschätzt werden kann, wie lange jemand nach dem Ende einer TMS-Behandlung wohl gesund bleiben wird. Mit anderen Worten, jemand, der eine vollständige Remission erreichte, erfährt wahrscheinlich eher einen anhaltenden Nutzen als jemand mit einer nur teilweisen Linderung der Symptome.

In diesem Kontext wäre es sinnvoll, eine volle 6-Wochen-Behandlung fortzusetzen und dann eine Reduktion über weitere 2 Wochen durchzuführen. Das in der entscheidenden Neuronetics-Studie verwendete Protokoll wäre eine sehr geeignete Option für die meisten Patienten mit einem guten klinischen Ansprechen. Das Muster der klinischen Reaktion in mehreren randomisierten Studien zeigte tendenziell eine Fortsetzung der klinischen Verbesserung, die bis zum Ende der Behandlung anhält, unabhängig davon, wie lange die Behandlungsstudie dauerte. Tatsächlich scheint das klinische Ansprechen in vielen Untersuchungen auch zu Studienende kein Plateau erreicht zu haben. Ein gutes Beispiel dafür war unsere erste Studie zur sequenziellen bilateralen Behandlung, eine der ersten Studien, in denen die Behandlung auf 6 Wochen ausgedehnt worden war. Wir sahen eine signifikante Verbesserung von Woche zu Woche während der 6 Wochen Studiendauer, und diese flaute auch zu deren Ende nicht ab [2]. In einer Arbeit zu den Auswirkungen weiterer Behandlungsperioden bei Patienten, die in die große Multizentrumsstudie von George et al. aus dem Jahr 2010 aufgenommen worden waren [3], war die zusätzliche Behandlung mit verbesserten Remissionsraten verbunden [4]. Dabei handelte es sich um Patienten, die ein teilweises Ansprechen auf die anfängliche TMS-Behandlung gezeigt hatten, und, vielleicht nicht überraschend, verbesserten sie sich weiter, als die Behandlungsdauer verlängert wurde. In ähnlicher Weise war eine fortlaufende Behandlung mit geringerer Intensität (2-mal wöchentlich) mit tiefer reichender TMS laut einer anfänglichen Behandlungsstudie mit einer progressiven Zunahme der Ansprechraten im Laufe der Zeit verbunden (insgesamt 8 %ige Zunahme, [5]).

Daher scheint bei einem auf die Behandlung ansprechenden Patienten eine längere Therapiedauer von Vorteil zu sein, und es erscheint vernünftig, dass dies bei einer kleineren Untergruppe von Patienten idealerweise eine Verlängerung über 6 Wochen hinaus bedeuten könnte. In den Konsensusleitlinien, die von der klinischen TMS-Gesellschaft (Clinical TMS Society) entwickelt wurden [6], wurde beschrieben, dass Mitglieder der Gesellschaft die Behandlung bei Patienten, die als teilweise ansprechend gelten, insbesondere bei solchen, die sich weiter verbessern, gelegentlich über 6 Wochen hinaus verlängern würden. Eine derartige Ausdehnung über diesen Zeitraum hinaus sollte jedoch nur nach einem sehr ausführlichen Gespräch und Erteilung einer informierten Einwilligung erfolgen, angesichts des Mangels an Daten, die längere Behandlungsdauern unterstützen.

Im Gegensatz dazu ist es sicherlich möglich, dass Patienten vor dem Ende von 6 Wochen ein deutliches Ansprechen zeigen, und es könnte durchaus einen Zeitpunkt geben, an dem es sinnvoll wäre, schneller auf eine Reduktion umzustellen. Wenn sich z. B. jemand nach 4 Wochen bzw. 20 Behandlungszeitpunkten in Remission befindet, wäre es unnötig, die tägliche Behandlung für weitere 2 Wochen fortzusetzen, bevor mit dem Ausschleichen begonnen wird: Letzteres wäre sicherlich zeit- und kostenintensiv, mit fraglichem Nutzen.

7.2.2 Klinische Empfehlungen

Als Standardverlauf einer rTMS-Behandlung scheinen 6 Wochen zuzüglich einer möglichen Ausschleichphase bei der Mehrheit der Patienten angemessen zu sein. Bei Menschen, die eine Verbesserung zeigen, scheint die Fortführung der

Behandlung über die volle Dauer hinaus am sinnvollsten zu sein, um den maximalen klinischen Nutzen zu erzielen. Es wird jedoch bestimmte Umstände geben, unter denen es besser sein wird, die Behandlung früher zu beenden, wenn die Patienten eine vollständige Remission der depressiven Symptome erreicht haben.

7.2.3 Nichtansprecher

Derzeit liegen nur begrenzte Daten vor, die als Grundlage für endgültige Empfehlungen zur Behandlung von Patienten dienen könnten, die auf eine rTMS-Behandlung nicht ansprechen, insbesondere wenn keinerlei Besserung der Symptome eintritt. Daher variiert die Praxis in dieser Hinsicht. Am häufigsten, wie in den Konsensusleitlinien der Mitglieder der klinischen TMS-Gesellschaft [6] dargestellt, wird in der Praxis die Behandlung bei Nichtansprechern nach 4–6 Wochen Therapie beendet. Viele Ärzte halten eine Behandlungsdauer von 4 Wochen für angemessen, um festzustellen, ob die Patienten eine Reaktion zeigen oder nicht, und beenden die Therapie nach dieser Zeit, während andere die meisten Patienten über die vollständige Dauer von 6 Wochen behandeln würden.

Ob man früher aufhört oder die Therapie für die vollen 6 Wochen fortsetzt, wird wahrscheinlich zumindest teilweise von der wahrscheinlichen Verfügbarkeit oder Wirksamkeit anderer Behandlungsalternativen und anderen Faktoren wie der Akuität der Depression und der leichten Zugänglichkeit der Behandlung für die Betroffenen beeinflusst. Eine Behandlung über die gesamten 6 Wochen bei jemandem, der nicht anspricht, in der Hoffnung, dass er ein Spätansprecher sein könnte, ist wahrscheinlich eher bei solchen Patienten eine attraktive Option, bei denen bereits eine größere Bandbreite anderer Behandlungen durchgeführt wurde und die weniger weitere Alternativen mit wahrscheinlichem therapeutischem Nutzen haben. Man könnte viel eher geneigt sein, bei einem Patienten mit signifikanten suizidalen Gedanken, bei dem EKT als eine praktikable Alternative in Betracht kommt, die rTMS-Behandlung früher zu beenden.

Neben einem Abbruch der Behandlung könnte auch die Möglichkeit in Betracht gezogen werden, die Stimulationsparameter der rTMS zu ändern, anstatt die ursprüngliche Behandlung, die wahrscheinlich eine hochfrequente linksseitige rTMS gewesen wäre, über die vollen 6 Wochen fortzusetzen. Es besteht die Option, zu einer anderen Art von rTMS zu wechseln, entweder nach Abschluss einer vollständigen Behandlung oder zu einem Zwischenzeitpunkt. Wie bereits in Kap. 4 diskutiert, gibt es mehrere rTMS-Formen, die sich als wirksam erwiesen haben und als Alternative bei Menschen in Frage kommen, bei denen mit der linksseitigen Standardbehandlung keine Besserung erzielt wird.

Leider gibt es nur begrenzte Forschungsergebnisse bezüglich der potenziellen Vorteile eines Behandlungswechsels. In der ersten dieser Studien wurde eine kleine Anzahl von Nichtansprechern entweder auf eine hochfrequente linksseitige TMS oder eine niederfrequente rechtsseitige TMS umgestellt [7]. Von insgesamt 10 Patienten, die von rechtsseitiger auf linksseitige Stimulation wechselten, sprachen 3 auf die Behandlung an und 0 von 7 Patienten, die in die entgegengesetzte Richtung umgestellt wurden, wobei die Stimulation nur für 2 Wochen und in recht niedriger Dosis erfolgte. Eine zweite Studie untersuchte den Wechsel von einer fehlgeschlagenen rechtsseitigen Niederfrequenzstimulation auf eine rTMS des linken DLPFC mit 5 oder 10 Hz [8]. Hierdurch kam es zu einem signifikanten antidepressiven Effekt, ohne Unterschied zwischen 5- und 10-Hz-Stimulation, aber die Ansprechrate war auch in dieser Studie insgesamt relativ niedrig.

Mehrere neuere Studien sind direkter relevant für die Überlegung, von einer anfänglichen linksseitigen Behandlung umzusteigen. In der ersten dieser Untersuchungen wechselten 17 Nichtansprecher von linksseitiger 10-Hz-rTMS zu sequenzieller bilateraler Behandlung [9]. Von ihnen sprachen 4 auf die bilaterale Behandlung an. In einer zweiten Studie boten McDonald et al. 4 Wochen niederfrequente rechtsseitige rTMS bei Patienten an, die auf einen umfangreichen Zyklus hochfrequenter linksseitiger rTMS nicht angesprochen hatten. Von 81 Patienten reagierten 21 (26 %) auf diesen Zyklus der rechtsseitigen Stimulation [4]. In einer dritten Studie wurden Menschen, die auf 3 Wochen hochfrequente linksseitige rTMS nicht angesprochen hatten, randomisiert, um entweder mit der gleichen Behandlung für weitere 3 Wochen fortzufahren oder zu wechseln und 3 Wochen entweder niederfrequente rechtsseitige oder sequenzielle bilaterale rTMS zu erhalten [10]. Moderate antidepressive Effekte wurden in allen 3 Gruppen festgestellt, ohne signifikante Unterschiede zwischen den 3 Optionen. Die Studie hatte jedoch nicht genügend Aussagekraft („power"), um bedeutende Unterschiede in den Ansprechraten nach dem Wechsel zu erkennen. Schließlich fanden Feffer et al. in einem völlig anderen Ansatz eine Ansprechrate von 36 %, wenn sie 1-Hz-Stimulation auf den rechten orbitofrontalen Kortex bei Nichtansprechen auf eine dorsomediale Stimulation anboten [11].

Diese Studien legen nahe, dass es eine bescheidene, aber nicht signifikante Chance gibt, dass ein Patient, der auf eine andere Form von rTMS umsteigt, daraus Nutzen ziehen kann, auch wenn er zunächst nicht anspricht. Es bleibt jedoch unklar, ob die in den Umstellungsstudien beobachteten klinischen Vorteile nicht einfach durch die Verlängerung des ursprünglichen Behandlungsverlaufs hätten erzielt werden können: Handelt es sich hierbei nur um einen allgemeinen Effekt der Stimulationsdosis und der Zeit oder gibt es etwas Spezifisches an der Reaktion auf einen anderen Stimulationsansatz?

Die klinische Entscheidungsfindung in diesem Bereich wird auch leicht durch die klinische Beobachtung erschwert, dass einige Patienten signifikant verzögert auf eine Therapie ansprechen. Im Laufe der Zeit beobachteten wir wiederholt, dass sich die Stimmungslage von Menschen, die eine rTMS-Behandlung mit nur begrenztem oder sogar keinem Ansprechen abgeschlossen hatten, in den Wochen nach dem Ende der Behandlung, manchmal recht dramatisch, verbesserte. Daher kann es sinnvoll sein, dem Patienten nach Abschluss eines ersten erfolglosen Zyklus eine Behandlungspause anzubieten, um feststellen zu können, ob er verzögert reagiert. Ist dies nicht der Fall, kann der zweite Zyklus mit einer anderen TMS-Form zu einem etwas späteren Zeitpunkt angeboten werden. Wiederum ist es wichtig, zu betonen, dass bei der diesbezüglichen Entscheidungsfindung die andere verfügbare Behandlungsoption und die individuellen Umstände des Patienten berücksichtigt werden müssen.

Tiefer reichende TMS (dTMS [„deep TMS"]) als alternative Behandlungsoption
Die Diskussion in diesem Kapitel konzentriert sich fast ausschließlich auf Behandlungsoptionen mit einem Standard-TMS-System mit einer 8-förmigen Spule, da dies wahrscheinlich die Optionen sind, die vielen Menschen in der klinischen Praxis zur Verfügung stehen. Allerdings wird die Umstellung auf die Verwendung von dTMS zunehmend eine Option, da dTMS-Systeme immer häufiger verfügbar sind. Derzeit gibt es nur minimale Beweise für die Wahrscheinlichkeit einer klinischen Reaktion beim Wechsel von Standard-rTMS zu dTMS, aber der erhebliche Unterschied in den Auswirkungen dieser beiden Behandlungen macht dies zu einer sehr sinnvollen und gerechtfertigten Alternative bei Nichtansprechen auf Standard-rTMS, wenn die dTMS verfügbar ist. Für eine weitere Diskussion über die Rolle von dTMS sei auf Kap. 8 verwiesen.

7.3 Neuartige Optionen

In den letzten Jahren wurde eine Reihe neuartiger Ansätze entwickelt, die sich bei nicht ansprechenden Patienten als nützlich erweisen könnten. Der Ansatz des Primings durch intermittierende Theta-Burst-Stimulation des linken DLPFC (iTBS-P [intermittierendes „TBS priming"]) beinhaltet die Anwendung von iTBS unmittelbar vor der der standardmäßigen hochfrequenten linksseitigen rTMS. Die iTBS wird in einer relativ standardisierten Weise mit 2-s-Stimulationsserien, einem 8-sekündigem Intervall und einer Stimulationsintensität von 120 % der RMT angewendet. Basierend auf der Beobachtung, dass diese Form des iTBS-basierten Primings eine signifikant größere Reduktion in einem Schmerzprotokoll bewirkte, ergaben anfängliche Untersuchungen, dass sie möglicherweise auch signifikante antidepressive Vorteile bei Patienten haben könnte, die auf eine standardmäßige linksseitige Behandlung nicht ansprechen, eventuell in einem größeren Ausmaß als bei Umstellung auf eine sequenzielle bilaterale rTMS [1].

Ein alternativer Ansatz wäre die Stimulation eines vollkommen neuen Zielareals. In diesem Zusammenhang stellt der dorsomediale Bereich des präfrontalen Kortex (DMPFC) eine Möglichkeit dar. Es liegen fundierte neue Daten aus nicht mittels Scheinstimulation kontrollierten Studien vor, dass antidepressive Effekte durch die Stimulation des DMPFC entstehen können, wie sowohl bei standardmäßiger 10-Hz-rTMS als auch bei iTBS-Ansätzen in einer großen Vergleichsstudie zu beobachten war [12]. Die Stimulation des DMPFC führt nicht zu signifikanten kognitiven Nebenwirkungen, wenn sie alleine oder in Kombination mit einer Aktivierung des DLPFC angewendet wird [13, 14]. Allerdings wurden bisher noch keine scheinkontrollierten Daten zur Stimulation an dieser Stelle veröffentlicht.

Es gibt auch vorläufige Hinweise auf eine zweite präfrontale Stimulationsstelle, in diesem Fall den rechten lateralen orbitofrontalen Kortex (OFC). Dessen Stimulation bei 42 Patienten (eine Mischung aus auf medikamentöse und DMPFC-rTMS-Behandlung nicht ansprechenden Patienten) ergab, dass eine 1-Hz-Stimulation sicher war und eine Ansprechrate von 37 % erzeugte [11].

7.3.1 Klinische Empfehlungen

Optionen für die Behandlung von nicht ansprechenden Patienten sind in Abb. 7.1 und Box 7.1 dargestellt. Im Allgemeinen ist die Fortsetzung der aktuellen Behandlungsform bei Menschen mit einem gewissen Grad an signifikanter und anhaltender Verbesserung am sinnvollsten. Der Wechsel zu sequenzieller bilateraler Behandlung sollte bei Patienten in Betracht gezogen werden, die ein Ansprechen zeigten, aber nur in begrenztem Maße, oder bei denen die Besserung der Symptome stagnierte. Denjenigen Patienten, die nach 20 oder 30 hochfrequenten linksseitigen TMS-Sitzungen keine Verbesserung zeigen, kann evtl. eine Testbehandlung mit niederfrequenter rechtsseitiger Stimulation oder einem neuartigen Behandlungsparadigma wie bilateralem TBS, iTBS-P oder Stimulation eines neuartigen Ziels wie dem dorsalen medialen präfrontalen Kortex angeboten werden.

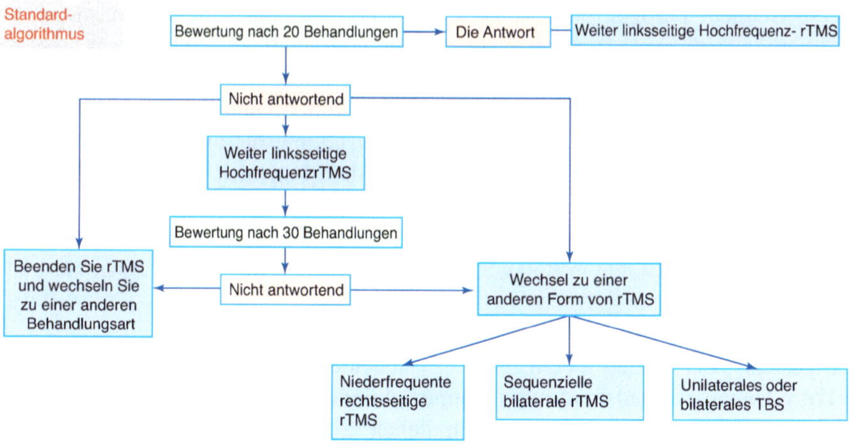

Abb. 7.1 Optionen in der Behandlung des nicht ansprechenden Patienten, *rTMS* wiederholte transkranielle Magnetstimulation, *TBS* Theta-Burst-Stimulation

7.4 Klinische Entscheidungsfindung und messbasierter Versorgungsansatz

Eine alternative Methode zur Strukturierung der Entscheidungsfindung während der rTMS-Therapie ist die Verwendung eines MCB-Algorithmus (MCB: messbasierte Versorgung [„measurement-based care“]). Die MBC beinhaltet die Verwendung einer oder mehrerer Messungen der Symptomstärke, um spezifische Informationen zu erhalten und Behandlungsentscheidungen zu treffen. Sie verbessert nachweislich die Gesamtqualität der Versorgung und die klinischen Ergebnisse für Patienten in verschiedenen Bereichen der psychiatrischen Praxis. Darüber hinaus bleiben Patienten, die an MBC-Protokollen teilnehmen, tendenziell länger in Behandlung. Mittlerweile gibt es Hinweise darauf, dass MBC-Protokolle effektiv außerhalb von Forschungsprotokollen in die standardmäßige psychiatrische klinische Versorgung integriert werden können.

Box 7.1 Behandlungsalternativen bei Zwischenbewertung (meist nach 20 Behandlungen)

In Remission: Bei Patienten, die nach 20 Behandlungen bereits eine klare Remission erreicht haben, ist der Übergang zum Ausschleichen der akuten Behandlung eine vernünftige Überlegung.

Ansprechend: Patienten, die nach 20 Sitzungen deutlich auf eine Behandlung ansprechen, sollten diese bis zum 30. Sitzungszeitpunkt fortsetzen, um evtl. eine vollständige Remission der Symptome zu erzielen.

Teilansprechend: In den Fällen, in denen es nach 20 Sitzungen nur zu einem sehr begrenzten Ansprechen gekommen ist oder eine anfängliche Besserung stagnierte, sollte ein Wechsel zur sequenziellen bilateralen rTMS in Betracht gezogen werden. Dies ermöglicht es dem Patienten, die Intervention weiterhin zu erhalten, die bisher von gewissem Nutzen war, aber auch eine andere Behandlungsmodalität in Anspruch zu nehmen.

Nichtansprechend: In den Fällen einer klaren Nichtantwort nach 20 Behandlungen gibt es mehrere sinnvolle Behandlungsoptionen (s. Abb. 7.1), die einer Überlegung und Diskussion mit dem Patienten würdig sind. Die Entscheidung sollte in Zusammenarbeit mit dem behandelnden Arzt getroffen werden, nachdem diese Behandlungsmöglichkeiten besprochen wurden. Die dTMS sollte in Betracht gezogen werden, wenn sie verfügbar ist.

Angesichts der vielen potenziellen Entscheidungspunkte, die während eines rTMS-Therapieverlaufs auftreten können, könnten MBC-Ansätze als Leitfaden für die Wahl der Behandlungsoptionen dienen: Sie sorgen für Struktur, Konsistenz der Versorgung und Entscheidungsfindung. Bisher gab es nur minimale Forschung zur Implementierung von MBC-Modellen in die klinische Versorgung. Es existieren einige vorläufige Berichte, die die Ergebnisse von Patienten beschreiben, die entsprechend von Therapiealgorithmen wie dem von Lee et al. behandelt wurden

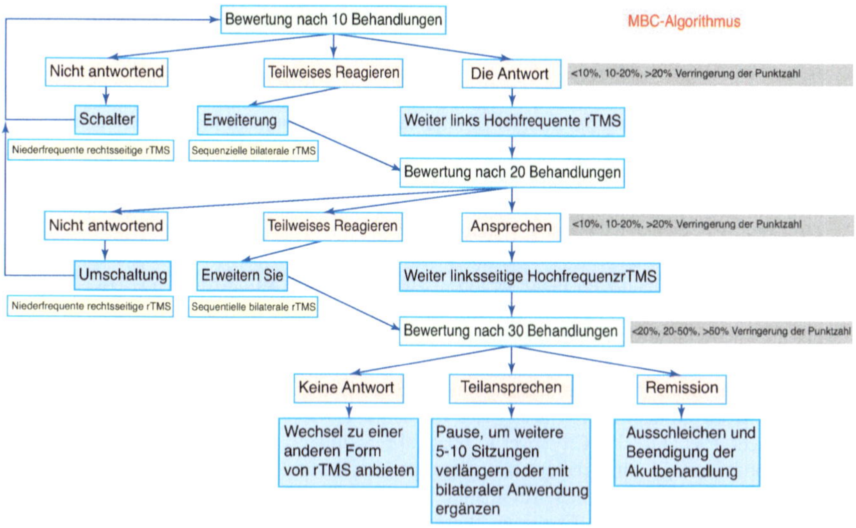

Abb. 7.2 Ein potenzieller messbasierter Versorgungsbehandlungsalgorithmus, *MBC* messbasierte Versorgung

[1]. In dieser Studie wurden alle Patienten, die mit rTMS-Therapie gegen Depression begannen, mit hochfrequenter linksseitiger rTMS behandelt und mit der IDS-SR-Skala (IDS: Inventar der depressiven Symptome, SR: selbst bewertet) zu Beginn und nach jeder 5. Sitzung bewertet. Die Behandlung konnte bei Patienten, die keine Verbesserung von mehr als 20 % in ihrem IDS-SR-Score erzielten, nach jeder 5. Sitzung modifiziert werden. Die Modifikation beinhaltete zunächst einen Wechsel zu sequenzieller bilateraler Behandlung, später in der Studie jedoch die Hinzufügung eines intermittierenden Theta-Burst-Priming-Protokolls. Es ist zu beachten, dass der Wechsel der Behandlung nicht obligatorisch war: Patienten konnten mit der hochfrequenten linksseitigen Behandlung fortfahren, wenn ihr Zustand eine derartige Verbesserung aufwies, die darauf schließen ließ, dass sie letztendlich einen größeren Nutzen erzielen würden. Obwohl es sich hierbei um eine relativ einfache Umsetzung des MBC-Ansatzes handelt, beweist sie doch, dass die Verwendung einer strukturierten Bewertungsskala eine direkte Grundlage für die Entscheidungsfindung bei der Behandlung darstellt. Ein mögliches Beispiel für Elemente eines MBC-Algorithmus ist in Abb. 7.2 dargestellt.

Literatur

1. Lee JC et al (2020) Strategies for augmentation of high-frequency left-sided repetitive transcranial magnetic stimulation treatment of major depressive disorder. J Affect Disord 277:964–969
2. Fitzgerald PB et al (2006) A randomized, controlled trial of sequential bilateral repetitive transcranial magnetic stimulation for treatment-resistant depression. Am J Psychiatry 163(1):88–94

3. George MS et al (2010) Daily left prefrontal transcranial magnetic stimulation therapy for major depressive disorder: a sham-controlled randomized trial. Arch Gen Psychiatry 67(5):507–516
4. McDonald WM et al (2011) Improving the antidepressant efficacy of transcranial magnetic stimulation: maximizing the number of stimulations and treatment location in treatment-resistant depression. Depress Anxiety 28(11):973–980
5. Yip AG et al (2017) 61% of unmedicated treatment resistant depression patients who did not respond to acute TMS treatment responded after four weeks of twice weekly deep TMS in the Brainsway pivotal trial. Brain Stimul 10(4):847–849
6. Perera T et al (2016) The clinical TMS Society consensus review and treatment recommendations for TMS therapy for major depressive disorder. Brain Stimul 9(3):336–346
7. Fitzgerald PB et al (2003) A double-blind placebo controlled trial of transcranial magnetic stimulation in the treatment of depression. Arch Gen Psychiatry 60:1002–1008
8. Fitzgerald PB et al (2009) A study of the effectiveness of high-frequency left prefrontal cortex transcranial magnetic stimulation in major depression in patients who have not responded to right-sided stimulation. Psychiatry Res 169(1):12–15
9. Cristancho P et al (2019) Crossover to bilateral repetitive transcranial magnetic stimulation: a potential strategy when patients are not responding to unilateral left-sided high-frequency repetitive transcranial magnetic stimulation. J ECT 35(1):3–5
10. Fitzgerald PB et al (2018) Exploring alternative rTMS strategies in non-responders to standard high frequency left-sided treatment: a switching study. J Affect Disord 232:79–82
11. Feffer K et al (2018) 1Hz rTMS of the right orbitofrontal cortex for major depression: safety, tolerability and clinical outcomes. Eur Neuropsychopharmacol 28(1):109–117
12. Bakker N et al (2015) rTMS of the dorsomedial prefrontal cortex for major depression: safety, tolerability, effectiveness, and outcome predictors for 10 Hz versus intermittent theta-burst stimulation. Brain Stimul 8(2):208–215
13. Kavanaugh BC et al (2018) Neurocognitive effects of repetitive transcranial magnetic stimulation with a 2-coil device in treatment-resistant major depressive disorder. J ECT 34(4):258–265
14. Schulze L et al (2016) Cognitive safety of dorsomedial prefrontal repetitive transcranial magnetic stimulation in major depression. Eur Neuropsychopharmacol 26(7):1213–1226

8 Verwendung der tiefer reichenden transkraniellen Magnetstimulation bei Depressionen

Zusammenfassung

Die dTMS ist eine Form der rTMS, die den Einsatz einer spezifischen TMS-Spule erfordert, mit der tiefer gelegene Bereiche des Kortex stimuliert werden können als mit traditionellen Spulen wie der 8-förmigen Spule möglich. Die dTMS wurde ursprünglich mit einer Reihe von Hesed-Spulen (auch als H-Spule bezeichnet) entwickelt, obwohl mittels anderer Spulen, einschließlich der Doppelkegelspule, ähnliche Effekte in einigen Gehirnregionen hervorgerufen werden können. Die dTMS-Spulen erzeugen typischerweise ein Magnetfeld, das weiter ins Gehirn eindringt, aber dies geht mit einer signifikanten Stimulation einer breiteren Fläche der kortikalen Oberfläche einher. Es wurde nachgewiesen, dass dTMS signifikante antidepressive Effekte hat und klinisch anwendbar ist, in jüngerer Zeit wurde auch bei anderen Anwendungen, einschließlich Zwangsstörungen und Raucherentwöhnung, ein therapeutischer Nutzen erzielt.

8.1 Einführung

Der Begriff dTMS bezieht sich auf die Verwendung eines TMS-Systems zur Stimulation des Gehirns auf eine Weise, mit der eine größere Eindringtiefe erreicht wird als typischerweise mit einer Standard-TMS-Spule der Fall. Die erste Beschreibung einer Spule, mit der es möglich ist, eine transkranielle Magnetstimulation tiefer liegender Gehirnregionen zu erzielen, wurde in dem Artikel von Roth et al. (2002) und einige Jahre später in einem Beitrag, der sich auf die Modellierung der durch diese Hesed- oder H-Spulen erzeugten elektrischen Feldverteilung bezog, vorgestellt [1, 2]. Laut dieser Studien ist es mit der H-Spule möglich, eine Stimulation und eine signifikant größere Eindringtiefe zu erzielen, aber bei einer signifikant ausgeprägteren Stimulation der kortikalen Oberfläche. Die Auswirkungen beim Menschen wurden erstmals in einer Sicherheitsstudie

P. B. Fitzgerald und Z. J. Daskalakis, *rTMS-Behandlung bei Depressionen*,
https://doi.org/10.1007/978-3-031-52844-6_8

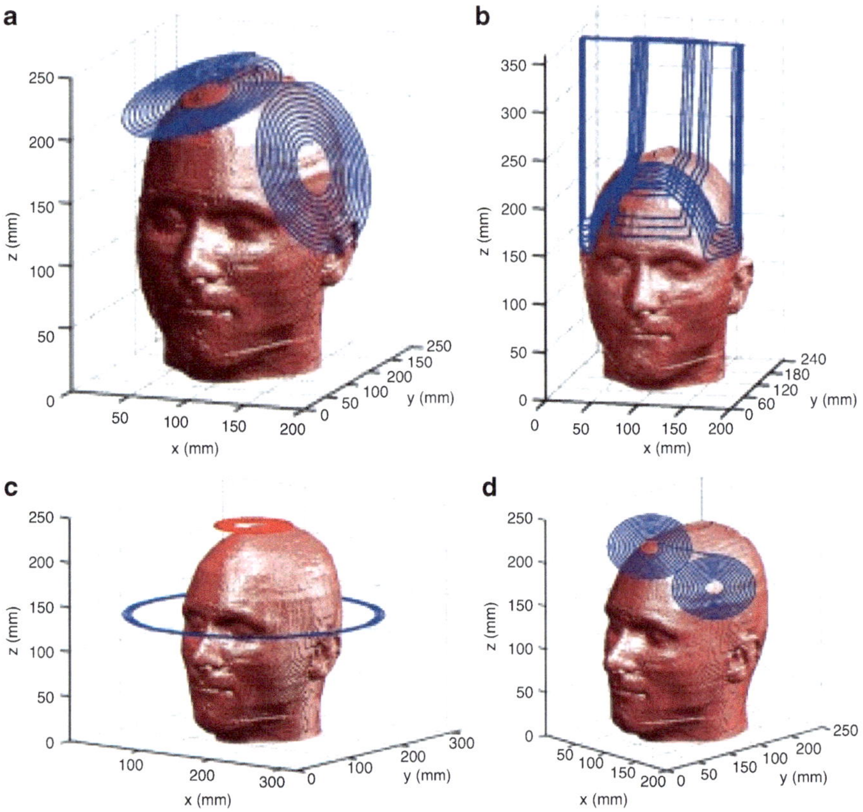

Abb. 8.1 Kopfmodell, das die Konfiguration von (**a**) Doppelkegel-, (**b**) H-, (**c**) HCA- (kreisförmige Halo-Spule [„halo circular assambly"]) und (**d**) 8-förmigen Spulen zeigt. (Aus 6. offen zugänglich („open access") – keine Genehmigung zur Nutzung erforderlich)

von 2 unterschiedlichen H-Spulen-Designs, die 2007 veröffentlicht wurde, beschrieben [3]. Seit dieser Zeit wurden verschiedene Spulendesigns untersucht und getestet, oft mit elektrischer Feldmodellierung. Variationen der ursprünglichen H-Spule wurden entwickelt, um unterschiedliche Gehirnregionen zu stimulieren, und Studien ergaben, dass Doppelkegelspulen ebenfalls eine signifikante tiefer eindringende Stimulation erzeugen können, obwohl beide Arten von Spulensystemen eine breitere oberflächliche kortikale Stimulation erzeugen und einige Spulen mit dem Risiko einer optischen Nervenstimulation einhergehen ([4–6], Abb. 8.1).

8.2 Klinische Anwendung von dTMS

Hauptimpuls für die Entwicklung klinischer Einsatzmöglichkeiten von dTMS war die kommerzielle Tätigkeit des Unternehmens Brainsway Ltd., das die Anwendung einer Familie von H-Spulen kommerziell vermarktete, die nun zunehmend in der klinischen Praxis genutzt werden. Die Hauptanwendung dieser Technologie war der Einsatz der H1-Spule bei der Behandlung von Patienten mit schweren depressiven Störungen. Nach einer ersten Pilotstudie mit 65 Patienten, in der verschiedene Behandlungsparameter untersucht wurden [7], stammen die Hauptdaten, die die Wirksamkeit von dTMS belegen, aus einer einzigen großen randomisierten kontrollierten Studie, die zur Geräteregistrierung in den USA und anderswo verwendet wurde [8]. In dieser Studie erhielten 212 Patienten mit MDD über 4 Wochen täglich und dann alle 2 Wochen über 12 Wochen aktive oder Scheinstimulation. Bemerkenswert ist, dass die Wirksamkeitsdaten aus der Per-Protokoll-Analyse (aber nicht der ITT-Analyse) signifikante Unterschiede zwischen aktiver und Scheinstimulation zeigten, wobei die klinischen Vorteile während der gesamten Behandlungsphase bestehen blieben. Darüber hinaus wurden signifikante Vorteile bei einer Vielzahl sekundärer Endpunkte festgestellt. Die Ergebnisse dieser Studie waren ausreichend, um eine klinische Zulassung in den USA zu erreichen und die progressive Ausweitung der Verfügbarkeit von dTMS in den letzten Jahren zu ermöglichen.

Die Wirksamkeit von dTMS wurde in einer Reihe anderer Forschungsstudien bewertet. So wurde beispielsweise die kurzfristige Wirksamkeit in einer Gruppe von Patienten ($n = 50$) mit Depression bei bipolarer affektiver Störung nachgewiesen [9]. Eine Studie ergab auch antidepressive Effekte bei Patienten mit Spätdepression [10].

Es gab zudem einen unabhängig finanzierten und recht umfangreichen Versuch, dTMS mit Standard-rTMS zu vergleichen. Diese Studie beinhaltete die Anwendung von 20 Sitzungen entweder einer TMS-Behandlung (oder nur Medikation) in einer randomisierten Art und Weise auf 228 Patienten mit schwerer depressiver Störung. Sowohl rTMS als auch dTMS zeigten der Medikation allein überlegene antidepressive Effekte, aber es gab keinen Unterschied zwischen den beiden TMS-Formen bei der Bewertung der primären Endpunkte. Es wurden jedoch einige Vorteile in der dTMS-Gruppe bei einigen sekundären Ergebnismaßen beobachtet, obwohl auch die Rate an Nebenwirkungen in dieser Gruppe höher war.

Es ist anzumerken, dass bei typischen dTMS-Anwendungen kurze 20-Hz-Stimulationsstöße anstelle der 10-Hz-Stimulation verwendet werden, wie sie für die Standard-Hochfrequenz-rTMS mit 8-förmiger Spule typisch ist. Derzeit ist es noch völlig ungeklärt, ob es einen Zusammenhang zwischen derartigen Variationen in der Frequenz und klinischen Vorteilen gibt.

Gängige Behandlungsparameter für dTMS mit der Brainsway-H-Spule*

- 18 Hz
- 2-s-Reizserien
- 20-sekündiges Intervall zwischen den Reizserien
- 55 Sequenzen
- 1980 Impulse
- 120 % der RMT

*Dies waren die Stimulationsparameter, die in der entscheidenden dTMS-Zulassungsstudie verwendet wurden.

8.3 Sicherheit der dTMS

In der oben beschriebenen entscheidenden Zulassungsstudie wurde ein Anfall berichtet [8] und ein Anfall beim ersten Patienten, der in einer Studie zur Depression im Jugendalter eingeschrieben war [11]. Der Hersteller, Brainsway, des Haupt-dTMS-Systems und der einzigen dTMS-Systeme, in denen H-Spulen zum Einsatz kommen, veröffentlichte kürzlich einen Artikel zur Häufigkeit von Anfällen, wobei Daten verwendet wurden, die systematisch in Kliniken gesammelt worden waren, die ihr TMS-System zwischen 2010 und Oktober 2020 genutzt hatten. In dieser Zeit gab es 55 Anfälle, von denen nur 14 auftraten, als die Anweisungen zur Verwendung des dTMS-Systems vollständig befolgt wurden. Außerhalb dieser Gruppe von 14 Patienten trat eine Reihe von Anfällen auf, wenn Patienten ohne RMT-Prüfung nach Medikamentenänderungen behandelt worden waren, wenn es in den 24 h vor der Behandlung Vorfälle mit Substanzgebrauch gegeben oder die Patienten in der Nacht vor der Therapie schlecht geschlafen hatten. Die Gesamtanfallsfrequenz betrug 6 pro 10.000 Patienten bzw. 2 pro 10.000 Patienten, bei denen das Protokoll vollständig befolgt worden war. Von Bedeutung ist, dass kein Patient eine Intervention zur Beendigung eines Anfalls benötigte und keine Verletzungen oder langfristigen Komplikationen auftraten.

8.4 Nicht in jedem dTMS-System wird eine H-Spule verwendet

Obwohl die überwiegende Mehrheit der klinisch durchgeführten Behandlungen mit einer der von Brainsway produzierten H-Spulen erfolgt, deuten elektrische Feldmodelle darauf hin, dass dTMS auch mit Doppelkegelspulen und anderen Formen der Spulenanordnung erreicht werden kann, die an Standard-TMS-Systeme angeschlossen werden können. Die am weitesten verbreitete dieser anderen Spulen, die in der Lage sind, eine tiefer reichende TMS-Penetration zu erzeugen, ist die sog. Doppelkegelspule. Dabei handelt es sich um eine größere 8-förmige Spule mit einem erheblichen Ausmaß des Winkels zwischen den beiden Flügeln der Spule [12]. Eine von dem Gerätehersteller MagVenture® produzierte Doppelkegelspule wurde für die Behandlung von Zwangsstörungen (OCD [„obsessive-compulsive disorder"]) nach der ursprünglichen Zulassung der Brainsway-H7-Spule bei OCD zugelassen, aber keine andere Spule als die Brainsway-H1-Spule für den Einsatz bei Depressionen.

Eine dritte Spulenanordnung, die entworfen, aber in der klinischen Praxis nicht breit eingesetzt wurde, ist die HCA-Spule (kreisförmige Halo-Spule [„halo circular assembly"]), die eine große kreisförmige Spule um den Kopf und eine kleinere Spule auf der kortikalen Oberfläche beinhaltet. Schließlich wurden in den frühen 2010er-Jahren vorläufige Daten zur Verwendung eines 2- [13] oder 4-Spulen-Systems für die Erzeugung tiefer, aber fokaler TMS gesammelt, aber die kommerzielle Entwicklung dieses Systems zeigte seitdem keine Fortschritte.

8.4.1 Erweiternde Anwendungen von dTMS

Wie im vorherigen Abschnitt angedeutet, nahm das Interesse an der Verwendung von dTMS über deren Einsatz zur Depressionsbehandlung hinaus zu. Die erste von der FDA genehmigte Indikation für dTMS mit dem Brainsway-System außerhalb von Depression war die Behandlung von OCD. Eine Brainsway-H-Spule wurde auch für den Einsatz bei Rauchsucht bzw. zur Unterstützung bei der Raucherentwöhnung zugelassen. Eine kürzlich durchgeführte multizentrische klinische Studie konnte die therapeutische Wirksamkeit von dTMS bei PTBS (posttraumatische Belastungsstörung [„post-traumatic stress disorder“], https://www.brainsway.com/news_events/brainsway-reports-results-of-interim-analysis-of-h7-deep-transcranial-magnetic-stimulation-study-in-post-traumatic-stress-disorder/) nicht nachweisen, und klinische Studien laufen für eine Vielzahl anderer Störungen.

8.5 Schlussfolgerung und klinische Empfehlungen

Es gibt ausreichend Beweise für die Verwendung von dTMS als eigenständige Therapie von Patienten mit Depressionen als Alternative zu Standardformen der rTMS mit einer 8-förmigen Spule, und dies spiegelt sich in der zunehmenden Verwendung von dTMS in der klinischen Praxis wider. Der Wechsel zu dTMS könnte auch eine sinnvolle Option für Patienten sein, die auf eine Standard-rTMS-Therapie nicht ansprechen.

Literatur

1. Roth Y, Amir A, Levkovitz Y, Zangen A (2007) Three-dimensional distribution of the electric field induced in the brain by transcranial magnetic stimulation using figure-8 and deep H-coils. J Clin Neurophysiol 24(1):31–38
2. Roth Y, Zangen A, Hallett M (2002) A coil design for transcranial magnetic stimulation of deep brain regions. J Clin Neurophysiol 19(4):361–370
3. Levkovitz Y, Roth Y, Harel EV, Braw Y, Sheer A, Zangen A (2007) A randomized controlled feasibility and safety study of deep transcranial magnetic stimulation. Clin Neurophysiol 118(12):2730–2744
4. Gomez-Tames J, Hamasaka A, Hirata A, Laakso I, Lu M, Ueno S (2020) Group-level analysis of induced electric field in deep brain regions by different TMS coils. Phys Med Biol 65(2):025007
5. Guadagnin V, Parazzini M, Fiocchi S, Liorni I, Ravazzani P (2016) Deep transcranial magnetic stimulation: modeling of different coil configurations. IEEE Trans Biomed Eng 63(7):1543–1550
6. Lu M, Ueno S (2017) Comparison of the induced fields using different coil configurations during deep transcranial magnetic stimulation. PLoS One 12(6):e0178422
7. Levkovitz Y, Harel EV, Roth Y, Braw Y, Most D, Katz LN et al (2009) Deep transcranial magnetic stimulation over the prefrontal cortex: evaluation of antidepressant and cognitive effects in depressive patients. Brain Stimul 2(4):188–200

8. Levkovitz Y, Isserles M, Padberg F, Lisanby SH, Bystritsky A, Xia G et al (2015) Efficacy and safety of deep transcranial magnetic stimulation for major depression: a prospective multicenter randomized controlled trial. World Psychiatry 14(1):64–73
9. Tavares DF, Myczkowski ML, Alberto RL, Valiengo L, Rios RM, Gordon P et al (2017) Treatment of bipolar depression with deep TMS: results from a double-blind, randomized, parallel group, sham-controlled clinical trial. Neuropsychopharmacology 42(13):2593–2601
10. Kaster TS, Daskalakis ZJ, Noda Y, Knyahnytska Y, Downar J, Rajji TK et al (2018) Efficacy, tolerability, and cognitive effects of deep transcranial magnetic stimulation for late-life depression: a prospective randomized controlled trial. Neuropsychopharmacology 43(11):2231–2238
11. Cullen KR, Jasberg S, Nelson B, Klimes-Dougan B, Lim KO, Croarkin PE (2016) Seizure induced by deep transcranial magnetic stimulation in an adolescent with depression. J Child Adolesc Psychopharmacol 26(7):637–641
12. Lontis ER, Voigt M, Struijk JJ (2006) Focality assessment in transcranial magnetic stimulation with double and cone coils. J Clin Neurophysiol 23(5):462–471
13. Carpenter LL, Aaronson ST, Clarke GN, Holtzheimer PE, Johnson CW, McDonald WM et al (2017) rTMS with a two-coil array: safety and efficacy for treatment resistant major depressive disorder. Brain Stimul 10(5):926–933

Theta-Burst-Stimulation (TBS) 9

Zusammenfassung

Theta-Burst-Stimulation (TBS) ist eine zusammengesetzte rTMS-Form, bei der kurze Impulse (sog. Bursts; 3 Reize) mit hoher Frequenz (meist 50 Hz) angewendet und mit Theta-Frequenzen (typischerweise 5 Hz) wiederholt werden. Laut physiologischer Daten können mit TBS ähnliche Effekte wie mit Hoch- und Niederfrequenz-rTMS erzielt werden, jedoch mit deutlich reduzierter Stimulationsdauer. Es wird umfangreiche Forschung betrieben, um die besten Parameter für die TBS-Anwendung zu definieren, um Effekte und Effizienz zu maximieren. In der Zwischenzeit ergaben klinische Studien, dass sowohl ein- als auch 2-seitige TBS-Formen antidepressive wirken können, und intermittierende TBS (iTBS) hatte in großen Nichtunterlegenheitsstudien eine ähnliche Wirksamkeit wie die standardmäßige linkseitige präfrontale rTMS. Dies führte zur FDA-Zulassung in den USA und zu ihrem vermehrten klinischen Einsatz. Die auf den linken DLPFC applizierte iTBS scheint von erheblichem klinischem Nutzen zu sein, obwohl weitere Forschung erforderlich ist, um die Anwendung von TBS im Allgemeinen zu optimieren und sie in der klinischen Therapie vollständig zu etablieren.

9.1 Einführung

Theta-Burst-Stimulation (TBS) ist eine Form von zusammengesetzter TMS [1]. Sie beinhaltet typischerweise die Anwendung von sehr kurzen (z. B. 3 Reize) Hochfrequenzimpulsen (sog. Bursts), normalerweise, aber nicht immer, bei 50 Hz. Diese Bursts werden dann in Theta-Frequenz (normalerweise 5 Hz) wiederholt. Während der kontinuierlichen TBS (cTBS) wird die Stimulation für 40 s in einer einzigen Reizserie fortgesetzt. Bei intermittierender TBS (iTBS) werden 2-s-Serien mit 8-s-Intervallen für eine Gesamtzeit von typischerweise 190 s

P. B. Fitzgerald und Z. J. Daskalakis, *rTMS-Behandlung bei Depressionen*,
https://doi.org/10.1007/978-3-031-52844-6_9

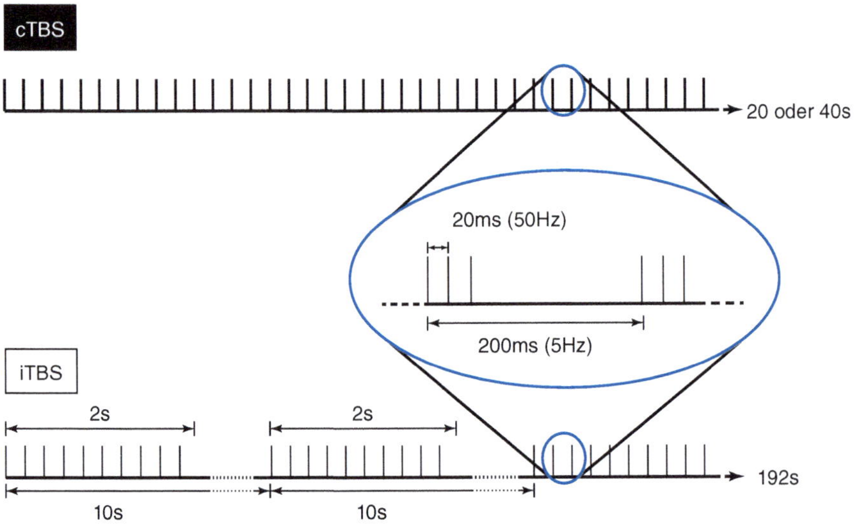

Abb. 9.1 Übersicht über die TBS-Impuls-Sequenzierung, die zeigt, wie 3-Impuls-Bursts mit hoher Frequenz (typischerweise 50 Hz) sowohl in den intermittierenden (*iTBS*) als auch den kontinuierlichen TBS-Protokollen (*cTBS*) in Theta-Frequenz (typischerweise 5 Hz) wiederholt werden. (Adaptiert von Chen et al. Übersichtsartikel, Erlaubnis einholen)

wiederholt [1]. In physiologischen Experimenten, in denen die Anwendung dieser beiden TBS-Formen auf den motorischen Kortex untersucht wurden, zeigten diese entgegengesetzte Effekte, wobei iTBS eine Erhöhung und cTBS eine Verringerung der kortikalen Erregbarkeit bewirkt. Es gibt jedoch eine erhebliche individuelle Variabilität bezüglich der Richtung und des Ausmaßes dieser Effekte, die in Einzelsitzungsstudien bei gesunden Kontrollpersonen erreicht werden (Abb. 9.1).

Warum heißt es Theta-Burst-Stimulation?

Die Bezeichnung Theta-Burst-Stimulation bezieht sich auf die Anwendung von „Bursts“ der Stimulation in Theta-Frequenz. Bei diesen Bursts handelt es sich eigentlich um Triplet-Impulse (3 Impulse zusammen), die typischerweise mit 50 Hz oder Gamma-Frequenz angewendet werden.

Die Terminologie Theta- oder Gamma-Frequenz stammt aus der Neurowissenschaftsliteratur, die die Muster der neuronalen Oszillationen beschreibt, speziell die Frequenz, mit der Gruppen von Nervenzellen feuern, meist aufgezeichnet mit Elektroenzephalografie (EEG). Oszillationen im Bereich von 4–8 Hz werden typischerweise als Theta-Oszillationen und solche im Bereich von 30–80 Hz als Gamma-Oszillationen bezeichnet. Vielleicht wäre Theta-Gamma-Stimulation ein besserer Begriff für die Theta-Burst-Stimulation.

9.2 Theta-Burst-Stimulation und ihre Auswirkungen auf die Gehirnfunktion

In den ersten Humanstudien zu den Auswirkungen von TBS wurden deren Effekte auf den motorischen Kortex untersucht. In der ersten der entsprechenden Publikationen berichteten Huang u. Rothwell über die Auswirkungen von 5 oder 15 rTMS-Impulsen, die mit 50 Hz angewendet und in 5-Hz-Frequenzen wiederholt wurden. Diese Studie ergab erhebliche und lang anhaltende Auswirkungen auf die motorische kortikale Erregbarkeit im Vergleich zu einzelnen TMS-Impulsen, die mit der gleichen Intensität appliziert wurden [2]. In einer nachfolgende Studie wurden die Auswirkungen der Anwendung von 3 Impulsen mit 50 Hz auf ähnliche Weise, wie TBS jetzt durchgeführt wird, wiederholt mit 5 Hz für 20–192 s, geprüft. Diese Autoren beschrieben differenzielle Auswirkungen auf die motorische kortikale Erregbarkeit, die durch das Muster der angewendeten TBS bestimmt wurde: Bei cTBS wurden 3 50-Hz-Impulse bei 5 Hz ununterbrochen für 40 s angewendet und bewirkten eine Reduktion in der MEP-Amplitude, was auf eine reduzierte motorische kortikale Erregbarkeit hinweist. Bei imTBS (Zwischenform der TBS [„intermediate TBS“]) erfolgten 3 50-Hz-Impulse bei 5 Hz über 5 s, gefolgt von 15 s Inaktivität, mit Wiederholung dieses Zyklus für 110 s. Dieses Stimulationsmuster induzierte keine offensichtliche Konditionierungsreaktion. Die iTBS wurde ebenfalls mit 3 50-Hz-Impulsen bei 5 Hz angewendet, aber über 2 s, gefolgt von 8 s Ruhe, mit wiederholten Zyklen über 192 s. Dieses iTBS-Muster führte zu einer erhöhten MEP-Amplitude, was auf eine erhöhte motorische kortikale Erregbarkeit hindeutet. Diese direkten Auswirkungen von TBS-Paradigmen auf die motorische kortikale Erregbarkeit wurden in einer Reihe von Studien repliziert, obwohl sie in einigen nicht eindeutig zu beobachten waren, und es wurden erhebliche inter- und intraindividuelle Variabilitäten dieser Effekte beschrieben [3–6].

Das auffällige Merkmal der Theta-Burst-Stimulation ist, dass die Studien zur TBS des motorischen Kortex ergaben, dass sie Veränderungen in der kortikalen Erregbarkeit mit viel kürzeren Stimulationsperioden im Vergleich zur traditionellen rTMS erzeugen kann [7]. Zum Beispiel dauert die typische iTBS-Sitzung 3 min und eine typische cTBS-Sitzung 40 s. Physiologische Experimente bei gesunden Kontrollpersonen legen nahe, dass eine Verlängerung der Dauer von TBS, unabhängig vom verwendeten Muster, tendenziell keine ausgeprägteren Effekte zu erzeugen scheint und manchmal die Veränderungen der kortikalen Erregbarkeit verringern oder sogar erregende Wirkungen in hemmende umwandeln kann oder umgekehrt [8, 9].

In einer begrenzten Anzahl von Studien wurden auch ähnliche Auswirkungen von TBS außerhalb des motorischen Kortex erforscht, insbesondere bei präfrontaler Stimulation [10]. Zum Beispiel stellten wir nicht fest, dass die 2-malige Anwendung einer iTBS-Reizserie größere Effekte auf die kortikale Erregbarkeit hatte als die 1-malige Applikation des gleichen Reizmusters, wenn wir die Auswirkungen der Stimulation auf die präfrontale Erregbarkeit mit kombinierten TMS-EEG-Methoden bewerteten [11].

Es besteht auch eine gewisse Unsicherheit hinsichtlich der optimalen Stimulationsintensität, die beim Einsatz von TBS verwendet werden soll. Die überwiegende Mehrheit der physiologischen Studien, die diese Paradigmen entwickelten, verwendete TBS tatsächlich mit ziemlich niedrigen unterschwelligen Stimulationsintensitäten, normalerweise dem Äquivalent von etwa 70 % der RMT, also mit deutlich niedriger Intensität als in therapeutischen Standard-rTMS-Protokollen. Als wir die elektrophysiologischen Auswirkungen von iTBS bewerteten, die entweder mit 50%, 75 % oder 100 % der RMT angewendet wurde, stellten wir fest, dass die größten Auswirkungen mit der mittleren Stimulationsintensität (75 %) erzielt wurden [12].

In einigen Studien wurden auch Neuroimagingverfahren verwendet, um die Auswirkungen von TBS auf die Gehirnaktivität festzustellen. Zum Beispiel wurde mit funktioneller MRT festgestellt, dass cTBS die metabolische Aktivität unterdrückt [13] und regional spezifische Muster von Aktivierung und unterdrückter neuronaler Aktivität induziert [14]. In einer zweiten Arbeit wurde gezeigt, dass iTBS des motorischen Kortex die lokale zerebrale Blutperfusion verändert, aber auch Auswirkungen auf distal vernetzte Regionen hat [15]. Die Effekte von TBS auf das Gehirn wurden auch im Kontext der Behandlung von Depressionen untersucht. In einer randomisierten kontrollierten Studie, die die Wirkungen von 10 Sitzungen iTBS-, cTBS-, der Kombination aus iTBS und cTBS sowie Scheinstimulation untersuchte, wurde vor und nach der TBS eine PET durchgeführt. Diese ergab, dass aktive Stimulation signifikante metabolische Veränderungen in frontocingulotemporalen Schaltkreisen induzierte, die bei Scheinstimulation nicht zu beobachten waren [16]. Auch mit Nahinfrarotspektroskopie (NIRS) wurden TBS-bedingte Perfusionsveränderungen untersucht: Die TBS induzierte eine vorübergehende Desoxygenierung in Regionen, die sowohl lokal als auch distal zur Stimulationsstelle bzw. den Stimulationsstellen lokalisiert waren, was bei Schein-TBS nicht zu sehen war [17, 18]. Obwohl diese vorläufigen Ergebnisse darauf hindeuten, dass TBS sowohl lokale als auch distale Veränderungen in der Gehirnaktivität erzeugt, ist unklar, wie sich diese Veränderungen von denen unterscheiden, die mit Standardformen von rTMS induziert werden, und wie sie mit klinischen Effekten zusammenhängen.

9.3 Theta-Burst-Stimulation bei Depression

9.3.1 Vorläufige klinische Studien

Die ersten Versuche, TBS zur Behandlung von Menschen mit Depression einzusetzen, wurden in Publikationen aus den Jahren 2009 und 2010 berichtet. Holzer u. Padberg beschrieben eine offene Serie von 7 Patienten, die täglich iTBS des linken DLPFC erhielten, wobei 3 Patienten nach 3 Wochen Behandlung eine Remission der Depression erreichten [19]. Im selben Jahr beschrieben Christyakov et al. die Ergebnisse einer offenen Studie, in der 33 Patienten entweder linksseitige iTBS oder rechtsseitige cTBS erhielten, wobei Letztere in 3 verschiedenen

Dosierungskonfigurationen verabreicht wurde. Bei mehr als 55 % der Patienten war eine klinische Reaktion auf die Behandlung zu verzeichnen, wobei hohe Dosen (längere cTBS-Serien) als effektiver berichtet wurden [20].

Seit diesen ersten Berichten gab es eine Reihe von moderat großen, scheinkontrollierten, randomisierten Studien mit Stichprobengrößen unter 100 (z. B. [21–26]). Diese umfassten iTBS des linken, cTBS des rechten DLPFC und sequenzielle bilaterale Kombinationsbehandlung in einer Vielzahl verschiedener Protokolle. Die Behandlungsabläufe in diesen Studien waren auch hinsichtlich der Stimulationsintensitäten relativ zur RMT (80–110 %), der Behandlungsdauer (10–30 Sitzungen) und der insgesamt angewendeten Impulse (18.000–72.000 Impulse) recht unterschiedlich. Zum Beispiel zeigte eine kürzliche Studie größere Effekte eines verlängerten 1800-Impulse-iTBS-Protokolls im Vergleich zur Scheinstimulation (iTBS war nicht überlegen gegenüber einer Standard-rTMS-Gruppe, [27]).

Eine Metaanalyse, die die Ergebnisse der vorläufigen Studien zusammenfasste, wurde 2017 veröffentlicht und umfasste 5 Berichte mit 221 Patienten [28]. Sie kam zu dem Schluss, dass TBS größere Ansprechraten als Scheinstimulation erzeugte, aber es gab keinen signifikanten Unterschied in Bezug auf die Remission. Die Abbruchraten waren in den aktiven Gruppen tatsächlich numerisch niedriger als in den Gruppen mit Scheinstimulation, was auf ein hohes Maß an Verträglichkeit/Akzeptanz hinweist.

9.3.2 Theta-Burst-Stimulation bei bipolarer Depression

Bemerkenswert ist, dass fast alle bisherigen Studien an Patienten durchgeführt wurden, die eine schwere depressive Episode erlebten, mit Ausnahme einer Studie bei Menschen mit Depression im Kontext einer bipolaren affektiven Störung [21]. Die Anwendung von iTBS bei bipolarer Depression wurde jedoch in einer kürzlich durchgeführten kleinen randomisierten kontrollierten Studie verfolgt, die 4 Wochen täglicher iTBS mit Scheinstimulation bei 120 % der RMT verglich [29]. Die Studie wurde vorzeitig abgebrochen, nachdem die Randomisierung von 37 Patienten durchgeführt worden war, da eine vorläufige Analyse keinen Unterschied zwischen den aktiven und den scheinstimulierten Gruppen zeigte. Es wurden 2 Episoden von Hypomanie festgestellt, eine während der Doppelblindbehandlung und eine während einer offenen Behandlungsphase.

9.3.3 Die 3-D-Studie

Die bisher umfangreichste TBS-Studie und diejenige, die den größten Einfluss auf diesen Forschungsbereich hatte, ist die sog. 3-D-Studie, die 2018 veröffentlicht wurde [30]. Dabei handelte es sich um eine Nichtunterlegenheitsstudie: Eine solche zielt darauf ab, nachzuweisen, dass eine Behandlung einer bestehenden wirksamen Therapieoption nicht unterlegen ist. Die Studie verglich eine einzige tägliche 600-Impuls-iTBS-Anwendung auf den linke DLPFC mit einem einzigen täglichen 10-Hz-rTMS (75 Reizserien) auf den gleichen Zielbereich und umfasste insgesamt 414 randomisierte Probanden. Es gab keinen signifikanten Unterschied in den Ergebnissen nach der Behandlung. Tatsächlich betrug der Unterschied zwischen den beiden Gruppen 0,10 Punkte auf der Hamilton-Depressionsskala und lag damit deutlich unter dem vorher festgelegten Grenzwert von 2,25 Punkten, um Unterlegenheit anzuzeigen. Die Ansprechraten für die rTMS- und iTBS-Gruppen betrugen 47 % bzw. 49 %, die Remissionsraten 27 % bzw. 32 %. Schmerzen wurden in der iTBS-Gruppe als intensiver bewertet, aber die Abbruchraten waren in beiden Gruppen niedrig und unterschieden sich nicht.

Die Ergebnisse dieser Studie wurden als ziemlich eindeutige Demonstration der Nichtunterlegenheit von TBS angesehen, wenn sie mit einer einzigen 600-Impuls-iTBS auf den linken DLPFC appliziert wird. Es ist erwähnenswert, dass iTBS in dieser Studie bei 120 % der RMT angewendet wurde, und es gibt noch wenig Informationen, die darauf hindeuten, ob dies voraussichtlich optimal ist oder nicht. Es ist sicherlich ein Level, bei dem TBS bei einigen Patienten ziemlich unangenehm sein kann, wie die höheren Schmerzraten in diesem Studienbericht anzeigen, aber offensichtlich war die Behandlung insgesamt verträglich und akzeptabel.

9.3.4 Andere Theta-Burst-Stimulationsstudien bei Depression

Im Einklang mit der Anwendung von rTMS bei Depression im Allgemeinen zielten fast alle TBS-Studien auf den linken DLPFC ab. Allerdings wurde in begrenztem Umfang auch die Anwendung von TBS auf den DMPFC untersucht. In einer großen retrospektiven Fallserie erhielten 185 Patienten mit behandlungsresistenter Depression 20–30 Sitzungen täglicher iTBS oder 10-Hz-rTMS des DMPFC bei 120 % der RMT. Dabei wurden zwischen beiden Protokollen vergleichbare Ansprech- und Remissionsraten berichtet [31].

In begrenztem Ausmaß wurde auch begonnen, die Anwendung von iTBS mit einer dTMS-H-Konfigurationsspule zu erforschen [32].

9.4 Verwendung von beschleunigten oder intensiven Protokollen

Aufgrund der offensichtlichen Effizienz, mit der TBS angewendet werden kann, ist sie eindeutig für den potenziellen Einsatz in intensiveren oder beschleunigten Protokollen geeignet, bei denen höhere Dosen der Stimulation oder mehrere Stimulationen pro Tag angewendet werden, und zwar über einen kürzeren Zeitraum als ein typischer Verlauf der rTMS-Therapie erfordert. Ziel dieser Behandlungsform kann sein, ein schnelleres klinisches Ansprechen zu erzielen, zu versuchen, eine ausgeprägtere klinische Reaktion aufgrund der Anwendung einer höheren

Stimulationsdosis zu erzielen oder einen effizienteren klinischen Nutzen anzustreben, was weniger Vorstellungen in der klinischen Versorgung erfordern würde.

Der erste Versuch, TBS in irgendeiner Form eines beschleunigten Protokolls zu verwenden, beinhaltete eine scheinkontrollierte Cross-over-Studie, bei der 20 echte oder Schein-iTBS-Sitzungen über 4 Tage durchgeführt wurden, bevor alle Teilnehmer zu Beginn der 2. Woche in die jeweils andere Gruppe wechselten und die Stimulationsprotokolle wiederholt wurden [23]. Statistisch signifikante Verbesserungen der HAMD-Scores wurden in beiden Studiengruppen am Ende der Wochen 1 und 2 des Cross-over-Designs beobachtet, was die Interpretation der Nachsorge der Probanden etwas erschwert.

Wir führten kürzlich eine randomisierte, verblindete Studie durch, in der eine intensive Anwendung von iTBS auf den linken DLPFC mit einem Standardverlauf von 4 Wochen täglicher (5 Tage pro Woche) 10-Hz-TMS verglichen wurde [33]. Verabreicht wurden 3 iTBS-Behandlungen (jeweils 600 Impulse) jeden Tag für 3 Tage in der 1. Woche, 3 Behandlungen pro Tag für 2 Tage in der 2. Woche und 3 Behandlungen an 1 Tag in der 3. und 4. Woche. Insgesamt 74 Patienten erhielten eine randomisierte Behandlung, und wir fanden keinen Unterschied in der mittleren Reduktion der depressiven Symptome und der Remissions- oder Ansprechrate zwischen den beiden Gruppen. Auch in Bezug auf Nebenwirkungen, unerwünschte Ereignisse oder die kognitive Leistung waren die beiden Gruppen vergleichbar.

Aufmerksamkeit wurde dem sog. SAINT-Protokoll gewidmet, das an der Stanford -Universität entwickelt wurde und ebenfalls eine beschleunigte Form der TBS darstellt. Es beinhaltet 50 iTBS-Applikationen (1800 Impulse pro Sitzung, 50-minütiges Intervall zwischen denselben) mit 10 täglichen Sitzungen über 5 aufeinanderfolgende Tage bei 90 % der RMT und die Zielortbestimmung mittels funktioneller Konnektivität und MRT-basierter Neuronavigation. In einer offenen Serie führte dies zu einer beeindruckenden Remissionsrate von 19 von 21 Patienten, was jedoch in einer kontrollierten Studie bestätigt werden muss [34].

9.5 Sicherheit der Theta-Burst-Stimulation

Das Sicherheitsprofil von TBS scheint nicht signifikant anders zu sein als das der Standard-rTMS-Therapie. Die TBS kann die standardmäßigen häufigen Nebenwirkungen hervorrufen, die auch bei TMS zu beobachten sind, wie Kopfhautbeschwerden oder Schmerzen, Kieferzuckungen und Kopfschmerzen [35]. Das Risiko der Anfallsinduktion mit TBS ist wahrscheinlich erheblich mit der Stimulationsintensität verbunden, wie es bei anderen TMS-Paradigmen der Fall ist, obwohl mehrere Anfälle bei mäßigen Stimulationsintensitäten gemeldet wurden. Zum Beispiel wurde bei 1 Patienten ein Anfall mit cTBS ausgelöst, das mit 80 % der RMT auf den rechten operculoinsulären Kortex (über der rechten Fissura Sylvii) mit einer schrägen Doppelkegelspule für tiefer reichende Stimulation appliziert wurde [36]. Der zweite Anfall wurde mit cTBS ausgelöst, das mit 100 % der RMT auf den linken motorischen Kortex appliziert wurde [37].

Eine systematische Überprüfung bewertete die in 64 TBS-Studien gemeldeten unerwünschten Ereignisse in einer Mischung von Patienten und gesunden Kontrollen. Ein Anfall wurde in mehr als 4500 Sitzungen von TBS berichtet [38]. Die Überprüfung kam zu dem Schluss, dass das Anfallsrisiko mit TBS vergleichbar ist mit dem von Hochfrequenz-rTMS-Protokollen, bei denen Anfälle bei weniger als 0,1 % der Patienten zu beobachten sind.

9.6 Praktische Umsetzung

Auf der Grundlage der 3-D-Studie wurde die Verwendung der iTBS in den USA im August 2018 von der FDA zugelassen. Kürzlich erteilte die FDA auch die Zulassung für die Verwendung von iTBS mit dem Brainsway-dTMS-System, basierend auf einer Studie mit 146 Patienten, die entweder eine Standard-TMS- oder eine TBS-Behandlung mit einer dTMS-Spule erhalten hatten, die sich therapeutisch als gleichwertig erwiesen (https://www.globenewswire.com/en/news-release/2021/04/26/2216716/17676/en/BrainsWay-Receives-FDA-Clearance-for-Three-Minute-Theta-Burst-Treatment-Protocol-for-Major-Depressive-Disorder.html#:~:text=(NASDAQ%20%26%20TASE%3A%20BWAY),minute%20protocol%20utilizing%20its%20proprietary). Die TBS-Protokolle können mit Geräten der meisten TMS-Hersteller durchgeführt werden, und die kürzere Behandlungsdauer macht dies zu einer potenziell kostengünstigeren therapeutischen Option. Eine Analyse, im kanadischen Kontext und unter Verwendung von Daten aus der 3-D-Studie, berechnete eine Einsparung von $2451 pro mit TBS erzielter Remission im Vergleich zur Standard-rTMS [39].

Es ist jedoch zu beachten, dass obwohl die Wirksamkeit von TBS durch mindestens eine umfangreiche Nichtunterlegenheitsstudie belegt wurde, sie in keiner groß angelegten, multizentrischen, scheinkontrollierten klinischen Studie nachgewiesen wurde, wie es für die Wirksamkeit der rTMS der Fall ist.

Box 9.1 In der 3-D-Studie verwendetes Standard-iTBS-Protokoll

- Ziel: linker DLPFC
- 3-Impuls-Bursts bei 50 Hz
- Wiederholt bei 5 Hz
- Reizserien von 2 s Dauer
- 8-s-Intervall zwischen den Reizserien
- Gesamtzahl der Impulse: 600

9.7 Klinische Empfehlung

Ungeachtet der Tatsache, dass es etwas weniger Beweise für die Verwendung von TBS als Antidepressivum im Vergleich zu Standardformen von rTMS gibt, scheint es nun angemessen, sie als Behandlungsalternative für Patienten mit schwerer depressiver Störung in der klinischen Praxis anzubieten. Während wir auf weitere Beweise und Studien zur möglichen Verwendung von beschleunigten Formen von TBS und ein besseres Verständnis der Dosis in Bezug auf die Anzahl der Impulse und die Intensität der Stimulation warten, scheint der in der 3-D-Studie verwendete Ansatz klinisch am geeignetsten zu sein, da dieser Nichtunterlegenheit gegenüber der Standard-TMS in einer großen multizentrischen Studie zeigte (s. Box 9.1).

Literatur

1. Chung SW, Hoy KE, Fitzgerald PB (2015) Theta-burst stimulation: a new form of TMS treatment for depression? Depress Anxiety 32(3):182–192
2. Huang Y, Rothwell J (2004) The effect of short-duration bursts of high-frequency, low-intensity transcranial magnetic stimulation on the human motor cortex. Clin Neurophysiol 115:1069–1075
3. Brownjohn PW, Reynolds JN, Matheson N, Fox J, Shemmell JB (2014) The effects of individualized theta burst stimulation on the excitability of the human motor system. Brain Stimul 7(2):260–268
4. Gentner R, Wankerl K, Reinsberger C, Zeller D, Classen J (2008) Depression of human corticospinal excitability induced by magnetic theta-burst stimulation: evidence of rapid polarity-reversing metaplasticity. Cereb Cortex 18(9):2046–2053
5. Suppa A, Huang YZ, Funke K, Ridding MC, Cheeran B, Di Lazzaro V et al (2016) Ten years of theta burst stimulation in humans: established knowledge, unknowns and prospects. Brain Stimul 9(3):323–335
6. Suppa A, Ortu E, Zafar N, Deriu F, Paulus W, Berardelli A et al (2008) Theta burst stimulation induces after-effects on contralateral primary motor cortex excitability in humans. J Physiol 586(18):4489–4500
7. Paulus W (2005) Toward establishing a therapeutic window for rTMS by theta burst stimulation. Neuron 45(2):181–183
8. Gamboa OL, Antal A, Moliadze V, Paulus W (2010) Simply longer is not better: reversal of theta burst after-effect with prolonged stimulation. Exp Brain Res 204(2):181–187
9. Gamboa OLAA, Moliadze V, Paulus W (2010) Simply longer is not better: reversal of theta burst after-effect with prolonged stimulation. Exp Brain Res 204(2):181–187
10. Chung SW, Lewis BP, Rogasch NC, Saeki T, Thomson RH, Hoy KE et al (2017) Demonstration of short-term plasticity in the dorsolateral prefrontal cortex with theta burst stimulation: a TMS-EEG study. Clin Neurophysiol 128(7):1117–1126
11. Chung SW, Rogasch NC, Hoy KE, Fitzgerald PB (2018) The effect of single and repeated prefrontal intermittent theta burst stimulation on cortical reactivity and working memory. Brain Stimul 11(3):566–574
12. Chung SW, Rogasch NC, Hoy KE, Sullivan CM, Cash RFH, Fitzgerald PB (2018) Impact of different intensities of intermittent theta burst stimulation on the cortical properties during TMS-EEG and working memory performance. Hum Brain Mapp 39(2):783–802
13. Wu C-C, Tsai C-H, Lu M-K, Chen C-M, Shen W-C, Su K-P (2010) Theta-burst repetitive transcranial magnetic stimulation for treatment-resistant obsessive-compulsive disorder with concomitant depression. J Clin Psychiatry 71(4):504–506
14. Agnew ZK, Banissy M, McGettigan C, Walsh V, Scott SK (2018) Investigating the neural basis of theta burst stimulation to premotor cortex on emotional vocalization perception: a combined TMS-fMRI study. Front Hum Neurosci 12:150
15. Cardenas-Morales LGG, Kammer T (2010) Exploring the after-effects of theta burst magnetic stimulation on the human motor cortex: a functional imaging study. Hum Brain Mapp 2:1948–1960

16. Li CT, Chen MH, Juan CH, Liu RS, Lin WC, Bai YM et al (2018) Effects of prefrontal theta-burst stimulation on brain function in treatment-resistant depression: a randomized sham-controlled neuroimaging study. Brain Stimul 11(5):1054–1062
17. Mochizuki H, Furubayashi T, Hanajima R, Terao Y, Mizuno Y, Okabe S et al (2007) Hemoglobin concentration changes in the contralateral hemisphere during and after theta burst stimulation of the human sensorimotor cortices. Exp Brain Res 180(4):667–675
18. Tupak SV, Dresler T, Badewien M, Hahn T, Ernst LH, Herrmann MJ et al (2013) Inhibitory transcranial magnetic theta burst stimulation attenuates prefrontal cortex oxygenation. Hum Brain Mapp 34(1):150–157
19. Holzer M, Padberg F (2010) Intermittent theta burst stimulation (iTBS) ameliorates therapy-resistant depression: a case series. Brain Stimul 3(3):181–183
20. Chistyakov AV, Rubicsek O, Kaplan B, Zaaroor M, Klein E (2010) Safety, tolerability and preliminary evidence for antidepressant efficacy of theta-burst transcranial magnetic stimulation in patients with major depression. Int J Neuropsychopharmacol 13(3):387–393
21. Beynel L, Chauvin A, Guyader N, Harquel S, Szekely D, Bougerol T et al (2014) What saccadic eye movements tell us about TMS-induced neuromodulation of the DLPFC and mood changes: a pilot study in bipolar disorders. Front Integr Neurosci 8:65
22. Chistyakov AV, Kreinin B, Marmor S, Kaplan B, Khatib A, Darawsheh N et al (2015) Preliminary assessment of the therapeutic efficacy of continuous theta-burst magnetic stimulation (cTBS) in major depression: a double-blind sham-controlled study. J Affect Disord 170: 225–229
23. Duprat R, Desmyter S, Rudi de R, van Heeringen K, Van den Abbeele D, Tandt H et al (2016) Accelerated intermittent theta burst stimulation treatment in medication-resistant major depression: a fast road to remission? J Affect Disord 200:6–14
24. Li CTCM, Juan CH, Huang HH, Chen LF, Hsieh JC, Tu PC, Bai YM, Tsai SJ, Lee YC, Su TP (2014) Efficacy of prefrontal theta-burst stimulation in refractory depression: a randomized sham-controlled study. Brain 137:2088–2098
25. Plewnia C, Pasqualetti P, Grosse S, Schlipf S, Wasserka B, Zwissler B et al (2014) Treatment of major depression with bilateral theta burst stimulation: a randomized controlled pilot trial. J Affect Disord 156:219–223
26. Prasser J, Schecklmann M, Poeppl TB, Frank E, Kreuzer PM, Hajak G et al (2015) Bilateral prefrontal rTMS and theta burst TMS as an add-on treatment for depression: a randomized placebo controlled trial. World J Biol Psychiatry 16(1):57–65
27. Li CT, Cheng CM, Chen MH, Juan CH, Tu PC, Bai YM et al (2020) Antidepressant efficacy of prolonged intermittent theta burst stimulation monotherapy for recurrent depression and comparison of methods for coil positioning: a randomized, double-blind, sham-controlled study. Biol Psychiatry 87(5):443–450
28. Berlim MT, McGirr A, Rodrigues Dos Santos N, Tremblay S, Martins R (2017) Efficacy of theta burst stimulation (TBS) for major depression: an exploratory meta-analysis of randomized and sham-controlled trials. J Psychiatr Res 90:102–109
29. McGirr A, Vila-Rodriguez F, Cole J, Torres IJ, Arumugham SS, Keramatian K et al (2021) Efficacy of active vs sham intermittent theta burst transcranial magnetic stimulation for patients with bipolar depression: a randomized clinical trial. JAMA Netw Open 4(3):e210963
30. Blumberger DM, Vila-Rodriguez F, Thorpe KE, Feffer K, Noda Y, Giacobbe P et al (2018) Effectiveness of theta burst versus high-frequency repetitive transcranial magnetic stimulation in patients with depression (THREE-D): a randomised non-inferiority trial. Lancet 391(10131):1683–1692
31. Bakker N, Shahab S, Giacobbe P, Blumberger DM, Daskalakis ZJ, Kennedy SH et al (2015) rTMS of the dorsomedial prefrontal cortex for major depression: safety, tolerability, effectiveness, and outcome predictors for 10 Hz versus intermittent theta-burst stimulation. Brain Stimul 8(2):208–215
32. Tendler A, Sisko E, DeLuca M, Corbett-Methot S, Sutton-DeBord J, Brown J et al (2017) H1-coil intermittent theta burst stimulation for a patient with a high motor threshold: case report. Brain Stimul 10(4):e36–e37

33. Fitzgerald PB, Chen L, Richardson K, Daskalakis ZJ, Hoy KE (2020) A pilot investigation of an intensive theta burst stimulation protocol for patients with treatment resistant depression. Brain Stimul 13(1):137–144
34. Cole EJ, Stimpson KH, Bentzley BS, Gulser M, Cherian K, Tischler C et al (2020) Stanford accelerated intelligent neuromodulation therapy for treatment-resistant depression. Am J Psychiatry 177(8):716–726
35. Rachid F (2017) Safety and efficacy of theta-burst stimulation in the treatment of psychiatric disorders: a review of the literature. J Nerv Ment Dis 205(11):823–839
36. Lenoir C, Algoet M, Vanderclausen C, Peeters A, Santos SF, Mouraux A (2018) Report of one confirmed generalized seizure and one suspected partial seizure induced by deep continuous theta burst stimulation of the right operculo-insular cortex. Brain Stimul 11(5):1187–1188
37. Oberman LM, Pascual-Leone A (2009) Report of seizure induced by continuous theta burst stimulation. Brain Stimul 2(4):246–247
38. Oberman L, Edwards D, Eldaief M, Pascual-Leone A (2011) Safety of theta burst transcranial magnetic stimulation: a systematic review of the literature. J Clin Neurophysiol 28(1):67–74
39. Mendlowitz AB, Shanbour A, Downar J, Vila-Rodriguez F, Daskalakis ZJ, Isaranuwatchai W et al (2019) Implementation of intermittent theta burst stimulation compared to conventional repetitive transcranial magnetic stimulation in patients with treatment resistant depression: a cost analysis. PLoS One 14(9):e0222546

Beschleunigte und intensive rTMS-Behandlungsprotokolle 10

Zusammenfassung

Beschleunigte und intensive TMS-Protokolle wurden entwickelt, um schnellere, effizientere oder umfangreichere antidepressive klinische Reaktionen zu erzielen. Bis heute wurden verschiedene Studien durchgeführt, in denen Behandlungen auf einer 2-mal täglichen Basis oder in intensiveren Zeitplänen untersucht wurden, einschließlich solcher, bei denen ein vollständiger Behandlungsverlauf in 1 Woche oder weniger zusammengefasst wurde. Die bisher durchgeführten Untersuchungen deuten darauf hin, dass derartige Verfahren eine antidepressive Wirksamkeit haben können, aber uns fehlen umfangreiche große Nichtunterlegenheits- oder große scheinstimulationskontrollierte Studien, die erforderlich wären, um die Einführung derartiger Behandlungsprotokolle in die klinische Praxis zu ermöglichen.

10.1 Einführung

Eine der klinisch herausfordernden Aspekte der rTMS-Behandlung ist, dass ein typischer Therapieverlauf mindestens 4 Wochen und in der Regel länger dauert. Dies, zusammen mit der Notwendigkeit täglicher Behandlungssitzungen, führt zu beträchtlichen Behandlungskosten, erheblichen Unannehmlichkeiten für die Patienten und langsamer Akkumulation klinischer Vorteile, wenn die Maßnahme erfolgreich ist. Dies macht die Verwendung von TMS zur Therapie von Patienten, die eine schnelle Behandlungsreaktion benötigen, z. B. beim Vorhandensein signifikanter Suizidgedanken, recht problematisch.

Aus diesen Gründen besteht ein erhebliches Interesse an rTMS-Protokollen, bei denen versucht wird, die zur Erzielung klinischer Vorteile erforderliche Behandlungsdauer zu verkürzen. Insgesamt wurden diese Ansätze von mehreren sich überschneidenden Motivationen angetrieben:

P. B. Fitzgerald und Z. J. Daskalakis, *rTMS-Behandlung bei Depressionen*,
https://doi.org/10.1007/978-3-031-52844-6_10

1. Um das klinische Ansprechen auf die rTMS-Therapie zu beschleunigen.
2. Um die Anzahl der Tage zu reduzieren, an denen Patienten zur Therapie erscheinen müssen, um diese effizienter und kostengünstiger zu gestalten.
3. Um die Behandlungseffizienz durch die Bereitstellung intensiverer Therapie zu erhöhen.

Bei der Entwicklung dieser beschleunigten oder intensivierten Protokolle wurden verschiedene Ansätze verfolgt. Im weitesten Sinne können diese eingeteilt werden in Verfahren, bei denen die Behandlung 2-mal täglich durchgeführt wird, und Protokolle, die noch intensiver sind. Der Begriff beschleunigte rTMS wird oft verwendet, um Studien in diesem Bereich zu beschreiben, obwohl er Ansätze, die darauf abzielen, die Geschwindigkeit des Ansprechens auf die Behandlung zu erhöhen, mit solchen vermischt, die darauf abzielen, deren Wirksamkeit zu erhöhen oder deren Effizienz zu verbessern. Es ist zu beachten, dass Studien zur beschleunigten Stimulation mit niedrigfrequenter (ausschließlich 1 Hz), hochfrequenter (sowohl 10 als auch 20 Hz) und Theta-Burst-Stimulation durchgeführt wurden.

10.2 Wiederholte transkranielle Magnetstimulation 2-mal täglich

Die rTMS wurde in Protokollen mit 2-mal täglicher Applikation hauptsächlich mit hohen Frequenzen angewendet, obwohl Tor et al. sehr begrenzte antidepressive Wirkungen von hauptsächlich 2 Sitzungen mit 1-Hz-Stimulation des rechten DLPFC (900 Impulse pro Sitzung) in einer kleinen Gruppe von 7 Patienten mit behandlungsresistenter Depression [1] beschrieben.

In der ersten Studie mit 2 Sitzungen (1500 Impulse pro Sitzung) von 10-Hz-Stimulation pro Tag für 10 Behandlungstage wurden nur begrenzte antidepressive Effekte festgestellt [2]. In einer zweiten Studie mit 2-mal täglicher Behandlung mit einer Vielzahl verschiedener Stimulationsstärken wurden keine individuellen Unterschiede zwischen den Stimulationsintensitäten berichtet [3]. Erhebliche Behandlungseffekte wurden in neueren Studien beobachtet. Zum Beispiel wurden größere Effekte und therapeutische Vorteile mit 2-mal statt 1-mal täglicher rTMS im Vergleich zu Patienten mit Scheinstimulation gesehen [4]. Aus dieser Untersuchung kann jedoch nicht geschlossen werden, dass die 2-mal tägliche Behandlung effektiver war als die 1-mal tägliche. Die Gesamtdosis der Patienten mit 2-mal täglicher Anwendung war doppelt so hoch wie die bei den 1-mal täglich behandelten Probanden, was den direkten Vergleich unmöglich macht.

In 2 retrospektiven Studien wurden die Reaktion auf 1- bzw. 2-mal tägliche Behandlung untersucht und ein schnelleres, aber nicht stärkeres therapeutisches Ansprechen mit 2-mal täglicher Behandlung beschrieben [5, 6]. Eine kürzlich durchgeführte offene Analyse fand ausgeprägtere Reaktionen auf ein 2-mal tägliches Protokoll bei älteren im Vergleich zu jüngeren Patienten, ohne dass Sicherheitsprobleme in der älteren Gruppe auftraten [7]. Eine zweite offene Analyse präsentierte Daten von 27 Patienten, die mit 2-mal täglicher Therapie behandelt worden waren. Von ihnen remittierten 37%, und 56 % wurden als Responder klassifiziert [8]. Schließlich berichtete eine 3. offene Studie bei 24 Patienten über signifikante antidepressive Vorteile, aber keine Veränderungen bei einer Reihe von Entscheidungs- und Impulskontrollaufgaben [9].

In einer Publikation wurden 2-mal tägliche TBS-Behandlungen von 12 Patienten mit bipolarer Depression und Scheinbehandlungen von 14 Probanden in 30 Sitzungen über 15 Tage verglichen [10]. Die Ansprech- und Remissionsraten waren in der Gruppe mit tatsächlicher Stimulation numerisch höher als in der scheinstimulierten Gruppe (72 % vs. 42 % für das Ansprechen, 42 % vs. 25 % für die Remission), aber diese Unterschiede erreichten keine Signifikanz, was angesichts der kleinen Stichprobengröße nicht überraschend ist.

10.2.1 Zusammenfassung und klinische Empfehlungen

Obwohl die bisher durchgeführten Studien darauf hindeuten, dass es antidepressive Wirkungen von rTMS gibt, wenn sie 2-mal täglich appliziert wird, unterstützt die bisher verfügbare Evidenz nicht den routinemäßigen Einsatz dieser Stimulationsform. Uns fehlen umfangreiche scheinstimulationskontrollierte Daten oder eine große Nichtunterlegenheitsstudie. Es gibt keinen Hinweis darauf, dass mit einer 2-mal täglichen Behandlung ein stärkeres klinisches Ansprechen erzielt wird als mit 1-mal täglicher Applikation, wenn die gleiche Anzahl von Stimulationssitzungen verwendet wird.

10.3 Intensive oder beschleunigte wiederholte transkranielle Magnetstimulation

In einer zunehmenden Anzahl von Studien wurde der Einsatz intensiverer Protokolle geprüft, die normalerweise als „beschleunigt" bezeichnet werden. Es ist jedoch bemerkenswert, dass es bisher nicht viele Beweise dafür gibt, dass diese Protokolle eine wesentlich schnellere klinische Reaktion hervorrufen. Die erste dieser Studien bot 15 niedrigdosierte TMS-Sitzungen innerhalb eines 2-Tages-Zeitraums in einer Gruppe von Patienten an, die gleichzeitig in ein stationäres Programm aufgenommen wurden [11]. Bei den 14 behandelten Patienten wurde eine Ansprechrate von 43 % am Ende der Behandlung und 36 % bei der Nachuntersuchung nach 6 Wochen festgestellt.

Dieser Studie folgten 2 Cross-over-Studien, eine mit Standard-rTMS und eine mit iTBS, die unterstützende Beweise dafür lieferten, dass eine beschleunigte Behandlung machbar und sicher ist und klinischen Nutzen bringen könnte [12, 13], obwohl der Cross-over-Charakter der Arbeiten die Interpretation der Ergebnisse etwas erschwerte.

In mehreren anderen kleinen Studien wurden Formen der beschleunigten Behandlung untersucht, die hauptsächlich Informationen bezüglich deren

Durchführbarkeit statt deren Wirksamkeit lieferten. Dardenne et al. boten einer Gruppe von 10 älteren Probanden 20 Sitzungen über 4 Tage mit 20-Hz-Stimulation an [14]. George et al. boten 20 suizidalen Patienten mit PTBS oder leichter traumatischer Hirnverletzung 9 Behandlungssitzungen über 3 Tage an (im Vergleich zu 21, die eine Scheinstimulation erhielten, [15]). Es gab insgesamt keinen Unterschied in der Reduktion der Suizidgedanken zwischen den beiden Gruppen, obwohl in derjenigen mit aktiver Behandlung die Schwere der Suizidgedanken schneller geringer zu werden schien.

In einer deutlich größeren Studie verglichen wir direkt das Ansprechen auf einen intensiven TMS-Zeitplan mit 4 Wochen/20 Behandlungen mit dem auf 1-mal tägliche Standard-rTMS [16]. Patienten in der intensiver behandelten Gruppe erhielten 3 Sitzungen pro Tag für 3 Tage in der 1., 3 Sitzungen pro Tag für 2 Tage in der 2. und 1 Sitzung pro Tag für 1 Tag in der 3. Woche. Die Gesamtimpulszahl war in beiden Gruppen gleich. In dieser Studie wurden 125 Patienten randomisiert. Es gab keine signifikanten Unterschiede im Gesamtergebnis zwischen den Gruppen mit beschleunigter bzw. Standardbehandlung. Eine beschleunigte Behandlung war jedoch nicht mit einer schnelleren Abnahme der depressiven Symptome verbunden.

Wir strukturierten unser Behandlungsprotokoll mit zusätzlichen Behandlungstagen in der 2. und 3. Woche, nachdem wir 2 Pilotstudien durchgeführt hatten, in denen die Behandlung nur innerhalb 1 Woche durchgeführt worden war. Bei den Patienten in diesen Pilotstudien beobachteten wir ein signifikante früheres Auftreten von Rückfällen, was uns motivierte, einen etwas längere, aber weniger intensive Komponente in den Behandlungsverlauf aufzunehmen. Bei der 1-Monats-Nachuntersuchung zeigten die Patienten in der beschleunigten Gruppe in der größeren Studie [16] keine Anzeichen für eine höhere frühe Rückfallrate im Vergleich zu denen, die 4 Wochen tägliche Behandlungen erhielten.

Wir setzten diese Untersuchungen kürzlich mit einer Studie mit iTBS und einer ähnlichen Methode fort, obwohl die Gruppe mit beschleunigter Behandlung einen weiteren Behandlungstag in der 4. Woche erhielt [17]. In einer zweiten Studie verbesserten sich die Patienten, die die intensive iTBS-Behandlung erhielten, in demselben Maße wie diejenigen, die 4 Wochen Standard-10-Hz-Stimulation erhielten, wobei die Reaktion ebenfalls nicht schneller eintrat. Bemerkenswert ist, dass die Bereitstellung von iTBS auf diese Weise viel effizienter war und, laut Einzelfallberichten, von den Patienten besser akzeptiert wurde.

In einer kleinen Anzahl anderer Studien wurden intensive TBS-Protokolle eingesetzt. Eine offene Studie beschrieb die Bereitstellung von 20 Sitzungen über 8 Tage bei 9 Patienten mit MDD und berichtete über 5 Behandlungsansprecher [18]. Eine zweite offene Studie bot 20 iTBS-Sitzungen über 5 Tage an und fand eine sehr hohe Remissionsrate von über 90 %,wobei alle 31 Patienten Berichten zufolge eine Remission ihrer Suizidgedanken erreichten [19]. Dem folgte eine Publikation derselben Arbeitsgruppe über die Behandlung von 6 Patienten mit ebenfalls sehr guten Ansprech- und Remissionsraten [20]. Bemerkenswert ist, dass die insgesamt in diesen Therapiesitzungen bereitgestellte Dosis sehr hoch war und die Behandlung gezielt mit Ruhezustands-fMRT erfolgte.

10.4 Zusammenfassung und klinische Empfehlungen

Es gibt begrenzte, aber neue Daten, die den Einsatz von beschleunigten Formen von rTMS und TBS unterstützen. Es mangelt jedoch an aussagekräftigen Vergleichsstudien, abgesehen von 2 Arbeiten, die rTMS oder TBS mit einer täglichen Standard-rTMS-Behandlung über 4 Wochen verglichen. Keine dieser Studien war ausreichend, um die Nichtunterlegenheit festzustellen, und bisher gibt es keine großen scheinstimulationskontrollierten Studien, die eine weit verbreitete klinische Implementierung unterstützen würden. Derzeit sollten beschleunigte Behandlungsprotokolle als experimentell betrachtet und fast ausschließlich im Forschungskontext verwendet werden.

Literatur

1. Tor PC, Galvez V, Goldstein J, George D, Loo CK (2016) Pilot study of accelerated low-frequency right-sided transcranial magnetic stimulation for treatment-resistant depression. J ECT 32(3):180–182
2. Loo CK, Mitchell PB, McFarquhar TF, Malhi GS, Sachdev PS (2007) A sham-controlled trial of the efficacy and safety of twice-daily rTMS in major depression. Psychol Med 37(3):341–349
3. Szuba MP, O'Reardon JP, Rai AS, Snyder-Kastenberg J, Amsterdam JD, Gettes DR et al (2001) Acute mood and thyroid stimulating hormone effects of transcranial magnetic stimulation in major depression. Biol Psychiatry 50(1):22–27
4. Theleritis C, Sakkas P, Paparrigopoulos T, Vitoratou S, Tzavara C, Bonaccorso S et al (2017) Two versus one high-frequency repetitive transcranial magnetic stimulation session per day for treatment-resistant depression: a randomized sham-controlled trial. J ECT 33(3):190–197
5. Modirrousta M, Meek BP, Wikstrom SL (2018) Efficacy of twice-daily vs once-daily sessions of repetitive transcranial magnetic stimulation in the treatment of major depressive disorder: a retrospective study. Neuropsychiatr Dis Treat 14:309–316
6. Schulze L, Feffer K, Lozano C, Giacobbe P, Daskalakis ZJ, Blumberger DM et al (2018) Number of pulses or number of sessions? An open-label study of trajectories of improvement for once- vs. twice-daily dorsomedial prefrontal rTMS in major depression. Brain Stimul 11(2):327–336
7. Desbeaumes Jodoin V, Miron JP, Lesperance P (2019) Safety and efficacy of accelerated repetitive transcranial magnetic stimulation protocol in elderly depressed unipolar and bipolar patients. Am J Geriatr Psychiatry 27(5):548–558
8. McGirr A, Van den Eynde F, Tovar-Perdomo S, Fleck MP, Berlim MT (2015) Effectiveness and acceptability of accelerated repetitive transcranial magnetic stimulation (rTMS) for treatment-resistant major depressive disorder: an open label trial. J Affect Disord 173:216–220
9. Tovar-Perdomo S, McGirr A, Van den Eynde F, Rodrigues Dos Santos N, Berlim MT (2017) High frequency repetitive transcranial magnetic stimulation treatment for major depression: dissociated effects on psychopathology and neurocognition. J Affect Disord 217:112–117
10. Bulteau S, Beynel L, Marendaz C, Dall'Igna G, Pere M, Harquel S et al (2019) Twice-daily neuronavigated intermittent theta burst stimulation for bipolar depression: a randomized sham-controlled pilot study. Neurophysiol Clin 49(5):371–375
11. Holtzheimer PE III, McDonald WM, Mufti M, Kelley ME, Quinn S, Corso G et al (2010) Accelerated repetitive transcranial magnetic stimulation for treatment-resistant depression. Depress Anxiety 27(10):960–963

12. Baeken C, Vanderhasselt MA, Remue J, Herremans S, Vanderbruggen N, Zeeuws D et al (2013) Intensive HF-rTMS treatment in refractory medication-resistant unipolar depressed patients. J Affect Disord 151(2):625–631
13. Desmyter S, Duprat R, Baeken C, Van Autreve S, Audenaert K, van Heeringen K (2016) Accelerated intermittent theta burst stimulation for suicide risk in therapy-resistant depressed patients: a randomized, sham-controlled trial. Front Hum Neurosci 10:480
14. Dardenne A, Baeken C, Crunelle CL, Bervoets C, Matthys F, Herremans SC (2018) Accelerated HF-rTMS in the elderly depressed: a feasibility study. Brain Stimul 11(1):247–248
15. George MS, Raman R, Benedek DM, Pelic CG, Grammer GG, Stokes KT et al (2014) A two-site pilot randomized 3 day trial of high dose left prefrontal repetitive transcranial magnetic stimulation (rTMS) for suicidal inpatients. Brain Stimul 7(3):421–431
16. Fitzgerald PB, Hoy KE, Elliot D, Susan McQueen RN, Wambeek LE, Daskalakis ZJ (2018) Accelerated repetitive transcranial magnetic stimulation in the treatment of depression. Neuropsychopharmacology 43(7):1565–1572
17. Fitzgerald PB, Chen L, Richardson K, Daskalakis ZJ, Hoy KE (2020) A pilot investigation of an intensive theta burst stimulation protocol for patients with treatment resistant depression. Brain Stimul 13(1):137–144
18. Brocker E, van den Heuvel L, Seedat S (2019) Accelerated theta-burst repetitive transcranial magnetic stimulation for depression in South Africa. S Afr J Psychiatry 25:1346
19. Cole E, Stimpson K, Bentzley B, Gulser M, Cherian K, Tischler C et al (2019) Stanford accelerated intelligent neuromodulation therapy for treatment-resistant depression (SAINT-TRD). Brain Stimul 12(2):402
20. Williams N, Sudheimer K, Bentzley B, Pannu J, Stimpson K, Duvio D et al (2018) High-dose spaced theta-burst TMS as a rapid-acting antidepressant in highly refractory depression. Brain 141(3):e18

11 Lokalisierung und Festlegung des rTMS-Zielortes zur Behandlung von Depressionen

Zusammenfassung

Die rTMS-Therapie bei Depressionen beinhaltet typischerweise die Stimulation des dorsolateralen präfrontalen Kortex (DLPFC), am häufigsten auf der linken Seite. Es gibt jedoch eine Vielzahl von Methoden, die im Laufe der Zeit zur Lokalisierung des DLPFC und des tatsächlichen Zielorts innerhalb desselben entwickelt wurden. Es ist wichtig, die tatsächliche Zielstelle, die im Fokus der Behandlung steht, die Methode, die zur exakten Stimulation des Zielorts verwendet wird, sowie die Prozesse zur Sicherstellung, dass die TMS-Spule an Ort und Stelle bleibt und eine zielgerichtete Stimulation während der gesamten Behandlung gewährleistet, zu berücksichtigen. Die F3-Strahl-Methode („Beam F3") und die modifizierte 5–6-cm-Regel sind die am häufigsten in der klinischen Praxis verwendeten Methoden zur Ausrichtung der Spule, aber es besteht ein zunehmendes Interesse an der Verwendung von Neuronavigationswerkzeugen, basierend auf der Gehirnstruktur sowie der funktionellen Magnetresonanztomografie im Ruhezustand.

11.1 Einführung

In den meisten klinischen Studien mit rTMS wurde eine relativ einfache Methode zur Lokalisierung des dorsolateralen präfrontalen Kortex (DLPFC) verwendet. Diese beinhaltet die Ortsbestimmung der Stelle des motorischen Kortex für Handmuskeln und dann das Abmessen von 5 cm anterior in einer parasagittalen Linie über der Kopfoberfläche (5-cm-Methode, s. Kap. 12, [1]). Forschungen ergaben jedoch, dass dies bei einem signifikanten Prozentsatz der Patienten wahrscheinlich ungenau ist [2]: Tatsächlich erhalten möglicherweise die meisten Patienten mit diesem Ansatz keine Stimulation im tatsächlich DLPFC.

P. B. Fitzgerald und Z. J. Daskalakis, *rTMS-Behandlung bei Depressionen*,
https://doi.org/10.1007/978-3-031-52844-6_11

Mehrere alternative Verfahren zur Ermittlung des Zielortes kommen infrage, meist werden verschiedene Formen der Neuronavigation verwendet. Diese erfordern in der Regel die Koregistrierung der Position des Kopfes mit einer Art digitalisiertem Gehirnscan. Für diese Art der Koregistrierung stehen mehrere Hardwareansätze zur Verfügung, die die Position des Kopfes im dreidimensionalen Raum entweder mit magnetischen Feldern, Infrarotlicht oder anderen Formen der optischen Lokalisierung verfolgen. Dabei wird der Kopf einer Person im dreidimensionalen Raum mit einem zuvor durchgeführten Gehirnscan, normalerweise einem MRT, koregistriert. Die Hardware wird dann verwendet, um den Ort auf der Kopfoberfläche zu finden, der der Stelle auf dem MRT-Scan entspricht, die der Bediener für die rTMS-Behandlung anvisieren möchte.

Obwohl Forschungsresultate eindeutig darauf hinweisen, dass die 5-cm-Methode für die Zielsetzung der rTMS des DLPFC suboptimal ist, wurde nur in wenigen Studien der Wert alternativer Ansätze direkt untersucht. Ein Faktor, der diese Kapazität einschränkt, ist die genaue Kenntnis darüber, wo im DLPFC man die Stimulation tatsächlich ansetzen sollte (Box 11.1). Tatsächlich gibt es mehrere ganz unterschiedliche Überlegungen bei der Entwicklung einer Zielstrategie:

1. Was ist das optimale Ziel für die Behandlung?
2. Wie stellen wir sicher, dass die Spule genau auf dieses Ziel ausgerichtet ist?
3. Wie gewährleisten wir, dass die Spule dieses Ziel während einer Sitzung und über mehrere Sitzungen hinweg konsistent anvisiert?

Box 11.1 rTMS-Behandlungsziele im DLPFC

- Generischer DLPFC
- Anatomische Ortsbestimmung
  - Koordinatenbasiert
  - Schnittstelle von BA9 und BA46 (BA: Brodmann-Areal)
  - Mittleres Drittel des mittleren Frontallappens
  - Grenze zwischen mittlerem und vorderem Drittel des mittleren Frontallappens
- Funktionelle Ortsbestimmung
  - Ort des abnormalen Stoffwechsels oder Blutflusses auf PET- oder SPECT-Bildern (SPECT: Einzelphotonenemissionscomputertomografie [„single photon emission computed tomography“])
  - Konnektivitätsbasierte Zielsetzung – Ort der stärksten Antikorrelation mit dem subgenualen anterioren cingulären Kortex bei Ruhezustands-fMRT-Scans
  - Zielsetzung von funktionellen Schaltkreisen: z. B. vorderer Teil des exekutiven/kortikalen Kontrollnetzwerks

11.2 Auswahl eines Stimulationsziels

Das ursprüngliche TMS-Ziel für Studien zur Depression, das erstmals Mitte der 1990er-Jahre entwickelt wurde, war der linke präfrontale Kortex. Es wurde vorgeschlagen, dass die 5-cm-Methode hauptsächlich zur Stimulation des DLPFC führen würde, der typischerweise durch die Brodmann-Areale (BA) 46 und 9 repräsentiert wird [3, 4]. Auf diese Gehirnregion wiesen Neuroimagingstudien mit Techniken wie der Einzelphotonencomputer- (SPECT) und der Positronenemissionstomografie (PET, [5, 6]) hin, die Anomalien in der Perfusion oder im Stoffwechsel aufzeigten, die bei Depression unabhängig von der zugrunde liegenden Ursache auftraten und sich bei erfolgreicher Therapie auflösten oder reduzierten. Es schien auch einen Zusammenhang zwischen der Schwere der frontalen Hypometabolie und der der Depressionssymptome zu geben [6].

In Wirklichkeit jedoch verfügen PET- und SPECT-Studien nur über eine begrenzte anatomische Auflösung und liefern kein spezifisches Behandlungsziel, sicherlich nicht auf der Ebene der Definition einer Unterregion des DLPFC selbst, der tatsächlich anatomisch recht groß ist.

In Bezug auf die strukturelle Neuroanatomie wurden die Grenzen des DLPFC ursprünglich von Brodmann anhand der Dissektion eines einzelnen Gehirns in den 1900er-Jahren (Bereiche 9 und 46) beschrieben. Diese Regionen erstrecken sich relativ ausgedehnt über die oberen, mittleren und unteren Frontallappen. Eine Neudefinition der Bereiche 9 und 46 auf der Grundlage der Dissektion mehrerer Gehirne ergab einen enger begrenzten Bereich [7]. In dieser Neudefinition ist Areal 9 hauptsächlich im oberen Frontallappen über eine Ausdehnung von etwa 2,5 cm lokalisiert. Bereich 46 erstreckt sich über den mittleren Teil des mittleren Frontallappens mit einer a.-p. Ausdehnung von etwa 2 cm. Das Gesamtvolumen des DLPFC auf der Grundlage dieser engeren Definition übersteigt jedoch immer noch den Bereich, der wahrscheinlich durch Standard-TMS-Spulen stimuliert wird.

11.2.1 Anatomische Ortsbestimmung

Der Ansatz, der aus rein anatomischer Sicht am meisten in Betracht gezogen wurde, bestand daraus, auf der Grundlage dieser engeren Definition zu versuchen, etwas in der Nähe der Verbindung von BA9 und 46 anzuvisieren, was eine Stimulation eines erheblichen Anteils des auf diese Weise definierten DLPFC bewirken sollte. Hierzu würde man einen strukturellen MRT-Scan und ein spezifisches Koordinatensystem oder anatomische Landmarken verwenden. Beim letzteren Ansatz würde die Stimulationsspule so platziert werden, dass sie ein gewisses Maß an relevanter Stimulation beider Regionen gewährleisten würde.

In einer vorherigen Studie wurde speziell dieser Ansatz verwendet, um eine koordinatenbasierte Lokalisierung (Talairach-Koordinaten −45, 45, 35) anzuvisieren, und es wurde festgestellt, dass die Stimulation dieser Stelle anscheinend größere antidepressive Effekte erzeugte als die, die mit einer Stimulation auf Grundlage der 5-cm-Methode erreicht wurden [8].

Auch ein Ansatz, der anatomische Landmarken verwendet, um die ungefähre Verbindung von BA9 und BA46 auf MRT-Bildern zu lokalisieren, wurde entwickelt und in einem kommerziell erhältlichen, neuronavigationsbasierten TMS-System übernommen [9]. Ein solches Vorgehen wurde in einer kürzlich durchgeführten Studie getestet, die eine Behandlung, die auf die Verbindung zwischen dem mittleren und vorderen Drittel des mittleren Frontalgyrus abzielte, mit einer, die die F3-EEG-Position anvisierte, verglich [10]. Diese Studie ergab keine signifikanten Unterschiede zwischen gezielten und nicht gezielten Behandlungen, wobei dies auf eine Reihe von Faktoren zurückzuführen sein könnte. Erstens wurde die Behandlung stationär durchgeführt, wobei wahrscheinlich starke unspezifische Effekte in den Gruppen vorlagen. Vielleicht noch wichtiger ist, dass die Verwendung der F3-EEG-Lokalisierungsmethode als Kontrollbedingung wahrscheinlich bedeutet hätte, dass es wenig Variation zwischen den Behandlungsorten geben würde, die in den beiden Gruppen anvisiert wurden. Diese Vorstellung wird durch die berichteten Teilanalysen unterstützt, dass es keinen Unterschied in dem bewerteten E-Feld in der neuronavigatorischen Zielregion zwischen den beiden Gruppen gab, was zu einer erheblichen Überlappung der Stimulationseffekte an den beiden Behandlungsstellen führte.

11.2.2 Funktionelle Ortsbestimmung

Zusätzlich zu diesem Ansatz, die Verbindung zwischen BA9 und BA46 anzuvisieren, wurde in verschiedenen Forschungsrichtungen versucht, zu überprüfen, ob innerhalb des DLPFC ein spezifisches Ziel identifiziert werden kann, das sich als bessere Alternative erweisen könnte. Angesichts der Tatsache, dass es sich beim DLPFC um ein relativ großes Areal handelt, könnte in einem zweiten neuronavigatorischen Ansatz die Stimulation auf der Grundlage von Kenntnissen aus der funktionellen Bildgebung auf diejenigen Regionen innerhalb des DLPFC ausgerichtet werden, die in depressiven Zuständen bekanntermaßen abnorm aktiv sind. In zahlreichen funktionellen Neuroimagingstudien mit PET und fMRT wurden Gehirnbereiche untersucht, die bei Depression beteiligt sein könnten: Regionen, die sich mit erfolgreicher medikamentöser Behandlung ändern, und Regionen, die durch verschiedene emotionale und kognitive Aufgaben aktiviert werden. Leider resultierten aus diesen Studien relativ vielfältige Ergebnisse, die etwas schwer einzuordnen sind.

In dem Versuch, einige dieser Resultate so zusammenzufassen, dass sie für die Überlegungen bezüglich eines Behandlungszielorts nützlich wären, führten wir mehrere Metaanalysen durch, in denen die Ergebnisse von Studien mit unterschiedlichen Methoden (einschließlich Ruhestudien, Studien über die Wirkung einer antidepressiven Behandlung und von emotionaler oder kognitiver Aufgabeninduktion) gruppiert wurden, um ein konsistentes oder gemeinsames

Stimulationsziel zu ermitteln [11, 12]. Wir fanden eine Reihe von Clustern im DLPFC sowohl der linken als auch der rechten Hemisphären. Das größte identifizierte Cluster – tatsächlich eine Zunahme der Aktivität bei erfolgreicher antidepressiver Medikamentenbehandlung – befand sich relativ posterior im linken DLPFC (zentriert auf die Talairach-Koordinaten −36, 18, 32). Dies stimmt einigermaßen mit dem Bereich des DLPFC überein, der traditionell mit der 5-cm-Methode anvisiert werden würde. In einer Studie bezüglich dieser 5-cm-Lokalisierung wurden die entsprechenden Koordinaten als −40, 18 und 49 identifiziert (umgewandelt aus MNI-Koordinaten [MNI: Montreal Neurological Institute] in [13]).

In mehreren Studien wurde versucht, die Behandlung auf der Grundlage von Bereichen mit Hypometabolismus im PET-Scan gezielt einzusetzen [14, 15]. Dabei wurde im Allgemeinen kein verbessertes Ansprechen auf diese PET-Metabolismus-basierte Therapie festgestellt, obwohl Paillère Martinot et al. [15] die Vorstellung unterstützten, den DLPFC auf der Grundlage struktureller Neuroimagingdaten anzuvisieren.

Ein alternativer Ansatz unter Verwendung von Neuroimaging beinhaltet die Analyse funktioneller Bildgebungsdaten, diesmal unter Einsatz der Konnektivitätsanalyse von fMRT-Daten im Ruhezustand. Dieser Ansatz, entwickelt von Fox et al., basiert auf der Identifizierung der Region im DLPFC mittels Konnektivitätsanalyse, die am wenigsten mit der Aktivität im subgenualen anterioren cingulären Kortex (SGACC [„subgenual anterior cingulate cortex"]) korreliert [13]. Diese Forschungsrichtung begann mit der Identifizierung des Ortes der stärksten Antikorrelation, die in einer Gruppe von Probanden gefunden wurde, anschließend wurde untersucht, in welcher Beziehung dieser Ort mit derjenigen Stelle steht, die in einer Vielzahl von rTMS-Depressionsstudien anvisiert wird [13, 16]. Es wurde eine positive Beziehung zwischen der Nähe der tatsächlichen zur vorgeschlagenen „optimalen" antikorrelierten Stimulation und klinischen Ergebnissen der rTMS-Behandlung gefunden. Anschließend wurde diese Beziehung in einer unabhängigen Kohorte repliziert [17]. Insbesondere war die antidepressive Wirksamkeit der rTMS-Behandlung signifikant mit der DLPFC-SGACC-Konnektivität verbunden, wenn funktionelle Konnektivitätskarten von einer Gruppe depressiver Patienten oder einer großen Gruppe gesunder Individuen verwendet wurden. Darüber hinaus gab es in dieser Studie eine stärkere Beziehung zwischen Behandlungsreaktion und Konnektivität, wenn Letztere durch Analyse der einzelnen konnektivitätsbezogenen Stimulationsorte jedes Patienten berechnet wurde, als wenn ein Gruppendurchschnitt der Stimulationsorte verwendet wurde. Ein individualisierter Ansatz unter Verwendung dieser Methoden wurde in einer kürzlich erschienenen Studie zur beschleunigten Theta-Burst-Stimulation übernommen, in der sehr hohe klinische Ansprechraten festgestellt wurden, aber da es in diesem Protokoll mehrere neuartige Merkmale gab, ist es schwierig, zu entscheiden, ob die Zielführungsmethode zu den ausgezeichneten Ergebnissen beigetragen hatte [18].

Es ist wichtig, dass die in diesen konnektivitätsbasierten Studien identifizierte Stimulationsstelle tendenziell signifikant anteriorer und lateraler liegt als die mit der 5-cm-Methode oder anderen Zielführungsansätzen identifizierte. Dieser Befund steht in Übereinstimmung mit einer vorherigen Studie zur Beziehung zwischen klinischer Reaktion und Spulenposition, deren Resultate nahelegten, dass eine mehr anteriore und mehr laterale Position mit einem höheren Grad an klinischer Reaktion assoziiert ist [19], und einer zweiten großen randomisierten Untersuchung mit schlechten Ergebnissen mit den am weitesten posterior gelegenen Spulenpositionen [20].

11.3 Gibt es nur ein optimales Ziel?

Obwohl ein Großteil dieser Forschung auf der Idee basiert, dass es ein optimales Behandlungsziel gibt, entweder auf Gruppen- oder individueller Patientenebene, könnte es durchaus sein, dass mehrere potenziell optimale Stimulationsziele existieren. Eine kürzlich durchgeführte Studie, in der mehrere MRT- und klinische Datensätze analysiert wurden, um die Beziehung zwischen den mit rTMS induzierten Veränderungen und spezifischen Symptomen der Depression und denen der Veränderungen in der funktionellen Bildgebung zu untersuchen, die bei der Konnektivitätsanalyse beobachtet wurden [21], fand 2 diskrete Cluster depressiver Symptome, deren Besserung mit einer Stimulation an 2 vollkommen unterschiedlichen Zielorten assoziiert war.

Eines dieser Symptomcluster wurde als „dysphorisch" bezeichnet und reagierte am besten, wenn die TMS an einem recht anterior-lateralen Zielort angewendet wurde, der dem in den zuvor diskutierten DLPFC-SGACC-Konnektivitätsstudien beobachteten nahe kam. Die zweite Gruppe von Symptomen, als „anxiosomatisch" bezeichnet – hauptsächlich bestehend aus Angst und somatischen Symptomen – verbesserte sich mit einer Stimulation an einem viel mehr posterior und etwas mehr medial gelegenen Zielort, viel näher an der Stelle, an der man bei einer mit der 5-cm-Methode lokalisierten Behandlung eine Stimulation erwarten würde.

Basierend auf dieser Analyse ist es möglich, dass die Ansprechraten in verschiedenen klinischen Studien mit unterschiedlichen Zielen durch die Ausrichtung auf diese beiden Standorte beeinflusst wurden. Insbesondere hätten frühe Studien, mit mittels 5-cm-Methode identifizierten Zielorten, zu einer signifikanten Verbesserung der sog. anxiosomatischen Symptome geführt, während neuere Studien, die die anterioren Zielstellen anvisierten, möglicherweise mehr die dysphorischen Symptomcluster verbesserten.

Insofern könnte jeder Zielansatz lediglich eine optimale Stimulation in einer Untergruppe von Patienten erzeugen. Einige Unterstützung für diese Vorstellung stammt aus Studien, die sich mit der Variabilität der optimalen Stelle der DLPFC-SGACC-Konnektivität zwischen den Individuen beschäftigten [22]. Eine kürzliche Analyse ergab, dass das optimale DLPFC-SGACC-konnektivitätsbasierte Stimulationsziel für einzelne Probanden im gesamten DLPFC erheblich variierte, wobei optimale Positionen sowohl in den eher posterioren als auch in den mehr anterioren Regionen lokalisiert waren, die von Siddiqi et al. identifiziert worden waren [21]. Es könnte durchaus sein, dass die Behandlungsantworten unabhängig vom Behandlungsziel moderat blieben, weil bei jedem nicht personalisierten Ziel, sei es mehr posterior oder mehr anterior gelegen, nur eine Untergruppe von Patienten eine optimale Stimulation erhält.

11.4 Wie bestimmen wir die Behandlungszielorte im DLPFC?

Wie in Tab. 11.1 zusammengefasst, gibt es jetzt eine Vielzahl von Möglichkeiten zur Ermittlung der Ausrichtung der TMS-Spule auf das für die Behandlung gewählte Ziel. Der erste Ansatz zur Zielortbestimmung war die sog. 5-cm-Methode, die in den ersten rTMS-Depressionsstudien und den meisten Untersuchungen bis in die späten 2000er-Jahre verwendet wurde, einschließlich der wegweisenden Neuronetics-Studie, die zur Gerätezulassung in den USA und schließlich in vielen anderen Ländern führte (Box 11.2). Es wurde jedoch recht früh in der Entwicklung der rTMS-Methoden erkannt, dass dieser Ansatz zu einem ziemlich posterior gelegenen Zielort relativ zum DLPFC führen würde und bei vielen Patienten zur Stimulation des prämotorischen, nicht des dorsolateralen präfrontalen Kortex. Wie oben erwähnt, wurde in mehrere Studien danach vorgeschlagen, dass ein mehr anterior gelegenes Stimulationsziel (und vielleicht mehr laterales) wahrscheinlich eine effektivere Reaktion hervorrufen würde [19, 20].

Tab. 11.1 Vor- und Nachteile verschiedener Methoden zur Spulenlokalisierung

Methode	Vorteile	Nachteile
5-cm-Methode	In vielen Studien verwendet, einschließlich der wegweisenden Neuronetics-Studie Einfach und kostengünstig	Lokalisiert bei vielen Probanden nicht zum wahren DLPFC
6- oder 7-cm-Methode	In Multisite- und kleineren Studien verwendet Einfach, billig	Mangel an klarer Standardisierung, wenn sie von Patient zu Patient variiert
EEG-basierte F3-Lokalisierung (Kappe oder gemessen)	Kostengünstig	Mangel an Klarheit, was F3 anvisiert und potenziell inkonsistent
Beam F3	Kostengünstig Anterior gelegenes Ziel nahe der optimalen Stelle für DLPFC-SGACC-Konnektivität	Nicht in den meisten Wirksamkeitsstudien verwendet
Neuronavigation basiert	Genauigste Methode	Mangel an Klarheit über das beste Ziel Kostspielig und komplexer

Box 11.2 6-cm-Methode zur Lokalisierung der rTMS-Behandlungsstelle

1. Lokalisieren Sie die kortikale Stelle für eine optimale Stimulation der Handmuskulatur auf der kontralateralen Seite.
2. Markieren Sie diese Stelle auf der Kopfhaut.
3. Messen Sie mit einem flexiblen Maßband 6 cm vorwärts (oder mehr, wie vom Protokoll definiert) von dieser motorischen Stelle in einer sagittalen Ebene (s. Abb. 11.1).
4. Markieren Sie die nachfolgende Stelle.

Das Messen des Abstandes zwischen dieser Stelle und mehreren anatomischen Landmarken (z. B. den präaurikulären und Nasion-Punkten) ermöglicht die erneute Lokalisierung dieser Stelle, ohne dass die RMT an nachfolgenden Tagen erneut ermittelt werden muss (Abb. 11.2).

Daher begannen ab den späten 2000er-Jahren Versuche, die 5-cm-Methode zu modifizieren, um eine einheitlichere Lokalisierung des DLPFC zu erzielen. Die einfachste Version davon war, die Spule ein wenig weiter nach vorne zu bewegen: vielleicht 5 1/2, 6 oder sogar 7 cm. Alle Variationen dieses Ansatzes berücksichtigen jedoch nicht die Unterschiede in der Kopfgröße, was wahrscheinlich eine gewisse systematische Inkonsistenz der Stimulationsziele zwischen den Individuen zur Folge hat.

Daher wurden Ansätze entwickelt, die Variationen in der Kopfgröße berücksichtigen, typischerweise basierend auf EEG-Elektroden-Messungen. Insbesondere wurde angenommen, dass bei Ausrichtung der Behandlung auf die Position der F3-EEG-Elektrode wahrscheinlich eine relativ exakte Stimulation

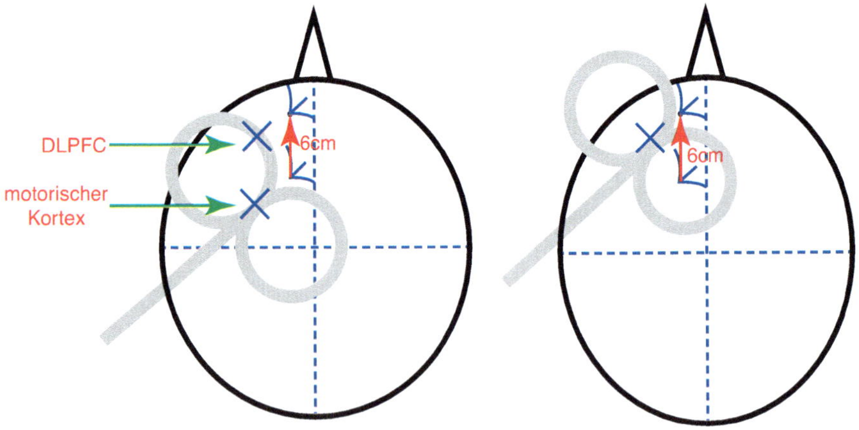

Abb. 11.1 Verschieben der Spule um 6 cm vom motorischen Kortex zum DLPFC (dorsolateraler präfrontaler Kortex)

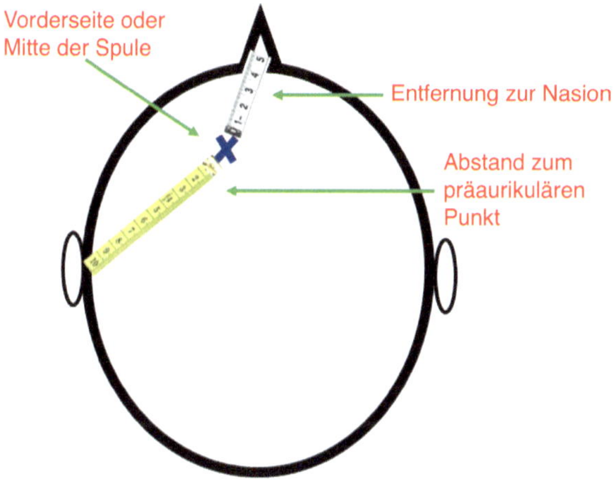

Abb. 11.2 Verwendung von Messungen zum Nasion- und präaurikulären Punkt zur Lokalisierung der Vorderseite oder Mitte der TMS-Spule (TMS: transkranielle Magnetstimulation)

des DLPFC erreicht wird. Die Position der F3-Elektrode kann durch Aufsetzen einer EEG-Kappe auf den Kopf ermittelt werden oder durch eine Reihe von Standardmessungen, die üblicherweise zur Bestimmung der Elektrodenpositionierung verwendet werden, wenn diese ohne Kappe auf der Kopfhaut angebracht werden.

In mehreren Studien wurde die kortikale Stimulation der sich aus solchen Ansätzen resultierenden Zielorte untersucht. Wie wir kürzlich feststellten, wurden in diesen Arbeiten ziemlich unterschiedliche Kopfhaut- oder kortikale Koordinaten identifiziert. Es ist vernünftig, anzunehmen, dass relativ kleine Unterschiede in den Techniken zur Zielortsbestimmung mittels EEG (und vielleicht in den zur Kartierung der kortikalen Standorte verwendeten Methoden) zu signifikanten Unterschieden im kortikalen Stimulationsziel führen. Diese Studien berichteten über kortikale Stimulationen, die sich mehrere Zentimeter über den DLPFC erstreckten.

Ein alternativer und effizienterer Ansatz ist die sog. F3-Strahl-Methode („Beam F3"). Hierbei wird ein einfacherer Satz von Kopfgrößenmessungen (Tragus zu Tragus, Nasion zu Inion und Kopfumfang) verwendet, der in einen im Internet verfügbaren Algorithmus eingegeben wird, um 2 Zahlen zur Bestimmung der Behandlungszielstelle zu erhalten. Dabei handelt es sich um eine bestimmte Strecke entlang der Vorderseite des Kopfes nach links, ausgehend von der Mittellinie direkt über dem Nasion (Punkt X), und den Abstand vom Scheitelpunkt zum Punkt X (s. Abb. 11.3).

Ergebnisse von Studien, die die mit dem F3-Strahl-Ansatz lokalisierte kortikale Position untersuchten, deuten darauf hin, dass dies zu einer Behandlung an einer ziemlich anterior gelegenen Stelle führt, nahe der mit dem Ruhezustands-fMRT-Konnektivitätsansatz und den Talairach-Koordinaten −45, 45 und

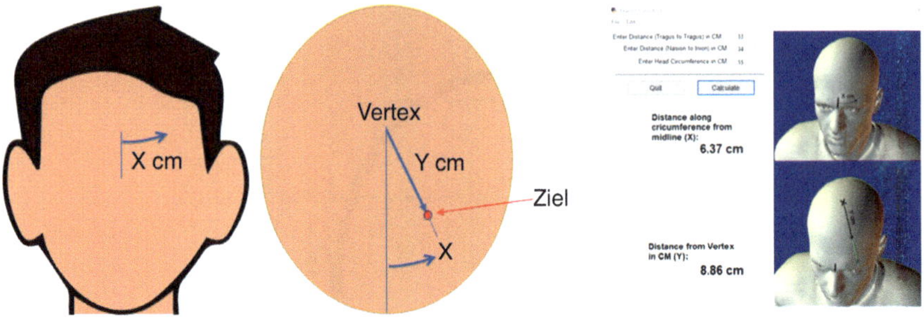

Abb. 11.3 Aus dem F3-Strahl-Ansatz generierte Koordinaten/Zahlen

35 identifizierten. Tatsächlich liegt die mittels F3-Strahl bestimmte Stelle viel weiter vorne als die mit der 5-cm-Methode (oder begrenzten Variationen) lokalisierte. Trapp et al. fanden eine durchschnittliche anterolaterale Entfernung von 2,6 ± 1,0 cm zwischen mittels F3-Strahl- und 5,5-cm-Methode festgelegten Zielorten [23]. Von vielleicht gleicher Bedeutung war, dass es weniger Variabilität in der Anwendung der mit dem F3-Strahl-Ansatz bestimmten Stelle und weniger Inter-Operator-Variabilität in der resultierenden Ortsbestimmung gab.

Die auf den ersten Blick ansprechendsten Ansätze sind diejenigen, die neuronavigatorische Techniken mit entweder strukturellen oder funktionellen MRT-Daten verwenden, um das Behandlungsziel festzulegen, da sie Gewissheit über die tatsächlich anvisierte Stelle geben, anstatt diese aus anderen Untersuchungen abzuleiten müssen (Box 11.3). Studien ergaben, dass diese Ansätze zu einer einheitlicheren Lokalisierung einer Stimulationsstelle führen [24]. Sie sind jedoch zeitaufwendiger, erfordern in der Regel, dass sich die Patienten einer teuren MRT-Untersuchung unterziehen und beinhalten die Anwendung von Geräten, die teuer und kompliziert zu bedienen sein können.

Box 11.3 Neuronavigatorische Spulenausrichtung

Für die neuronavigatorische Lokalisierung des TMS-Zielortes sind diverse Systeme kommerziell erhältlich, obwohl einige davon hauptsächlich für Forschungsanwendungen entwickelt wurden und nicht unbedingt für eine einfache Überführung in die klinische Praxis ausgelegt sind. Alle diese Systeme kartieren typischerweise die Position des Kopfes (und damit des Gehirns) auf ein Referenz-MRT-Bild. Sobald diese Kartierung erfolgt ist, stellt die Software die Beziehung eines Sensors oder TMS-Geräts, an das der Sensor angeschlossen ist, zum MRT-Bild des Gehirns dar. Dies ermöglicht es dem Benutzer, genau zu identifizieren, wo die TMS-Spule in Bezug auf den Gehirnscan (und nicht nur die Kopfhautoberfläche) platziert werden soll. Einige Systeme ermöglichen auch, dass die Position der Spule und ihre Ausrichtung während der Stimulation verfolgt werden können (s. Abb. 11.3).

Ein letzter Ansatz, der kürzlich vorgeschlagen wurde, um die optimale Zielstelle auf individueller Ebene zu bestimmen, wird als neurokardial geführte TMS (NCG-TMS [NCG: „neuro-cardiac-guided"]) bezeichnet. Er basiert auf der Hypothese, dass die optimale Stimulation im DLPFC Veränderungen in der Aktivität des parasympathischen Nervensystems hervorruft, die zu Veränderungen der Herzfrequenz führen [25]. In der ersten Studie, in der diese Hypothese untersucht wurde, wurden Reizserien von 10-Hz-Stimulation auf 7 Regionen des DLPFC appliziert und die Beziehung zwischen der Stimulation an diesen Stellen und Veränderungen der Herzfrequenz ermittelt [26]. Die beiden interessanten Ergebnisse dieser Studie waren, dass (1) die häufigsten Effekte bei der F3/F4-Postion der EEG-Elektroden zu sehen waren und (2) es eine signifikante Variation zwischen den Probanden hinsichtlich ihrer optimalen Stimulationsziele gab. Diese Resultate wurden teilweise repliziert [27], aber der Ansatz muss noch umfassender und prospektiv bewertet werden, bevor er in die klinische Praxis übernommen wird.

11.5 Wie halten wir die Spule am Ziel?

Neben der Frage, wohin wir zielen sollten und wie wir sicherstellen, dass das spuleninduzierte Feld auch tatsächlich dieses Ziel stimuliert, lohnt es sich, zu fragen, wie wir gewährleisten können, dass während einer einzelnen Behandlungssitzung und im Verlauf der Therapie eine gleichmäßige Stimulation des Ziels sichergestellt ist. Die einfachste Methode zur Überwachung der Position einer Stimulationsspule innerhalb einer Behandlungssitzung ist, deren Vorderseite zu markieren und visuell zu überprüfen, dass die Spule während der Behandlung an der richtigen Stelle bleibt. Dies wird jedoch dazu führen, dass sich der Behandler dem Patienten wiederholt nähern muss, um diese Markierung zu sehen, und/oder ihn dazu auffordert, sich zu melden, wenn er das Gefühl hat, dass eine Bewegung des Kopfes relativ zur Stimulationsspule stattfindet. Dies könnte einfacher zu bewerkstelligen sein, wenn die Position auf eine Art und Weise markiert ist, dass die tatsächliche Markierung besser sichtbar ist als durch die Haare hindurch. Es ist auch viel weniger wahrscheinlich, dass sich der Kopf relativ zur Stimulationsspule bewegt, wenn er durch eine geeignete Anzahl von Kissen oder Polstern vollständig gestützt wird, sodass es unwahrscheinlich ist, dass er sich hin- und herbewegt. Einige TMS-Spulensysteme werden mit einem Gegenpolster geliefert, um den Kopf auf der gegenüberliegenden Seite der Spule zu stützen, sodass jeglicher Druck von der Spule ausgeglichen und damit verhindert wird, dass der Kopf sich selbst von der Spule wegbewegt.

Es wurden mehrere alternative Ansätze entwickelt, vorwiegend von Geräteherstellern. Zum Beispiel beinhaltet das System, das in das Neuronetics-TMS-Gerät eingebettet ist, die Verwendung eines Papiertapes, das an der Stirn und an der Stimulationsspule befestigt ist, um sicherzustellen, dass es während der Stimulation nur minimale Bewegungen gibt, das es aber erlaubt, dass der Patient den Kopf mit etwas Kraftaufwand von der Spule wegbewegen könnte, wenn dies aus irgendeinem Grund erforderlich werden sollte.

Der ausgefeilteste Mechanismus zur Überwachung der Spulenposition ist die Verwendung von Neuronavigation während der gesamten Behandlungssitzung. Auf diese Weise wird die Position der Spule oder des induzierten elektrischen Feldes ständig in Bezug auf das vorgeschlagene Stimulationsziel überwacht. Einige Neuronavigationssysteme verfügen über die Möglichkeit, sich abzuschalten, wenn sich das Stimulationsfeld um eine vorbestimmte Distanz vom Behandlungsziel entfernt. Offensichtlich führt dieser Ansatz zu einer sehr konsistenten Lokalisierung der Stimulationsstelle, aber er wird mit höheren Kosten, höherer Komplexität und mehr Zeit für die Einrichtung verbunden sein. Diese Nachteile können erheblich reduziert werden, wenn Neuronavigation bereits zur Spulenausrichtung verwendet wird, insbesondere wenn dies an jedem Behandlungstag erfolgt, und unter diesen Umständen werden sich die zusätzlichen Kosten und der zeitliche Aufwand in Grenzen halten.

Einige der gleichen Überlegungen gelten dafür, wie man sicherstellt, dass bei allen Behandlungssitzungen die richtige Stelle anvisiert wird, ebenso wie bei der Überwachung der Spulenposition innerhalb einer Therapieeinheit. Der einfachste Ansatz, der in dieser Hinsicht verfolgt wird, besteht darin, die Kopfhautposition für die Behandlung vor der ersten therapeutischen Sitzung festzulegen und einige Maßnahmen, in der Regel sehr einfache, zu etablieren, die verwendet werden können, um sicherzustellen, dass die Spule jeden Tag an der gleichen Stelle platziert werden kann. Zum Beispiel können Messungen von der Vorderseite der Spule bis zum Nasion und zum präaurikulären Punkt vorgenommen werden. Stellt sich der Patient zur nächsten Behandlung vor, werden diese beiden Abstände erneut gemessen, um die Vorderseite der Spule entsprechend zu positionieren (Abb. 11.4). Der gleiche Ansatz kann verwendet werden, um das Zentrum der Stimulationsspule zu orten und zu markieren, und es ist wahrscheinlich von Vorteil, beide Stellen zu bestimmen und zu markieren, um sicherzustellen, dass es eine gewisse Konsistenz in der Ausrichtung der Spule in Bezug auf die Mittellinie sowie die tatsächliche Position selbst gibt.

Die oben beschriebenen anderen Systeme können ebenfalls verwendet werden, um die Spule Tag für Tag neu zu positionieren. Das Neuronetics-System ist so eingerichtet, dass der Bediener mehrere Werte aufzeichnet, wenn die Spule erstmals auf den DLPFC ausgerichtet wird. Ein ziemlich aufwendiger Prozess wird verfolgt, um die Spule neu auszurichten, und die Verwendung der zu Beginn ermittelten Werte stellt die Neupositionierung der Spule an der gleichen Stimulationsstelle sicher. Neuronavigation kann offensichtlich für den gleichen Zweck verwendet werden.

Trotz der Anstrengungen, die wir unternehmen können, um diese Konsistenz der Stimulation zu gewährleisten, wurde in keiner Forschungsarbeit tatsächlich festgestellt, dass sie wahrscheinlich optimale Ergebnisse erzielt. Angesichts der mangelnden Gewissheit über das optimale Behandlungsziel für rTMS bei Depressionen könnte man argumentieren, dass eine gewisse Variabilität in der Stimulationsposition um den DLPFC tatsächlich bessere klinische Effekte erzielen könnte als eine Behandlung, die immer genau an der gleichen Stelle durchgeführt wird. In Ermangelung aussagekräftiger Forschung bleibt dies eine empirische

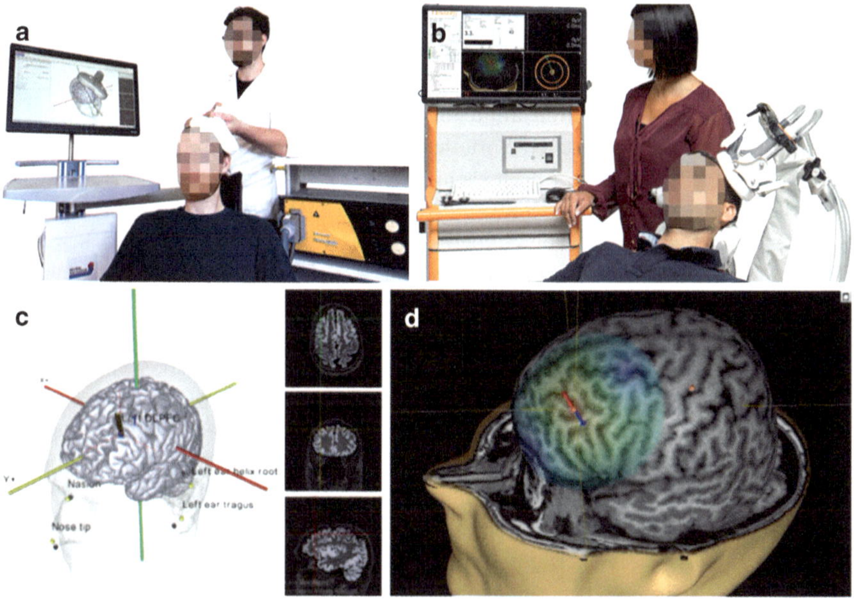

Abb. 11.4 Darstellung der Ausrüstung und Schnittstelle für 2 Neuronavigationssysteme, das Brain Science Tools Neuronavigator (**a**, **c**) und das Nexstim NBT® Navigated Brain Therapy System (**b**, **d**)

Frage. Es ist wahrscheinlich vernünftig, Patienten zu beruhigen, dass es nur von begrenzter Bedeutung ist, wenn sie die rTMS von Tag zu Tag etwas anders empfinden. Sie sollten den Behandelnden aber auf jeden Fall darüber informieren, wenn es einen signifikanten Unterschied in dem Gefühl während der Stimulation gibt, denn die beschriebenen Methoden können anfällig für Bedienungsfehler sein, die zu einer falschen Zielortsbestimmung führen.

11.6 Ist eine hohe Zielgenauigkeit optimal?

In Bezug auf die Frage, ob wir konsequent auf eine bestimmte Stimulationsstelle abzielen sollten, stellt sich die sehr relevante Frage, ob wir uns überhaupt um eine hohe Zielgenauigkeit sorgen sollten. Eine Alternative zur Suche nach immer ausgefeilteren und feinkörnigeren Behandlungs- oder individuelleren Zielen, die von Patient zu Patient variieren, ist die Vorstellung, dass wir eine eher nichtfokale Stimulation, vielleicht über den gesamten DLPFC, für alle Patienten bereitstellen könnten. Dieser Ansatz würde die Unsicherheit über die Zielsetzung beseitigen, könnte aber möglicherweise auf Kosten der Stimulation von Gehirnbereichen gehen, die direkt an der Depression beteiligt sind. Wir müssen uns dann fragen, ob diese Kollateralstimulation signifikante negative Folgen haben könnte.

Die rTMS-Methoden scheinen bei ihrer Anwendung auf viele Gehirnbereiche in Patientenpopulationen und in der großen Anzahl von Studien, die an gesunden Individuen durchgeführt wurden, außerordentlich sicher zu sein. Es ist jedoch möglich, dass die Stimulation umliegender Gehirnbereiche Nebenwirkungen bedingt oder die therapeutischen Vorteile, die durch die Stimulation der primären Stelle erzielt werden sollen, abschwächt. Wenn wir beispielsweise versuchen würden, Bereiche des kognitiven Kontrollnetzwerks im DLPFC zu aktivieren, gleichzeitig aber auch kortikale Projektionen des Netzwerks des Standardmodus stimulieren, könnte Letzteres die therapeutischen Wirkungen der ersteren Maßnahme abschwächen.

Diese Fragen wurden bisher nicht wirklich durch systematische Forschung behandelt, aber wir können einige Schlussfolgerungen über die Risiken und Vorteile ziehen, die sich aus einem weniger fokalen Ansatz ergeben würden, basierend auf der Forschung, die zur Bewertung der Wirksamkeit des Brainsway-dTMS-Systems zur Behandlung von Depressionen durchgeführt wurde. Die Brainsway-H1-Spule erzeugt eine etwas tiefer reichende Stimulation des Gehirns, stimuliert aber gleichzeitig die oberflächlicheren Schichten des Kortex in einem signifikant breiteren Bereich [28, 29]. Die Verwendung dieser Spule wird wahrscheinlich eine Stimulation des größten Teils, wenn nicht sogar des gesamten DLPFC erzeugen und stellt somit einen nützlichen Test für die Hypothese dar, dass eine nicht zielgerichtete Stimulation hilfreich und nicht schädlich sein könnte. Die Ergebnisse von Studien, die die Verwendung des Brainsway-Systems bei Depressionen im Vergleich zu Standardformen von rTMS, die mittels einer 8-förmigen Spule verabreicht werden, untersuchen, sind in dieser Hinsicht zwar vielversprechend, aber keineswegs definitiv.

Zunächst einmal liefern die mit der entscheidenden dTMS-Studie erhaltenen Resultate keine Hinweise auf eine größere Wirksamkeit im Vergleich zu den Ergebnissen von Studien zur Bewertung von rTMS-Standardformen (s. Diskussion in [30]). Es gibt jedoch einige interessante Informationen aus der einzigen bisher veröffentlichten stichhaltigen Vergleichsstudie von Filipcic et al. [31]. In dieser unabhängig von einem Gerätehersteller durchgeführten Untersuchung wurde keine Überlegenheit von dTMS gegenüber Standard-rTMS hinsichtlich des primären Endpunkts (Remissionsraten) festgestellt, aber einige Vorteile hinsichtlich der durchschnittlichen Reduktion depressiver Symptome und der Ansprechraten.

Es scheint folgerichtig, den Schluss zu ziehen, dass die breitere Stimulation, die mit einer dTMS-Spule erreicht wird, die antidepressiven Effekte, die mit nichtfokaler Stimulation erzielt werden, nicht abschwächt. Allerdings klärt dies auch nicht unbedingt die theoretische Debatte darüber, ob eine breitere Stimulation besser ist als eine stärker fokussierte, denn selbst wenn sich dTMS als effektiverer Ansatz erweist, bliebe unklar, ob dies auf den „tiefen" oder den „breiteren"/weniger fokussierten Aspekt der Stimulation zurückzuführen wäre. Es gibt auch andere Unterschiede zwischen dTMS und Standard-rTMS (z. B. die Verwendung von 10 Hz für rTMS und 18 Hz für dTMS), die zu den von Filipcic et al. [31] beobachteten Unterschieden beigetragen haben könnten.

11.7 Vergessen Sie nicht die Spulenausrichtung

Obwohl den Methoden zur Gewährleistung einer optimalen Spulenlokalisierung viel Aufmerksamkeit geschenkt wurde, wurde der Ausrichtung der TMS-Spule, wenn sie über dem DLPFC platziert wird, und der Frage, wie diese optimiert werden kann, um die besten klinischen Ergebnisse zu erzielen, weit weniger Beachtung geschenkt. In fast allen Fällen wird empfohlen, dass die TMS-Spule in einem Winkel von 45° zur Sagittalebene ausgerichtet ist, wobei der Griff nach hinten und weg von der Mittellinie zeigt. Warum verwenden wir diesen Ansatz? Das ist relativ einfach. Als in den 1980er- und frühen 1990er-Jahren TMS-Methoden entwickelt wurden, stellte man fest, dass dieser Spulenwinkel bei den meisten Individuen für die Stimulation des Handbereichs des motorischen Kortex optimal ist. Dies war von Interesse, da die TMS zu dieser Zeit primär zur Untersuchung der Physiologie des motorischen Kortex eingesetzt wurde. Der 45°-Winkel wurde als Standard übernommen, der in Hunderten von physiologischen Studien des motorischen Systems in den folgenden Jahrzehnten zum Einsatz kam.

Als TMS-Methoden zur Behandlung von Depressionen entwickelt wurden, wurde auch der motorische Kortex stimuliert, um die RMT zu ermitteln, und die Spule wurde nach vorne zum DLPFC bewegt. Die ersten TMS-Betreiber behielten einfach den gleichen 45°-Winkel bei, als die Spule zur Behandlung von Depressionen nach vorne verschoben wurde, und dieser Ansatz, der den 45°-Winkel nutzt, wurde bis heute beibehalten (Abb. 11.1).

Macht das Sinn? Es macht zum Teil Sinn, dass der 45°-Winkel optimal für die Stimulation des motorischen Kortex ist und dass dies auf die meisten Gehirne zutrifft, weil die Neuronen in diesem Bereich des Kortex auch bei verschiedenen Individuen recht zuverlässig in bestimmte Richtungen ausgerichtet sind. Daher ist es wahrscheinlich, dass die Platzierung der Spule in einem Winkel von 45° zur Mittellinie für die Stimulation des motorischen Kortex bei den meisten Menschen optimal ist. Dies ist jedoch bezüglich des DLPFC wahrscheinlich nicht der Fall. Es gibt keine Hinweise darauf, dass die kortikalen Neuronen im DLPFC ähnlich angeordnet sind wie im motorischen Kortex, und es gibt viel weniger Übereinstimmungen in der Ausrichtung und Struktur der präfrontalen Gyri (Abb. 11.5). Daher kann man die Hypothese aufstellen, dass es unwahrscheinlich ist, dass ein 45°-Winkel für die Stimulation des DLPFC bei den meisten Patienten optimal ist.

Tatsächlich legen die verfügbaren empirischen Forschungsergebnisse nahe, dass diese Hypothese zutrifft. Studien mit E-Feld-Modellierung [32, 33] sowie solche, die vaskuläre Reaktionen auf TMS-Impulse mit Nahinfrarotspektroskopie bestimmten [34], ergaben, dass die optimale Ausrichtung der TMS-Spule zur Stimulation des DLPFC nicht 45° beträgt und zudem höchstwahrscheinlich zwischen den einzelnen Probanden variiert. Allerdings sind diese Methoden zur Bestimmung der optimalen Spulenausrichtung im DLPFC relativ komplex und wurden noch nicht in einer Weise entwickelt, dass sie reibungslos in die klinische Praxis integriert werden können. Daher setzen wir weiterhin den 45°-Winkel ein, bis wir über eine bessere Methode verfügen, dieses Element der TMS-Praxis bei einzelnen Patienten vor Behandlungsbeginn zu bestimmen.

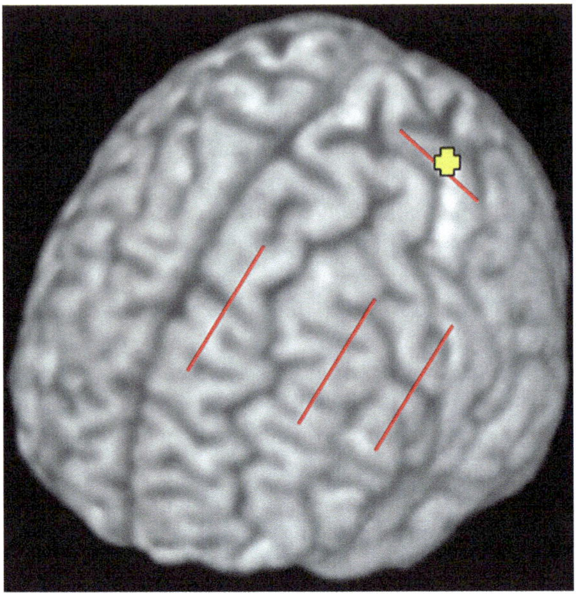

Abb. 11.5 Anordnung der Auffältelung (Gyrifikation), *rot* allgemeine Richtung der Gyrifikation, *gelbes Kreuz* ungefährer Bereich für den rechten Daumenmuskel

11.8 Klinische Anwendung und Empfehlungen

Wie aus der obigen Diskussion hervorgehen sollte, gibt es eine Reihe von Optionen, die für den Einsatz in der klinischen Praxis sinnvoll sind und, zurzeit, relativ spärliche Belege, die darauf hindeuten, wie wir zwischen diesen wählen sollten. Es handelt sich jedoch um ein sich schnell entwickelndes Gebiet der TMS-Praxis und eines, in dem der Goldstandard wahrscheinlich in den kommenden Jahren weiterentwickelt werden wird. Was derzeit bekannt ist, kann wie folgt zusammengefasst werden:

1. In den meisten klinischen Studien, in denen eine Wirksamkeit von rTMS bei Depressionen nachgewiesen wurde, wurde die 5-cm-Methode oder eine Variation derselben verwendet. Es gibt jedoch relativ konsistente Studienresultate, dass ein mehr anterior und etwas seitlicher gelegener Behandlungszielort mit besseren klinischen Ergebnissen einherzugehen scheint. Daher sollte man, wenn man diese Art von Methode verwendet, die Spule mindestens 6 cm oder mehr nach vorne verschieben: Es gibt begründete Hinweise dafür, dass 5 cm für optimale Ergebnisse nicht ausreichen.
2. Der „Beam F3" scheint ein guter und zuverlässiger Ansatz zu sein, um ein konsistentes Ziel an einer ziemlich anterioren Stimulationsstelle zu gewährleisten, die nahe dem Zentrum des DLPFC liegt

3. Wenn man ein Neuronavigationssystem und strukturelle MRT-Bilder verwendet, würde die Literatur eine Methode unterstützen, die die Behandlung im Bereich der Grenze zwischen BA46 und 9 lokalisiert, da dieser recht gut mit der sich abzeichnenden anterioren Stelle zu korrespondieren scheint, die durch die Antikorrelationsstudien identifiziert wurde [9].
4. Die Behandlungsspule sollte in einem Winkel von 45° zur Sagittalebene ausgerichtet sein, wobei der Spulengriff von der Mittellinie weg geneigt ist, obwohl zurzeit personalisierte Methoden zur Bestimmung der optimalen Spulenausrichtung entwickelt werden.
5. Bei Patienten, die auf einen bestimmten rTMS-Ansatz nicht ansprechen, könnte eine Bewegung der Spule zu einem alternativen Ort in Betracht gezogen werden, zusammen mit anderen Formen der Behandlungsmodifikation, wie einem Wechsel zu rechtsseitigem rTMS mit niedriger Frequenz oder zur sequenziellen bilateralen rTMS (s. Diskussion über Wechseloptionen in [35] und Kap. 7).
6. Die dTMS dürfte eine breite Stimulation des DLPFC gewährleisten, die mehrere potenzielle Stimulationsorte abdeckt.

Literatur

1. Schonfeldt-Lecuona C, Lefaucheur JP, Cardenas-Morales L, Wolf RC, Kammer T, Herwig U (2010) The value of neuronavigated rTMS for the treatment of depression. Neurophysiol Clin 40(1):37–43
2. Herwig U, Padberg F, Unger J, Spitzer M, Schonfeldt-Lecuona C (2001) Transcranial magnetic stimulation in therapy studies: examination of the reliability of „standard“ coil positioning by neuronavigation. Biol Psychiatry 50(1):58–61
3. Pascual-Leone A, Rubio B, Pallardo F, Catala MD (1996) Rapid-rate transcranial magnetic stimulation of left dorsolateral prefrontal cortex in drug-resistant depression. Lancet 348(9022):233–237
4. George MS, Wasserman EM, Kimbrell TA et al (1997) Mood improvement following daily left prefrontal repetitive transcranial magnetic stimulation in patients with depression: a placebo-controlled crossover trial. Am J Psychiatry 154:1752–1756
5. George MS, Ketter TA, Post RM (1994) Prefrontal cortex dysfunction in clinical depression. Depression 2:59–72
6. George MS, Ketter TA, Post RM (1993) SPECT and PET imaging in mood disorders. J Clin Psychiatry 54(Suppl):6–13
7. Rajkowska G, Goldman-Rakic PS (1995) Cytoarchitectonic definition of prefrontal areas in the normal human cortex: II. Variability in locations of areas 9 and 46 and relationship to the Talairach coordinate system. Cereb Cortex 5(4):323–337
8. Fitzgerald PB, Hoy K, McQueen S, Maller JJ, Herring S, Segrave R et al (2009) A randomized trial of rTMS targeted with MRI based neuro-navigation in treatment-resistant depression. Neuropsychopharmacology 34(5):1255–1262
9. Mylius V, Ayache SS, Ahdab R, Farhat WH, Zouari HG, Belke M et al (2013) Definition of DLPFC and M1 according to anatomical landmarks for navigated brain stimulation: inter-rater reliability, accuracy, and influence of gender and age. NeuroImage 78:224–232
10. Hebel T, Gollnitz A, Schoisswohl S, Weber FC, Abdelnaim M, Wetter TC et al (2021) A direct comparison of neuronavigated and non-neuronavigated intermittent theta burst stimulation in the treatment of depression. Brain Stimul 14(2):335–343

11. Fitzgerald PB, Oxley TJ, Laird AR, Kulkarni J, Egan GF, Daskalakis ZJ (2006) An analysis of functional neuroimaging studies of dorsolateral prefrontal cortical activity in depression. Psychiatry Res 148(1):33–45
12. Fitzgerald PB, Laird AR, Maller J, Daskalakis ZJ (2008) A meta-analytic study of changes in brain activation in depression. Hum Brain Mapp 29(6):683–695
13. Fox MD, Buckner RL, White MP, Greicius MD, Pascual-Leone A (2012) Efficacy of transcranial magnetic stimulation targets for depression is related to intrinsic functional connectivity with the subgenual cingulate. Biol Psychiatry 72(7):595–603
14. Herwig U, Lampe Y, Juengling FD, Wunderlich A, Walter H, Spitzer M et al (2003) Add-on rTMS for treatment of depression: a pilot study using stereotaxic coil-navigation according to PET data. J Psychiatr Res 37(4):267–275
15. Paillere Martinot ML, Galinowski A, Ringuenet D, Gallarda T, Lefaucheur JP, Bellivier F et al (2010) Influence of prefrontal target region on the efficacy of repetitive transcranial magnetic stimulation in patients with medication-resistant depression: a [(18)F]-fluorodeoxyglucose PET and MRI study. Int J Neuropsychopharmacol 13(1):45–59
16. Weigand A, Horn A, Caballero R, Cooke D, Stern AP, Taylor SF et al (2018) Prospective validation that subgenual connectivity predicts antidepressant efficacy of transcranial magnetic stimulation sites. Biol Psychiatry 84(1):28–37
17. Cash RFH, Zalesky A, Thomson RH, Tian Y, Cocchi L, Fitzgerald PB (2019) Subgenual functional connectivity predicts antidepressant treatment response to transcranial magnetic stimulation: independent validation and evaluation of personalization. Biol Psychiatry 86(2):e5–e7
18. Cole EJ, Stimpson KH, Bentzley BS, Gulser M, Cherian K, Tischler C et al (2020) Stanford accelerated intelligent neuromodulation therapy for treatment-resistant depression. Am J Psychiatry 177(8):716–726
19. Herbsman T, Avery D, Ramsey D, Holtzheimer P, Wadjik C, Hardaway F et al (2009) More lateral and anterior prefrontal coil location is associated with better repetitive transcranial magnetic stimulation antidepressant response. Biol Psychiatry 66(5):509–515
20. Johnson KA, Baig M, Ramsey D, Lisanby SH, Avery D, McDonald WM et al (2013) Prefrontal rTMS for treating depression: location and intensity results from the OPT-TMS multisite clinical trial. Brain Stimul 6(2):108–117
21. Siddiqi SH, Taylor SF, Cooke D, Pascual-Leone A, George MS, Fox MD (2020) Distinct symptom-specific treatment targets for circuit-based neuromodulation. Am J Psychiatry 177(5):435–446
22. Cash RFH, Cocchi L, Lv J, Fitzgerald PB, Zalesky A (2020) Functional magnetic resonance imaging–guided personalization of transcranial magnetic stimulation treatment for depression. JAMA Psychiatry 78(3):337–339
23. Trapp NT, Bruss J, King Johnson M, Uitermarkt BD, Garrett L, Heinzerling A et al (2020) Reliability of targeting methods in TMS for depression: beam F3 vs. 5.5 cm. Brain Stimul 13(3):578–581
24. Ahdab R, Ayache SS, Brugieres P, Goujon C, Lefaucheur JP (2010) Comparison of „standard“ and „navigated“ procedures of TMS coil positioning over motor, premotor and prefrontal targets in patients with chronic pain and depression. Neurophysiol Clin 40(1):27–36
25. Iseger TA, van Bueren NER, Kenemans JL, Gevirtz R, Arns M (2020) A frontal-vagal network theory for major depressive disorder: implications for optimizing neuromodulation techniques. Brain Stimul 13(1):1–9
26. Iseger TA, Padberg F, Kenemans JL, Gevirtz R, Arns M (2017) Neuro-cardiac-guided TMS (NCG-TMS): probing DLPFC-SGACC-vagus nerve connectivity using heart rate – first results. Brain Stimul 10(5):1006–1008
27. Kaur M, Michael JA, Hoy KE, Fitzgibbon BM, Ross MS, Iseger TA et al (2020) Investigating high- and low-frequency neuro-cardiac-guided TMS for probing the frontal vagal pathway. Brain Stimul 13(3):931–938

28. Deng ZD, Lisanby SH, Peterchev AV (2013) Electric field depth-focality tradeoff in transcranial magnetic stimulation: simulation comparison of 50 coil designs. Brain Stimul 6(1):1–13
29. Guadagnin V, Parazzini M, Liorni I, Fiocchi S, Ravazzani P (2014) Modelling of deep transcranial magnetic stimulation: different coil configurations. Annu Int Conf IEEE Eng Med Biol Soc 2014:4306–4309
30. Levkovitz Y, Isserles M, Padberg F, Lisanby SH, Bystritsky A, Xia G et al (2015) Efficacy and safety of deep transcranial magnetic stimulation for major depression: a prospective multicenter randomized controlled trial. World Psychiatry 14(1):64–73
31. Filipcic I, Simunovic Filipcic I, Milovac Z, Sucic S, Gajsak T, Ivezic E et al (2019) Efficacy of repetitive transcranial magnetic stimulation using a figure-8-coil or an H1-coil in treatment of major depressive disorder; a randomized clinical trial. J Psychiatr Res 114:113–119
32. Gomez LJ, Dannhauer M, Peterchev AV (2021) Fast computational optimization of TMS coil placement for individualized electric field targeting. NeuroImage 228:117696
33. Gomez-Tames J, Hamasaka A, Laakso I, Hirata A, Ugawa Y (2018) Atlas of optimal coil orientation and position for TMS: a computational study. Brain Stimul 11(4):839–848
34. Thomson RH, Cleve TJ, Bailey NW, Rogasch NC, Maller JJ, Daskalakis ZJ et al (2013) Blood oxygenation changes modulated by coil orientation during prefrontal transcranial magnetic stimulation. Brain Stimul 6(4):576–581
35. Fitzgerald PB (2020) An update on the clinical use of repetitive transcranial magnetic stimulation in the treatment of depression. J Affect Disord 276:90–103

12 Behandlungsintensität, motorische Erregbarkeitsschwelle und rTMS-Behandlungsdosierung

Zusammenfassung

Die Stimulationsintensität für die rTMS-Behandlung wird fast immer im Anschluss an die Bestimmung der Werte für die motorische Erregbarkeitsschwelle festgelegt. Es gibt einige grundlegende Techniken, die nahezu immer zur Ermittlung der RMT verwendet werden, zusammen mit einigen signifikanten Variationen in der Praxis, insbesondere in Bezug auf die Methode zur Ermittlung des tatsächlichen Schwellenwerts, sobald der Hotspot für die Auslösung einer optimalen motorischen Reaktion der Hand bestimmt wurde. Die RMT kann durch eine Reihe persönlicher und klinischer Faktoren, wie verschriebene Medikamente oder Alkoholkonsum, beeinflusst werden, die bei Patienten, die eine rTMS-Behandlung erhalten, berücksichtigt werden müssen.

12.1 Dosierung und motorische Schwelle

Die Intensität der Stimulation, die während der rTMS-Behandlung bereitgestellt wird, wird typischerweise als Prozentsatz (normalerweise zwischen 0 und 100 %) der Gesamtausgabe des verwendeten rTMS-Geräts definiert. Die Intensität für jeden Patienten ist individualisiert; in fast allen klinischen Einstellungen wird sie typischerweise in Bezug auf die individuelle motorische Erregbarkeitsschwelle des Einzelnen festgelegt. Die RMT stellt eine Schätzung der motorischen kortikalen Erregbarkeit eines Individuums dar, die durch die Anwendung einzelner TMS-Impulse auf den motorischen Kortex festgelegt wird. Die niedrigste Stimulationsintensität, die erforderlich ist, um konsequent eine motorische Reaktion in einem peripheren Muskel auszulösen, wird normalerweise am M. abductor pollicis brevis in der kontralateralen Hand ermittelt. Dadurch wird die RMT festgelegt (s. Box 12.2).

P. B. Fitzgerald und Z. J. Daskalakis, *rTMS-Behandlung bei Depressionen*,
https://doi.org/10.1007/978-3-031-52844-6_12

12.2 Bewertung der motorischen Erregbarkeitsschwelle

Typischerweise wird die RMT als Mindestintensität der maschinellen Stimulation definiert, die erforderlich ist, um eine vordefinierte motorische Reaktion zu erzeugen. Am häufigsten handelt es sich dabei um eine definierte Anzahl von motorischen Zuckungen, die bei einer bestimmten Anzahl von Ereignissen beobachtet werden (z.B. bei 3 von 5 oder 5 von 10 Stimulationen).

Die RMT wird durch eine Reihe von Faktoren bestimmt. Dazu gehören unveränderliche Parameter wie der Abstand zwischen der Stimulationsspule und dem Kortex und variable Faktoren wie Medikamentenstatus und Schlafentzug. Wichtig ist, dass die motorische Erregbarkeitsschwelle auch entscheidend von der Abwesenheit jeglicher Muskelaktivität abhängig ist. Liegt bei dem Patienten während der Messung eine motorische Hintergrundaktivität vor, ist die gemessene RMT wahrscheinlich erheblich niedriger als der tatsächliche Wert.

Die motorische Reaktion kann auf eine von 2 Arten bewertet werden:

1. Durch visuelle Beobachtung eines Muskelzuckens in der der Stimulationsstelle kontralateralen Hand
2. Durch Messung einer motorisch evozierten Reaktion einer bestimmten Größe in der kontralateralen Hand. Dies wird elektromyografisch bestimmt: Eine signifikante motorische Reaktion wird normalerweise als eine EMG-Abweichung (motorisch evoziertes Potenzial) von mehr als 50 μV Spitze-zu-Spitze definiert.

Die Bewertung der RMT mittels visueller Beobachtung ist einfach und erfordert nicht die für die Einrichtung einer EMG-Überwachung erforderlichen Kenntnisse. Allerdings gibt Letztere die Sicherheit, dass der Patient ein ausreichendes Maß an Muskelentspannung aufrechterhält. Fehlt diese, sollten erhebliche Anstrengungen unternommen werden, um sicherzustellen, dass der Patient während der RMT-Bestimmung so entspannt wie möglich ist (Box 12.1).

Box 12.1 Zukünftige Alternativen zur Bewertung der RMT

Es ist zu beachten, dass die Stimulationsintensität zwar derzeit fast immer in Bezug auf die RMT bestimmt wird, die Methodik dazu könnte sich jedoch im Laufe der Zeit weiterentwickeln. Die RMT ist ein Maß für die kortikale Erregbarkeit im motorischen Kortex, der anatomisch deutlich von der bei der Depressionsbehandlung stimulierten Stelle im DLPFC entfernt gelegen ist. Es wird angenommen, dass die motorische kortikale Erregbarkeit für die Bestimmung der Behandlungsparameter relevant sei, die für die Stimulation im DLPFC erforderlich sind. Es wurden Versuche unternommen, TMS-EEG als Methode zur Messung der kortikalen Erregbarkeit direkt in nichtmotorischen Bereichen wie dem präfrontalen Kortex zu verwenden und diese Techniken als Methode zur Bestimmung einer präfrontalen motorischen Schwelle zu entwickeln. Die Verwendung von TMS-EEG ist jedoch typischerweise recht komplex, und es gibt erhebliche Barrieren für die klinische Umsetzung derartiger Ansätze.

Eine zweite alternative Methode ist die Verwendung der E-Feld-Modellierung zur Bestimmung der Stimulationsintensität. Dieser Ansatz würde die Modellierung des durch einen TMS-Reiz induzierten elektrischen Feldes auf einem individuellen MRT-Scan eines Probanden beinhalten [1]. Die Intensität für Behandlungszwecke würde als diejenige bestimmt werden, die ein ausreichendes elektrisches Feld in dem Bereich des Gehirns erzeugt, der als für Behandlungseffekte erforderlich angesehen wird. Dies könnte einen bestimmten Grad an elektrischer Feldpenetration ins Gehirn oder Ausbreitung über die kortikale Oberfläche beinhalten. Dieser Ansatz könnte mit der Optimierung der Spulenausrichtung gepaart werden, wie in einem vorherigen Kapitel diskutiert [2]. Obwohl vielversprechend, ist dieser Ansatz derzeit jedoch noch nicht ausreichend entwickelt, um in der klinischen Praxis eingesetzt werden zu können.

In der Zwischenzeit wird die Verwendung der RMT als Schätzung für die präfrontale Behandlung durch klinische Studien zur Behandlung von rTMS-Depressionen gestützt, bei denen nur wenige Sicherheitsbedenken aufgetreten sind, einschließlich nur minimaler Fälle von Anfallsauslösung. Die auf der RMT basierende Behandlung war auch deutlich genug wirksam, um einen weit verbreiteten klinischen Einsatz zu rechtfertigen.

Es ist wahrscheinlich, dass mit einer Abschätzung auf der Grundlage von EMG-Verfahren oder visuellen Beobachtungen innerhalb von Individuen ein ähnlicher RMT-Wert erzielt wird, obwohl Studien, die dies untersuchten, nicht vollständig vergleichbar sind [3–5]. Elektromyografisch können nicht sichtbare motorische Zuckungen erkannt werden, die EMG erfasst aber nur die Aktivität eines einzigen Muskels. Diese erhöhte Empfindlichkeit im Vergleich zur visuellen Beobachtung wird wahrscheinlich durch die Tatsache ausgeglichen, dass bei visueller Erfassung Muskelaktivität in einem von mehreren Muskeln beobachtet werden kann. Eine visuelle Ermittlung der RMT besitzt daher wahrscheinlich eine ähnliche Sensitivität wie die EMG-Methode.

Die RMT kann potenziell auf mehrere Arten quantifiziert werden. Wie oben beschrieben, ist ein Ansatz, sie als minimale Intensität zu definieren, bei der eine bestimmte Anzahl motorisch evozierter Reaktionen aus einer vorbestimmten Impulsanzahl resultiert, z. b. die minimale Intensität, bei der 5 motorische Reaktionen auf 10 Stimulationsreize beobachtet werden. Es wurden jedoch auch mehrere Softwarealgorithmen entwickelt, die die RMT aus der Größe und Anwesenheit motorischer Antworten bei unterschiedlichen Stimulationsintensitäten schätzen (z.B. wie in [6, 7]), obwohl es noch einige Diskussionen über die relativen Vor- und Nachteile einiger dieser Methoden gibt [8]. Variationen in der Methode zur Messung der RMT erschweren weiterhin den Vergleich der Ergebnisse verschiedener klinischer Studien. Verbesserungen bei den RMT-Schätzungsmethoden werden wahrscheinlich die Variabilität der aufgezeichneten Messungen einschränken, statt zu einer systematisch höheren oder niedrigeren Schwelle für die Stimulation zu führen (Box 12.2).

Box 12.2 Techniken zu Beurteilung der motorischen Erregbarkeitsschwelle
Es wurde eine Reihe von Methoden zur Schätzung der RMT beschrieben. Im Folgenden wird das grundlegende Verfahren zu deren Bestimmung und Quantifizierung mittels einer einfachen Zählmethode vorgestellt.

1. Platzieren Sie die Spule mit ihrem Zentrum etwa 2 cm lateral und 5 cm posterior in einer parasagittalen Ebene vom Scheitelpunkt aus (s. Abb. 12.1). Dies wird etwa in Höhe der Ohren sein.
2. Positionieren Sie die Spule so, dass sie etwa einen 45°-Winkel zur Mittellinie bildet (s. Abb. 12.1).
3. Legen Sie Ihre andere Hand sanft, aber fest auf die andere Seite des Kopfs des Probanden. Achten Sie darauf, nicht zu stark mit dieser Hand zu drücken oder zu festen Druck auf die Spule auszuüben. Stellen Sie sicher, dass der Proband so entspannt wie möglich ist, insbesondere in seinen Armen und Händen.
4. Beginnen Sie mit niedriger Intensität (30–35 %) mit der Einzelpulsstimulation mit Impulsen alle 3–5 s. Bewegen Sie die Spule langsam um die geschätzte Position des motorischen Kortex herum und wenden Sie an jeder Stelle 1 oder 2 Reize an. Es ist wichtig, mit einer niedrigen Intensität zu beginnen, um die Versuchsperson zu entspannen und mit dem Verfahren vertraut zu machen, da es bei dieser Stimulationsstärke unwahrscheinlich ist, dass sie Unbehagen verursacht. Dieser Prozess kann für Probanden, die bereits zuvor rTMS erhalten haben, beschleunigt werden.
5. Wenn keine Bewegung/Zuckung in der kontralateralen Hand beobachtet wird, ist die RMT für diese Person höher als die aktuelle TMS-Ausgangseinstellung. Erhöhen Sie daher die Ausgabe in Schritten von 5 %, und testen Sie die Reaktion an einer Reihe von Stimulationsstellen/Kopfpositionen bei jedem Schritt.
6. Wenn eine Hand- und/oder Handgelenkbewegung beobachtet werden, liegt die angewandte Intensität nahe der RMT. Testen Sie die Reaktionen auf Stimulation an verschiedenen Stellen und markieren Sie denjenigen Stimulationsort auf der Kopfhaut, bei welchem die größte motorische Reaktion zu resultieren scheint. Erhöhen Sie die Intensität ein wenig, wenn die beobachtete Bewegung nicht bei jedem Impuls erzeugt wird.
7. Stellen Sie die Intensität auf ein Niveau ein, das eine kleine, aber regelmäßige Muskelzuckung erzeugt, und bestimmen Sie die

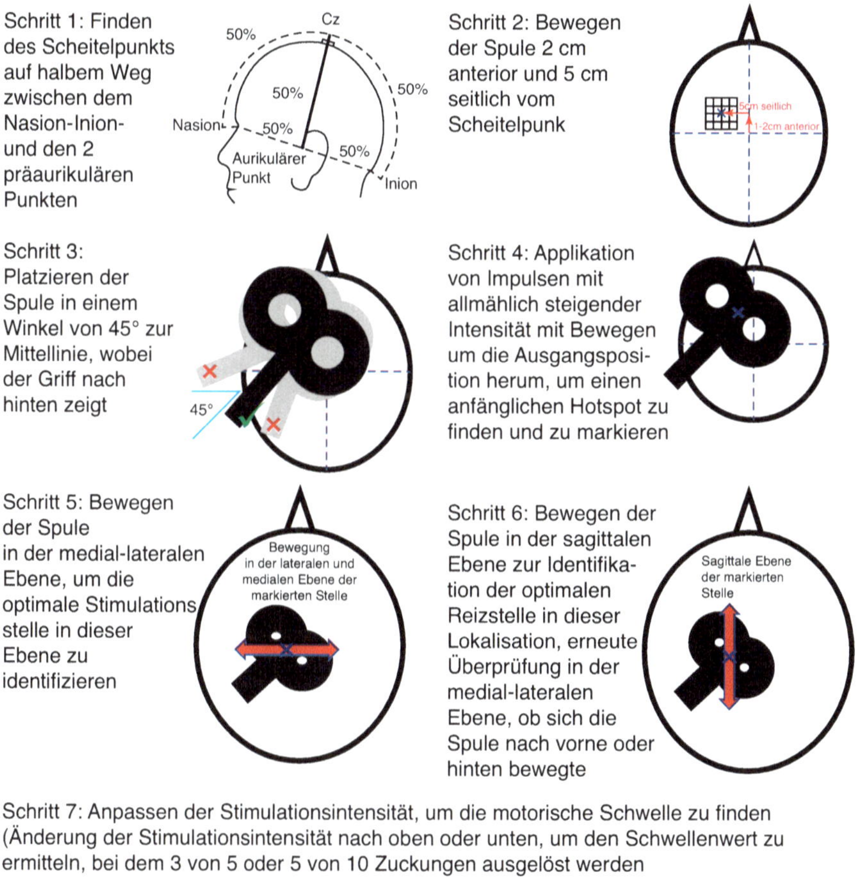

Abb. 12.1 Prozess der RMT-Bestimmung, Schritt 1: Finden des Scheitelpunkts, Schritt 2: Bewegen der Spule anterior und seitlich vom Scheitelpunkt, Schritt 3: Platzieren der Spule in einem Winkel von 45° zur Mittellinie, Schritt 4: Applikation von Impulsen mit allmählich steigender Intensität mit Bewegen um die Ausgangsposition herum, um eine motorische Reaktion zu erzeugen, Schritt 5: Bewegen der Spule in der medial-lateralen Ebene, Schritt 6: Bewegen der Spule in der sagittalen Ebene, Schritt 7: Anpassen der Stimulationsintensität, um die motorische Schwelle zu finden

Kopfhautposition, bei der das optimale Ansprechen erzielt wird. Testen Sie dazu die Reaktion auf 2 oder 3 Impulse über einem imaginären Punktegitter rund um die von Ihnen markierte Stelle (s. Abb. 12.2). Markieren Sie die optimale Position. Dieser Kartierungsprozess beinhaltet typischerweise das Bewegen der Spule in 0,5- bis 1-cm-Schritten seitlich und medial vom markierten Punkt, um die optimale Stelle der Stimulation in der lateralen/medialen Ebene zu bestimmen. Anschließend wird die Spule zum selben Zweck nach vorne und hinten bewegt. Wenn die optimale Position anterior oder posterior von der ursprünglichen Ebene verschoben wurde, wird der Prozess wiederholt, indem man medial und lateral bewegt.

8. Durch Stimulation mit Impulsen von etwa 0,2 Hz an der optimalen Position (nicht häufiger als 1 Impuls alle 5 s) bestimmen Sie nun die motorische Schwelle mit der von Ihnen gewählten Methode (Algorithmus oder Zählen). Beachten Sie, dass höhere Frequenzen der Stimulation die kortikale Erregbarkeit an sich beeinflussen können, was die RMT-Bewertung verfälscht.
9. Wenn Sie eine Zählmethode einsetzen, applizieren Sie Reize mit einer leicht überschwelligen Intensität: Wenn 3 Muskelbewegungen während 5 Impulsen (oder 5 von 10) beobachtet werden, betrachten Sie dieses Niveau als überschwellig und reduzieren Sie die Intensität um 1 %. Wiederholen Sie dieses Verfahren, bis 3 (oder 5) Reaktionen nicht mehr beobachtet werden. Die RMT ist 1 % höher als dieses Niveau. Das gleiche Verfahren kann mit der EMG durchgeführt werden, wo ein motorisch evoziertes Potenzial von 50 µV als oberhalb des Schwellenwerts betrachtet wird.
10. Sobald die motorische Schwelle bestimmt ist, ist es eine gute Sicherheitsprüfung, in einem Bereich rund um die zuvor bestimmte optimale Stelle 2 % oder 3 % unter der Schwelle liegende Stimulation durchzuführen. Wird dadurch eine signifikante motorische Aktivität ausgelöst, kann es sein, dass die optimale Stelle falsch identifiziert wurde, und das Verfahren sollte wiederholt werden.

Hinweis: Sie können oft eine Daumenbewegung/Zuckung beim ersten Impuls jeder Intensitätsstufe sehen, bei den folgenden jedoch nicht mehr: Die Reaktion ist typischerweise auf einen ersten Reiz größer als auf nachfolgende Impulse. Ein Ausbleiben gleichbleibenden Ansprechens bedeutet, dass Sie unter der RMT liegen.

Was zu tun ist, wenn Sie Schwierigkeiten haben, eine anfängliche motorische Reaktion hervorzurufen

Wenn Sie keine Reaktion beobachten, wenn Sie zwischen 60 % und 70 % erreichen, lassen Sie den Patienten eine tonische Kontraktion durchführen; dies reduziert diejenige Intensität, die benötigt wird, um eine motorische Reaktion zu erzeugen, ein bisschen und wird helfen, die Zielstelle zu lokalisieren.

Für eine tonische Kontraktion bitten Sie den Probanden, seinen Zeigefinger gegen seinen Daumen zu drücken (Abduktionsbewegung des Fingers) und eine kleine Spannung aufzubringen.

Wenn Sie unter tonischer Kontraktion den Hotspot für ein motorisches Ansprechen finden, stellen Sie sicher, dass sich der Patient zur Schwellenwertbestimmung entspannt.

12.3 Probleme bei der RMT-Bewertung

Im Laufe der Zeit gab es erhebliche Schwankungen in der Stimulationsintensität, die in rTMS-Behandlungsstudien für Patienten mit Depression zum Einsatz kam. Anfangs wurden Intensitäten unterhalb der RMT (80–90 %) verwendet. In jüngster Zeit wurden in Studien jedoch häufiger überschwellige Intensitäten von entweder 110 % oder 120 % eingesetzt. Dies hat möglicherweise Auswirkungen auf die Effektivität und definitiv auf die Sicherheit und Verträglichkeit.

In Bezug auf die Wirksamkeit wurde vorgeschlagen, dass die progressive Erhöhung der Stimulationsintensität in Behandlungsstudien im Laufe der Zeit zu größeren Behandlungseffekten in neueren Studien beigetragen haben könnte [9]. Allerdings veränderte sich im Lauf der Zeit auch eine erhebliche Anzahl anderer Faktoren, einschließlich der Dauer der Behandlungszyklen, und es liegen nur wenige direkte Daten vor, die die relative Wirksamkeit der Behandlung auf der Grundlage der Intensität im Verhältnis zur RMT bewerteten.

Höhere Intensitäten haben jedoch erhebliche Auswirkungen auf die Sicherheit und Verträglichkeit. Unbehagen und Schmerzen während und die Entwicklung von Kopfschmerzen nach der Behandlung sind bei höheren Stimulationsintensitäten sicherlich häufiger. Darüber hinaus sind höhere Intensitäten mit einem größeren Risiko für die Induktion von Anfällen verbunden. Dieses Risiko hängt von der Stimulationsintensität, der Länge der Stimulationsserien und dem Intervall zwischen diesen ab (s. Kap. 14). Nach festgelegten Sicherheitsrichtlinien kann die Stimulation bei Anwendung von rTMS in Hochfrequenzreizserien sicher bis zu 120 % der RMT appliziert werden, wenn die Dauer der jeweiligen Stimulationsserie auf 4,2 s begrenzt ist [10]. Es wurde wenig Forschung betrieben, um die Sicherheitsimplikationen des Intervalls zwischen den Reizserien zu untersuchen: Für 10-Hz-Serien schlugen einige Autoren vor, dass das Intervall mindestens doppelt so lang sein sollte wie die tatsächliche Dauer der Reizserien. Bei niedrigeren Frequenzen können Letztere sicher auf größere Längen ausgedehnt werden (s. Tab. 14.1). Beachten Sie jedoch, dass die Sicherheitsrichtlinien nur für die Stimulation im motorischen Kortex festgelegt wurden: Es wurden keine äquivalenten Daten in Bezug auf die Sicherheit für die Stimulation in den für die Behandlung von Depressionen verwendeten Frontalbereichen ermittelt.

Obwohl für einen Behandlungszyklus eine bestimmte Frequenz vorgeschrieben sein kann, kann es in der Praxis erforderlich sein, dass die Intensität je nach Faktoren wie der Verträglichkeit des Patienten variiert wird. Dies kann auf eine von 2 Arten realisiert werden: Zum einen kann die vorgeschriebene Behandlungsintensität angewendet und dann verringert werden, wenn sie vom Patienten nicht toleriert wird. Zum anderen kann in der ersten Behandlungssitzung mit einer niedrigeren Intensität begonnen werden, die dann je nach Verträglichkeit schrittweise erhöht wird.

Nach unserer Erfahrung ist Letzteres vorzuziehen. Wenn Patienten bei einer anfänglich hohen Intensität erhebliche Schmerzen verspüren, werden sie eher davon abgeschreckt, die Behandlung fortzusetzen, oder sind während nachfolgender Reizserien hypervigilant. Hypervigilanz kann die Kontraktion der Kopfhautmuskulatur erhöhen, was das unangenehme Erleben der Behandlung weiter verstärkt. Im Gegensatz dazu kann, wenn eine positive Behandlungserfahrung bei einer niedrigen Behandlungsintensität etabliert wird, die Intensität schrittweise auf Ebenen erhöht werden, die sonst möglicherweise nicht gut vertragen worden wären. Bei der Bestimmung der RMT kann eine gewisse Vorstellung von der Verträglichkeit der Behandlung für den einzelnen Patienten gewonnen werden. Bei empfindlicheren Patienten würden wir empfehlen, die Behandlung bei etwa 40 % der RMT zu beginnen und je nach Verträglichkeit schrittweise zu erhöhen. Obwohl es wünschenswert erscheint, maximale vorgeschriebene Intensitäten zu erreichen (typischerweise 120 % der RMT), sind die Auswirkungen von rTMS auf das Gehirn bei viel niedrigeren Reizstärken deutlich erkennbar (z. B. 90 % der RMT). Es ist möglicherweise vorzuziehen, dass ein Patient einen Behandlungszyklus mit geringerer Intensität erhält, als dass er die Behandlung abbricht, weil er die Hochintensitätsstimulation nicht verträgt. Dies ist sicherlich der Fall, da die vorhandenen klinischen Daten keinen eindeutigen Hinweis auf einen linearen Zusammenhang zwischen Stimulationsdosis und Wirksamkeit geben

12.4 Faktoren, die die RMT beeinflussen

Wie bereits angegeben, kann die RMT durch eine Reihe patientenspezifischer Faktoren, wie den Medikamentenstatus, beeinflusst werden. Medikamente, die die kortikale Erregbarkeit unterdrücken, wie Benzodiazepine, erhöhen wahrscheinlich die RMT. Wichtig ist, dass der Entzug von Benzodiazepinen oder anderer zentralnervöser Depressiva wie Alkohol die kortikale Erregbarkeit wahrscheinlich erhöht und die RMT erheblich senkt. Wenn Patienten ihre Medikation oder ihren Drogenkonsum während eines Behandlungszyklus ändern, sollten, wenn es als sicher angesehen wird, die Behandlung fortzusetzen, die RMT neu bewertet und die Intensität der Stimulation angepasst werden.

Es gibt auch individuelle Variationen in der RMT über die Hemisphären hinweg. Obwohl eine Studie keine signifikanten durchschnittlichen Gruppenunterschiede zwischen der linken und rechten RMT bei depressiven Patienten fand [11], können die RMT-Werte bei einzelnen Patienten um bis zu 10 %

zwischen den Hemisphären variieren, manchmal sogar in noch größerem Ausmaß [12]. Daher wird empfohlen, die RMT in der Hemisphäre zu messen, in der die Behandlungsstimulation erfolgen soll.

Es ist auch möglich, dass die RMT im Laufe der Zeit erheblich variiert, auch in Abwesenheit von Änderungen in externen Faktoren wie der Medikamentendosis. Eine kleine Anzahl von Patienten in einer 2-wöchigen rTMS-Studie erlebte eine signifikante Verschiebung des RMT-Niveaus, die eine Neukalibrierung der Behandlungsdosis rechtfertigen könnte, obwohl keine signifikante Gruppenvariation gefunden wurde [11]. Die Entscheidung, die RMT im Laufe der Zeit erneut zu messen, sollte von Überlegungen beeinflusst werden, ob der Patient in der anfänglich angewendeten Dosis nahe an den Sicherheitsschwellenwerten liegt. Das Ausgangsniveau der RMT scheint das Behandlungsergebnis nicht zu beeinflussen [13].

Hinweis: Die Intensität der Stimulation variiert erheblich zwischen verschiedenen Marken von rTMS-Geräten und zwischen unterschiedlichen TMS-Spulentypen. Wenn ein einzelner Patient mit mehr als einem Gerät oder Spulentyp behandelt werden soll, sollte vor der Behandlung festgestellt werden, ob es Variationen gibt. Der einfachste Weg hierzu besteht darin, den motorischen Erregbarkeitsschwellenwert mit den unterschiedlichen Geräten/Spulen bei mehreren Patienten zu bestimmen, um die Kontinuität der erhaltenen Messergebnisse zu ermitteln.

12.5 Klinische Empfehlungen

Obwohl es Einschränkungen bezüglich der Anwendbarkeit von RMT-Bestimmungen auf präfrontale Bereiche gibt, sollte die rTMS-Dosierung derzeit auf der individuellen Messung der RMT basieren. Es gibt eine Vielzahl von Methoden zur RMT-Bewertung, von denen viele in der praktischen Umsetzung wahrscheinlich äquivalent sind. Die wichtigste Überlegung ist, dass jeder verschreibende Arzt in der Methode geschult und vertraut ist, die er oder sie konsequent anwenden kann. Die RMT sollte zu Beginn jedes akuten Behandlungszyklus bewertet werden, um die Dosierung auf der Grundlage von Sicherheits- und Wirksamkeitsüberlegungen in der Hemisphäre zu bestimmen, in der die Stimulation angewendet wird. Sie sollte neu bewertet werden, wenn Patienten ihren Konsum von zentralnervös aktiven Medikamenten/Drogen ändern. Die RMT sollte auch periodisch neu bewertet werden, wenn Patienten im Laufe der Zeit längere Behandlungszyklen oder Erhaltungs-rTMS erhalten.

Literatur

1. Gomez LJ et al (2020) Conditions for numerically accurate TMS electric field simulation. Brain Stimul 13(1):157–166
2. Gomez LJ, Dannhauer M, Peterchev AV (2021) Fast computational optimization of TMS coil placement for individualized electric field targeting. NeuroImage 228:117696

3. Pridmore S et al (1998) Motor threshold in transcranial magnetic stimulation: a comparison of a neurophysiological method and a visualization of movement method. J ECT 14(1): 25–27
4. Hanajima R et al (2007) Comparison of different methods for estimating motor threshold with transcranial magnetic stimulation. Clin Neurophysiol 118(9):2120–2122
5. Westin GG et al (2014) Determination of motor threshold using visual observation overestimates transcranial magnetic stimulation dosage: safety implications. Clin Neurophysiol 125(1):142–147
6. O'Reardon JP et al (2007) Efficacy and safety of transcranial magnetic stimulation in the acute treatment of major depression: a multisite randomized controlled trial. Biol Psychiatry 62(11):1208–1216
7. Qi F, Wu AD, Schweighofer N (2011) Fast estimation of transcranial magnetic stimulation motor threshold. Brain Stimul 4(1):50–57
8. Awiszus F (2011) Fast estimation of transcranial magnetic stimulation motor threshold: is it safe? Brain Stimul 4(1):58–59
9. Gross M et al (2007) Has repetitive transcranial magnetic stimulation (rTMS) treatment for depression improved? A systematic review and meta-analysis comparing the recent vs. the earlier rTMS studies. Acta Psychiatr Scand 116(3):165–173
10. Wassermann EM (1998) Risk and safety of repetitive transcranial magnetic stimulation: report and suggested guidelines from the International Workshop on the Safety of Repetitive Transcranial Magnetic Stimulation, June 5–7, 1996. Electroencephalogr Clin Neurophysiol 108(1):1–16
11. Navarro R et al (2009) Hemispheric asymmetry in resting motor threshold in major depression. J ECT 25(1):39–43
12. Maller JJ et al (2016) Factors to consider when applying transcranial magnetic stimulation of dorsolateral prefrontal cortex when resting motor threshold is asymmetric: a case study. Bioelectromagnetics 37(2):130–135
13. Dolberg OT et al (2002) Magnetic motor threshold and response to TMS in major depressive disorder. Acta Psychiatr Scand 106(3):220–223

13 Erhaltungstherapie und Fortsetzung der Behandlung

Zusammenfassung

Wie bei anderen Antidepressivatherapien scheinen die Rückfallraten in der Zeit nach dem Absetzen einer akuten rTMS-Behandlung relativ hoch zu sein. Um die Rückfallquote zu minimieren, kann eine Reihe von Strategien erprobt werden. Dazu gehören die Bereitstellung einer angemessenen fortlaufenden antidepressiven Medikation, möglicherweise kombiniert mit einem Stimmungsstabilisator wie Lithium. Spezifische Formen der Psychotherapie haben wahrscheinlich ebenfalls ein Rückfallpräventionspotenzial, obwohl sie nach einer rTMS-Behandlung noch nicht systematisch bewertet wurden. Zur Durchführung einer rTMS-Erhaltungstherapie wurden verschiedene Methoden vorgeschlagen, obwohl bisher nur begrenzte Daten zu deren Wirksamkeit vorliegen. Dazu gehören ein sog. Standardansatz, bei dem die Sitzungsintensität allmählich verringert wird, und ein komprimierter Erhaltungstherapieansatz. Patienten, die gut auf eine rTMS-Behandlung reagierten und anschließend einen Rückfall erlitten, scheinen eine hohe Wahrscheinlichkeit zu haben, auf einen nachfolgenden rTMS-Behandlungsverlauf anzusprechen, ohne dass sich Risiken oder Nebenwirkungen akkumulieren.

13.1 Einführung

Bis heute wurde rTMS in der überwiegenden Mehrheit der Fälle, in denen sie zur Therapie von Depressionen eingesetzt wurde, als zeitlich begrenzte Behandlung für eine definierte depressive Episode angewendet. Depression ist jedoch eindeutig eine rezidivierende Krankheit, und die meisten Patienten, die auf rTMS angesprochen haben, benötigen wahrscheinlich eine Weiterbehandlung, bei welcher die Wahrscheinlichkeit eines Rückfalls minimiert und/oder die Dauer bis zu dessen Auftreten maximiert wird, wie es bei anderen Antidepressivabehandlungen

P. B. Fitzgerald und Z. J. Daskalakis, *rTMS-Behandlung bei Depressionen*,
https://doi.org/10.1007/978-3-031-52844-6_13

der Fall ist. Sollte ein Rückfall eintreten, könnte eine erneute Behandlung mit rTMS eine nützliche Option sein.

13.2 Rückfallraten nach rTMS-Behandlung

Leider scheint die Rückfallrate in den 6–12 Monaten nach einer erfolgreichen rTMS-Behandlung relativ hoch zu sein. Dies ist eine Situation, die der nach einer erfolgreichen Behandlung von Depressionen mit EKT ähnelt, bei der bekannt ist, dass die Rückfallraten hoch sind und häufig als mit bis zu 50 % innerhalb von 6 Monaten berichtet wurden [1, 2].

Eine der ersten Studien, die die Rückfallraten nach rTMS untersuchte, verglich die Quoten nach erfolgreicher rTMS- oder EKT-Behandlung und zeigte ähnliche Werte [3]: 20 % der 41 Patienten in der Gesamtstudie erlitten über einen Zeitraum von 6 Monaten einen Rückfall, 4 in jeder der EKT- und rTMS-Gruppen.

Eine der größten und belastbarsten Studien zum Rückfall nach rTMS beinhaltete die retrospektive Analyse der Ergebnisse von 204 Patienten, die sich einer rTMS-Behandlung unterzogen. Alle von ihnen erreichten eine Remission von Depressionen mit einem HAMD-Score von weniger als 8 und wurden über 6 Monate nachverfolgt. Rückfall wurde definiert als eine Erhöhung des HAMD-Scores über 8, eine sehr konservative Zahl, da Patienten auch bei nur sehr geringen depressiven Symptomen als rückfällig definiert werden könnten. Dennoch wurden etwa 25 % nach 2 Monaten als rückfällig eingestuft, 40 % nach 3 Monaten und 80 % nach 6 Monaten, offensichtlich eine sehr hohe Zahl [4]. In einer weiteren Publikation wurde über die Nachbeobachtung von Patienten berichtet, die in einer großen multizentrischen Studie eine rTMS-Behandlung erhalten hatten. Patienten, die während der akuten rTMS-Behandlung mindestens eine 25%ige Reduktion der HAMD-Scores erzielten, wurden auf Antidepressiva umgestellt und über 6 Monate nachverfolgt. Rückfall wurde definiert als eine Wiederkehr von Symptomen, die ausreichen, um die DSM-IV-Kriterien (DSM: diagnostisches und statistisches Handbuch psychischer Störungen [„diagnostic and statistical manual of mental disorders“]) für eine schwere Depression über 2 aufeinanderfolgende Wochen zu erfüllen. Über 24 Wochen erlitten 10 von 99 (10 %) Patienten einen vollständigen Rückfall, und insgesamt 38,4 % hatten eine erhebliche Symptomverschlechterung von ausreichender Schwere, um die Wiedereinführung der rTMS-Behandlung zu rechtfertigen (eine Erhöhung von mindestens 1 Punkt auf der CGI-S-Skala [CGI-S: klinische Gesamtverbesserung – Schweregrad („clinical global improvement – severity“)] für 2 aufeinanderfolgende Wochen, [5]). Eine zweite Periode von Symptomrezidiven nach einem zusätzlichen rTMS-Zyklus erlebten 15 Patienten, eine dritte Periode innerhalb des 6-monatigen Zeitraums 5, wobei alle Rezidive eine weitere rTMS-Behandlung rechtfertigten.

Anhand unserer klinischen Erfahrung und unserer Beobachtung der Patienten, die in den letzten 2 Jahrzehnten an unseren klinischen Studien teilnahmen, ist festzustellen, dass es ein ziemlich spezifisches Muster der Wahrscheinlichkeit eines Rückfalls gibt. Insbesondere gibt es eine Untergruppe von Patienten, wahrscheinlich etwa 20–30 %, die einen relativ frühen Rückfall erleben werden, innerhalb von 3 oder 4 Monaten nach Beendigung ihrer Indexbehandlung. Es gibt eine andere Gruppe, die einen anhaltenden und beständigen klinischen Nutzen erzielen wird und möglicherweise mehrere Jahre oder länger nicht rückfällig wird. Die Mehrheit der Patienten liegt irgendwo dazwischen, mit einem wahrscheinlichen Rückfall irgendwo zwischen 3 und 24 Monaten nach dem Ende der erfolgreichen Behandlung. Die Wahrscheinlichkeit eines anhaltenden Nutzens scheint sicherlich direkt mit dem Grad des ursprünglich erzielten Ansprechens zusammenzuhängen. Bei Patienten, bei denen die Depression vollständig abklang, ist die Wahrscheinlichkeit einer anhaltenden Reaktion wesentlich höher als bei Patienten mit teilweisem Ansprechen. Diese Muster sind auch dann zu sehen, wenn die Patienten weiterhin mit antidepressiven Medikamenten behandelt werden, oft in Verbindung mit zusätzlichen Augmentationsmitteln wie Antipsychotika und anderen Stimmungsstabilisatoren, obwohl Patienten selten ihre Medikation ändern, um den klinischen Nutzen besser aufrechtzuerhalten, sobald sie erfolgreich auf eine rTMS reagiert haben (und viel wahrscheinlicher versuchen, die Medikation zu reduzieren oder abzusetzen).

13.3 Ansätze zur Minimierung von Rückfällen

Der erste Schritt zur Minimierung von Rückfällen ist die Identifizierung derjenigen Patienten, die wahrscheinlich ein Rezidiv erleben werden. Obwohl es in diesem Bereich nur minimale systematische Forschung gab, existieren wahrscheinlich klinische Variablen, mit denen sich die Wahrscheinlichkeit eines frühen Rückfalls vorhersagen lässt. Zum Beispiel, und wie oben diskutiert, ist das Vorhandensein von anhaltenden depressiven Symptomen trotz einer signifikanten Verbesserung der allgemeinen Depressionsschwere wahrscheinlich mit einer frühen Verschlechterung nach Beendigung der Behandlung verbunden. Das Vorhandensein erheblicher andauernder Lebensbelastungen, Ehe- oder Arbeitskonflikte und erhebliche Achse-II- oder substanzbezogene Komorbidität scheinen alle potenzielle Prädiktoren für einen frühen Rückfall zu sein.

Angesichts der Bedeutung dieser Faktoren ist es entscheidend, jeden Patienten gegen Ende des rTMS-Behandlungsverlaufs hinsichtlich von Einflüssen zu untersuchen, die wahrscheinlich einen langfristigen Behandlungserfolg untergraben. Ein direkter Ansatz zur Bewältigung von Komorbiditäten oder sozialen Stressoren sollte vor dem Ende der aktiven Behandlung beginnen. Zum Beispiel sollten Patienten mit einer Vorgeschichte komorbider Substanzgebrauchsprobleme so früh wie möglich in geeignete therapeutische Programme eingebunden werden. Im Kontext anhaltender Beziehungsprobleme sollte eine Familien- oder Paartherapie in Betracht gezogen und möglicherweise vor dem Ende der rTMS-Behandlung begonnen werden. Auf diese Weise können Probleme, die den Behandlungserfolg beeinträchtigen könnten, identifiziert, relevante andere Personen einbezogen und ein vorläufiger Plan aufgestellt werden, der dem Patienten angemessene Unterstützung bietet, während längerfristige Veränderungen erfolgen können.

Neben der Berücksichtigung dieser Faktoren sollte ein aktiver Erhaltungstherapieplan eingeführt werden, der die für jeden einzelnen Patienten zu ergreifenden Strategien beinhaltet. Erhaltungsbehandlung kann Antidepressiva, Psychotherapie und/oder weitere rTMS-Anwendungen beinhalten.

13.4 Medikamentöse Behandlung

Es gibt eine klar festgestellte Wirksamkeit für den Einsatz von Antidepressiva zur Verhinderung eines Rückfalls nach der anfänglichen Reaktion auf Medikamente. Allerdings wurde wenig systematische Forschung betrieben, ob die Wiederaufnahme oder Fortsetzung der antidepressiven Therapie während und nach der rTMS-Behandlung die nachfolgenden Rückfallraten reduziert. Eine Studie beschäftigte sich mit diesen Fragen, leider jedoch nur über einen sehr kurzen Zeitraum und in einer untypischen Stichprobe. Dabei wurde Patienten mit behandlungsresistenter vaskulärer Depression eine akute Behandlung mit rTMS angeboten. Nach Abschluss des rTMS-Zyklus erhielten die Patienten täglich 20 mg Citalopram und wurden nach 3, 6 und 9 Wochen bewertet. Auf die rTMS sprachen 13 von 33 Patienten an und erhielten anschließend über 9 Wochen Medikamente. Während dieses 9-wöchigen Zeitraums erlitten 4 einen Rückfall, 9 blieben gesund [6]. In einer zweiten Studie wurden eine kleine Gruppe von Patienten mit bipolarer Störung, deren depressive Episode auf rTMS angesprochen hatte, während der Fortsetzung der antidepressiven Medikation nachverfolgt [7]. Von den 6 Patienten, die auf die rTMS-Behandlung angesprochen hatten, blieben 4 über einen Zeitraum von 12 Monaten gesund, einer erlitt einen Rückfall und ein weiterer einen teilweisen Rückfall nach 6 Monaten.

Bei der Betrachtung der Rolle von Antidepressiva nach rTMS können einige Informationen aus Studien zur medikamentösen Behandlung nach EKT extrapoliert werden, da es sich bei dieser ebenfalls um eine zeitlich begrenzte episodische Maßnahme handelt. Selbst wenn Patienten zuvor nicht auf eine medikamentöse Behandlung angesprochen haben, können Antidepressiva bei der Verhinderung eines Rückfalls eine Rolle spielen. Zum Beispiel zeigte eine kleine Studie, dass Imipramin die Rückfallraten nach EKT im Vergleich zu Placebo bei Patienten, die nicht auf Medikamente angesprochen hatten, erheblich reduzierte [8]. Allerdings kann eine alleinige antidepressive Medikation im Vergleich zur Kombinationsbehandlung suboptimale Vorteile bieten. Sackeim et al. zeigten, dass Lithium in Kombination mit Nortriptylin, einem trizyklischen Antidepressivum, eine erheblich niedrigere Rückfallrate und eine längere Zeit bis zum Rezidiv im Vergleich zum Antidepressivum allein oder Placebo bewirkte [9]. Die Resultate einer zweiten Studie unterstützten kürzlich auch die Vorstellung, dass die Zugabe von Lithium zu einer antidepressiven Behandlung den Rückfall nach EKT reduzieren kann [10]. Im Kontext dieser Forschung wäre es sinnvoll, zu empfehlen, dass bei einer Pharmakotherapie als Hauptbestandteil der Erhaltungsbehandlung nach rTMS eine Kombination aus einem Antidepressivum und Lithium in Betracht gezogen werden sollte. Obwohl dies ein sinnvoller und evidenzbasierter Ansatz ist,

ist es wahrscheinlich, dass viele, wenn nicht die meisten Patienten nicht daran interessiert sind, ein neues Medikament einzunehmen, insbesondere ein kompliziertes wie Lithium, kurz nachdem sie endlich auf rTMS angesprochen haben, während die medikamentöse Behandlung davor nicht besonders erfolgreich war. Daher ist diese Strategie wahrscheinlich am ehesten für diejenigen Patienten geeignet, die bereits einen Rückfall erlitten haben und nach einer erfolgreichen zweiten oder dritten rTMS-Behandlung an einer Möglichkeit interessiert sind, längerfristig gesund zu bleiben.

Es ist zu beachten, dass bisher keine Studien veröffentlicht wurden, in denen der Einsatz neuer Antidepressiva wie Serotonin- oder Serotonin-Noradrenalin-Wiederaufnahmehemmer als Erhaltungstherapie in Verbindung mit Lithium untersucht wurden. Im Allgemeinen wird die Wahl des Medikaments in dieser Phase der Rezidivprävention wahrscheinlich von Faktoren wie vorheriger Verträglichkeit und teilweisem oder vollständigem Nichtansprechen auf verschiedene Medikamentenklassen beeinflusst. Unabhängig davon sollte bei Patienten, die nach rTMS unter fortgesetzter antidepressiver Behandlung einen Rückfall erleiden, die Zugabe von Lithium während nachfolgender Erhaltungsphasen unbedingt in Betracht gezogen werden.

13.5 Psychotherapie

Sie stellt einen alternativen Ansatz zur Verhinderung eines Rezidivs nach rTMS-Behandlung dar. Die kognitive Verhaltenstherapie (CBT [„cognitive behavioral therapy"]) und ihre Variationen werden zunehmend bei der Behandlung von Depressionen und der Verhinderung von depressiven Rückfällen eingesetzt. Die CBT ist allgemein akzeptiert und wird als Erstlinientherapie bei Depressionen angeboten, und es gibt eine Reihe von Metaanalysen, die ihre Wirksamkeit unterstützen (z. B. [11]). Obwohl die Ansprechquoten auf eine CBT denen von Antidepressiva ähnlich zu sein scheinen, scheint sie im Vergleich zu Medikamenten bezüglich der Rezidivprävention deutlich von Vorteil zu sein, wobei die Ergebnisse einiger Studien darauf hindeuten, dass Patienten nach Beendigung der CBT eine geringere Rückfallrate aufweisen [12–14]. Der Erfolg der CBT bei der Aufrechterhaltung der Behandlungsergebnisse führte dazu, dass sie als spezifische Intervention zur Rezidivprävention nach anderen akuten Behandlungen eingesetzt wird. Fava et al. [15] verwendeten ein sequenzielles Studiendesign, bei dem die akute Phase der Depression mit Antidepressiva behandelt wurde und anschließend die darauf ansprechenden Probanden von den Medikamenten entwöhnt und randomisiert entweder eine CBT oder eine routinemäßige klinische Betreuung erhielten. Nach 2 Jahren zeigten die Patienten, die CBT erhalten hatten, eine Rückfallrate von 25 % im Vergleich zu 80 % in der Kontrollgruppe. Nach 6 Jahren betrug der Unterschied 40 % gegenüber 90 % [15]. In einer weiteren Studie wurde herausgefunden, dass die Kombination von CBT und antidepressiver Erhaltungstherapie nach der Genesung von einer akuten Episode zur Verhinderung eines Rezidivs besser geeignet war als Erhaltungsmedikation allein [16]. Dieser beobachtete Vorteil hielt über mehrere Jahre an [17].

In nachfolgenden Studien wurde der Einsatz von CBT während der Erhaltungsphase verfeinert, indem CBT für Depressionen [18] mit Achtsamkeitstraining kombiniert wurde, um einen effizienten, aus 8 Sitzungen bestehenden Behandlungszyklus zu erstellen, der speziell auf depressive Rückfälle abzielt. Achtsamkeitstraining wird verwendet, um Aufmerksamkeitskontrollfähigkeiten zu entwickeln, die der Person helfen, depressive Denkmuster (z. B. Hoffnungslosigkeit, Schuldgefühle, Grübeln) effektiver zu erkennen und sich von ihnen zu lösen, wenn sie wieder auftreten, um zu verhindern, dass sie eskalieren. Die Wirksamkeit von MBCT (achtsamkeitsbasierte kognitive Therapie [„mindfulness-based cognitive therapy“]) bei der Minimierung von Rückfällen wurde in einer Reihe randomisierter kontrollierter Studien nachgewiesen, die bei Menschen mit einer Vorgeschichte von wiederkehrenden Depressionen (3 oder mehr Episoden) im Vergleich zur alleinigen routinemäßigen klinischen Betreuung reduzierte Rezidivraten feststellten [19, 20]. Eine Metaanalyse von 4 dieser Studien fand eine durchschnittliche Rezidivrate über 12 Monate von 32 % für MBCT im Vergleich zu 60 % für die klinische Betreuung [21]. In einer weiteren Studie wurde herausgefunden, dass die nach der Therapie auftretenden Rückfallpräventionseffekte von MBCT beim Absetzen von Antidepressiva mindestens genauso effektiv waren wie eine Fortsetzung der medikamentösen antidepressiven Erhaltungstherapie [22]. Darüber hinaus gibt es starke Hinweise darauf, dass die rezidivverhindernde Wirkung der MBCT durch Veränderungen in den Prozessen vermittelt wird, auf die die Intervention abzielt [23].

Leider existieren bis dato keine Untersuchungen, die den Nutzen von CBT oder MBCT bei der Vorbeugung von Rückfällen nach rTMS bewerten. In einer ersten kleinen offenen Studie wurde die Rolle von CBT bei der Verhinderung eines Rückfalls nach EKT untersucht [24]. Die Anwendung einer CBT nach EKT war möglich und schien die Dauer des Behandlungserfolgs zu verlängern. Trotz des Mangels an Forschung gibt es jedoch keinen intrinsischen Grund, warum diese psychotherapeutischen Verfahren nicht praktisch zur Verhinderung eines Rückfalls nach rTMS eingesetzt werden könnten, und sie sollten aktiv in Betracht gezogen werden.

13.6 Erhaltungsbehandlung mit rTMS

Die letzte Möglichkeit zur Verhinderung von Rückfällen ist der Einsatz einer rTMS-Erhaltungstherapie. Angesichts des Ansprechens des einzelnen Patienten auf eine aktive Behandlung hat dieses Vorgehen durchaus seine Berechtigung. Allerdings wurde rTMS-Erhaltungstherapie bisher nur in geringem Umfang untersucht, und nur in einer begrenzten Anzahl von Studien mit Scheinstimulationskontrollen. Das am häufigsten berichtete Erhaltungstherapiemodell war die Bereitstellung von wöchentlichen oder 14-tägigen einzelnen rTMS-Sitzungen, oft mit einer progressiven Abnahme der Sitzungshäufigkeit im Laufe der Zeit. Dieses

Muster ahmt das nach, was bei der Erhaltungs-EKT verwendet wird, und wir werden dies als den Standardansatz bezeichnen.

13.6.1 Standarderhaltungstherapie

Der erste Bericht über eine rTMS-Erhaltungstherapie erschien 2002 und beschrieb einen Patienten, der während 4 Monaten wöchentlicher oder 2-mal wöchentlicher rTMS ein gewisses Maß an Wohlbefinden aufrechterhielt [25]. Dieser Publikation folgte eine Reihe offener Studien und klinischer Daten, die den potenziellen Nutzen dieses Ansatzes nahelegten (s. Überprüfungen in [26, 27]). Zum Beispiel berichteten O'Reardon et al. über die Behandlung von 10 Patienten, die eine Erhaltungstherapie 1- oder 2-mal pro Woche über eine Dauer zwischen 6 Monaten und 6 Jahren erhielten [28]. Sie beschrieben 7 der Patienten als erheblich profitierend, wobei 3 der 7 keine medikamentöse Behandlung benötigten. In einer kleinen offenen Nachfolgestudie boten Isserles et al. wöchentliche dTMS-Sitzungen für 11 Patienten an, die auf einen ersten dTMS-Zyklus angesprochen hatten [29]. Von ihnen verblieben 10 in der Studie und in Remission für 4 Wochen, während 1 aufgrund anhaltender Schlaflosigkeit ausschied. Li et al. berichteten über die Erhaltungstherapie von 7 Patienten mit bipolarer Störung, die wöchentlich TMS für bis zu 1 Jahr erhielten [30]. Von diesen absolvierten 3 eine vollständige Jahresbehandlung ohne erheblichen Rückfall.

In einer neueren und größeren Studie wurden 49 Patienten, die sich unter rTMS verbessert hatten, entweder einer 1-mal monatlichen rTMS- oder keiner Behandlung zugewiesen [31]. Bemerkenswert ist, dass alle Patienten während der Studie ohne Medikation blieben, obwohl ein weiterer rTMS-Zyklus erlaubt war, wenn sie begannen, rückfällig zu werden. Patienten, die monatliche rTMS-Sitzungen erhielten, hatten eine numerisch, aber nicht statistisch signifikant längere Dauer bis zur notwendigen Wiederaufnahme der Behandlung und eine numerisch, aber nicht signifikant niedrigere Rate der Notwendigkeit dieser Wiederaufnahme. Es ist möglich, dass die fehlende Signifikanz der Unterschiede in dieser Studie auf die begrenzte Stichprobengröße zurückzuführen ist. Es ist jedoch auch bemerkenswert, dass die Bereitstellung einer einzigen Sitzung 1-mal im Monat möglicherweise nicht ausreichend war, um ein erhebliches Wohlbefinden aufrechtzuerhalten.

In einer zweiten kleinen und zweifellos unterdimensionierten scheinstimulationskontrollierten Studie wurden 17 Patienten, die auf TMS angesprochen hatten, auf über 11 Monate angebotene aktive oder Scheinerhaltungstherapie randomisiert [32]. Der Zeitplan wurde von 3 Sitzungen pro Woche auf 1 Sitzung alle 2 Wochen reduziert. Es gab eine größere Verbesserung der Depression in der aktiven Gruppe in den ersten 3 Monaten der Nachbeobachtung, allerdings nicht nach dieser Zeitspanne, als die Häufigkeit der rTMS-Sitzungen von 1-mal wöchentlich auf alle 2 Wochen reduziert wurde.

Eine dritte Studie umfasste 66 Patienten, die auf rTMS angesprochen hatten, und randomisierte diese entweder auf rTMS-Erhaltungstherapie, Venlafaxin oder beides (beachten Sie, dass die Patienten zuvor nicht auf Venlafaxin angesprochen hatten, [33]). Sie erhielten 12 Monate Erhaltungstherapie, zu Beginn 2-mal wöchentlich und dann allmählich reduziert auf 1-mal alle 2 Wochen. Der Prozentsatz der Patienten, die die Rückfallkriterien nicht erfüllten, war in den 3 Gruppen ähnlich, was darauf hindeutet, dass rTMS in dieser Stichprobe ähnlich wirksam war wie Venlafaxin.

Eine zusätzliche Studie, die auf den potenziellen Wert der TMS-Erhaltungsbehandlung hinweist, wurde mit dTMS durchgeführt [34]. Insgesamt 212 depressive Probanden, die entweder aktive oder Scheinstimulation über 4 Wochen in einer ersten akuten Behandlungsstudie erhalten hatten, wurden anschließend für weitere 12 Wochen mit 2 dTMS-Anwendungen pro Woche behandelt. Es gab einen signifikanten Vorteil der aktiven Stimulation gegenüber der Scheinbehandlung nach den ersten 4 Wochen der Maßnahme (38,4 % vs. 21,3 % Ansprechrate), und dieser Unterschied blieb während der 12-wöchigen Erhaltungsbehandlung stabil, wobei eine signifikant größere Anzahl von Patienten in der aktiven Behandlungsgruppe bis zum Ende der Studie eine Besserung aufrechterhielt (32,6 % zeigten auch noch zu Studienende ein Ansprechen gegenüber 14,6 % in der Gruppe mit Scheinbehandlung).

13.6.2 Komprimierte Erhaltungstherapie

Eine weitere Möglichkeit ist die intensivierte Bereitstellung mehrerer Sitzungen, ein Ansatz, den wir als komprimierte („clustered") Erhaltungstherapie bezeichneten. Sie beinhaltet im Wesentlichen die Anwendung mehrerer Sitzungen über einen kurzen Zeitraum auf einer eher sporadischen Basis. Wir begannen zunächst mit 5 einzelnen Behandlungssitzungen über einen Zeitraum von 3 Tagen, in der Regel über ein Wochenende, 1-mal pro Monat, bei Patienten, bei denen mehrere depressive Episoden erfolgreich mit rTMS behandelt worden waren [35]. Es wurde vorgeschlagen, dass die Dosis als solche derjenigen ähneln sollte, die 1-mal pro Woche appliziert wird. Patienten, die an diesem Programm teilnahmen, hatten innerhalb von 3 Monaten nach dem Ende ihrer ersten rTMS-Behandlung einen Rückfall erlebt. Bei Ansprechen auf einen zweiten rTMS-Zyklus wurden sie in die Erhaltungsbehandlung aufgenommen. In einer Analyse von 37 Patienten, die an diesem Programm teilnahmen [35], erlebten 21 einen Rückfall nach einer durchschnittlichen Behandlungsdauer von 10,5 Monaten, 6 blieben bis zum Studienende ohne Rückfall (Durchschnitt von 12 Monaten), und 8 beendeten ihre Teilnahme nach durchschnittlich 6,2 Monaten Erhaltungsbehandlung, ohne einen Rückfall erlebt zu haben.

Auch in einer Reihe neuerer Studien wurden Patienten beschrieben, die mit diesem komprimierten Ansatz behandelt wurden. Zum Beispiel stellten Pridmore et al. fest, dass einige Patienten, die sich für diese Form der intermittierenden Behandlung wiedervorstellten, im Durchschnitt einen gewissen Grad an einem frühen Wiederauftreten der Symptome aufwiesen (die im Allgemeinen mit kurzen Behandlungssitzungen erfolgreich bewältigt werden konnten), obwohl es in dieser Population eine gewisse Variabilität der Dauer zwischen den Behandlungsanwendungen gab [36].

In der bisher umfangreichsten Studie zur rTMS-Erhaltungstherapie wurde dieser komprimierte Ansatz untersucht, allerdings in einer Stichprobe von Patienten, die auf Medikamente angesprochen hatten, anstatt auf rTMS [37]. Die 281 Teilnehmer, die eine vollständige oder teilweise Remission mit Antidepressiva erreicht hatten, wurden entweder auf rTMS, Medikamente oder Kombinationsbehandlung randomisiert. Die Behandlung umfasste 10 Sitzungen über einen Zeitraum von 5 Tagen monatlich für die ersten 3 Monate, anschließend 5 Sitzungen über einen Zeitraum von monatlich 3 Tagen. Patienten, die rTMS erhielten, setzten ihre Medikation in den ersten 2 Wochen der Erhaltungsbehandlung ab.

Insgesamt gab es einen signifikanten Vorteil sowohl bezüglich der durchschnittlichen Zeit bis zum Rückfall als auch der Rezidivrate insgesamt für rTMS oder Kombinationsbehandlung gegenüber antidepressiver Medikation allein. Die Rückfallraten in der nur mit rTMS behandelten Gruppe betrugen 24,2 %, in der Kombinationsgruppe 15,9 % und in der nur medikamentös behandelten Gruppe 44,4 %. Bemerkenswert ist, dass 5 Patienten, die Medikamente erhielten, aber keiner mit rTMS-Behandlung, während der Studie einen manischen Wechsel erlebten.

13.7 Andere Optionen: intermittierende Behandlung

Eine letzte Möglichkeit für die Erhaltung der rTMS-Effekte ist die Verwendung einer gezielten intermittierenden Strategie. Zum Beispiel könnte bei einem Patienten, der regelmäßig 6 Monate nach rTMS einen Rückfall erlebt, die Einleitung einer Erhaltungsbehandlung 5 Monate nach der akuten rTMS-Therapie und deren Fortsetzung über mehrere Monate ein potenziell nützlicher Ansatz sein. Ebenso könnten kurze Erhaltungsbehandlungen etwa alle 6 Monate durchgeführt werden. Alternativ könnten Patienten bei ersten Anzeichen eines Rückfalls schnell wieder in einen Erhaltungsbehandlungszyklus von kürzerer Dauer eingebunden werden. Diese Strategie ist jedoch möglicherweise für einen erheblichen Teil der Patienten, deren Zustand sich schnell verschlechtert, nicht geeignet. Dieser Ansatz wurde in keiner uns bekannten Forschungsarbeit systematisch bewertet.

13.8 Wiederholte rTMS-Behandlung

Wenn Patienten erfolgreich auf eine rTMS-Behandlung angesprochen haben und einen Rückfall erleben, sind sie häufig bereit, sich einer weiteren derartigen Behandlung zu unterziehen. Mehrere Studien beinhalteten Populationen, die während eines depressiven Rückfalls erneut behandelt wurden. Die Resultate der Mehrzahl dieser Studien legen nahe, dass die meisten der Patienten erfolgreich auf eine Behandlung ansprechen, wenn sie bei einer zweiten oder nachfolgenden Gelegenheit angewendet wird [5, 38, 39]. Zum Beispiel beschrieben Janicak et al. in einer Studie, dass 38 Patienten während 24 Wochen Nachbeobachtung erneut behandelt wurden und sich 32 (84,2 %) davon anschließend verbesserten [5]. Wir berichteten zuvor über die Behandlung von 19 Patienten im Verlauf von 30 Episoden depressiver Rückfälle, wobei die überwiegende Mehrheit der nachfolgenden Behandlungen zu einem Ansprechen führte [39]. Dieses Reaktionsmuster setzte sich bei der wiederholten Behandlung von mittlerweile mehr als 100 Patienten fort, bei einigen bei mehr als 5 rTMS-Behandlungsanlässen. Es ist jedoch ungewöhnlich, und wir stellten fest, dass ein Ausbleiben des Ansprechens auf die Behandlung bei jedem nachfolgenden Zyklus auftreten kann.

13.9 Zusammenfassung und klinische Empfehlungen

Für alle auf eine rTMS-Behandlung ansprechenden Patienten sollte ein individueller Erhaltungstherapieplan zur Verhinderung von Rückfällen entwickelt werden. Für viele Patienten, insbesondere nach einer ersten Reaktion auf rTMS, bedeutet dies wahrscheinlich, dass Faktoren, die zu einem Rückfall beitragen könnten, behandelt, die antidepressive Medikation fortgesetzt und eine Psychotherapie in Betracht gezogen werden.

Die rTMS-Erhaltungstherapie kann nach einer ersten klinischen Reaktion oder nach einem Rückfall und erfolgreicher Wiederbehandlung sinnvoll als Option in Betracht gezogen werden. Die Entscheidung hierfür, insbesondere nach einer ersten Episode der akuten Behandlung, wird von der Schwere der ersten Episode beeinflusst (Patienten, die durch Depression stark beeinträchtigt waren, könnten bereit sein, alles Mögliche zu tun, um einen möglichen Rückfall zu verhindern) sowie von der Verfügbarkeit, Eignung oder Akzeptanz anderer Behandlungsalternativen wie Medikamente und Psychotherapie.

Zum gegenwärtigen Zeitpunkt gibt es in der Forschungsliteratur keine Definition der optimalen Strategie für die Einleitung einer Erhaltungstherapie, und man sollte sowohl den Standardansatz als auch die komprimierte Erhaltungstherapie in Betracht ziehen. Die Wahl zwischen diesen beiden Optionen wird wahrscheinlich erheblich von praktischen Faktoren wie Zugänglichkeit und Bequemlichkeit beeinflusst. Bei Verwendung des Standardansatzes legen die bisherigen Daten nahe, dass eine Reduktion der Behandlungshäufigkeit auf weniger als 1-mal alle 2 Wochen wahrscheinlich das Risiko eines Rückfalls auf ein inakzeptabel hohes Niveau erhöhen wird. Es wäre jedoch sinnvoll, die Häufigkeit der Sitzungen auf das für jeden Patienten erforderliche Minimum zur Aufrechterhaltung des Wohlbefindens zu reduzieren.

Literatur

1. Grunhaus L, Dolberg O, Lustig M (1995) Relapse and recurrence following a course of ECT: reasons for concern and strategies for further investigation. J Psychiatr Res 29(3):165–172
2. Tew JD Jr et al (2007) Relapse during continuation pharmacotherapy after acute response to ECT: a comparison of usual care versus protocolized treatment. Ann Clin Psychiatry 19(1):1–4

3. Dannon PN et al (2002) Three and six-month outcome following courses of either ECT or rTMS in a population of severely depressed individuals – preliminary report. Biol Psychiatry 51(8):687–690
4. Cohen RB, Boggio PS, Fregni F (2009) Risk factors for relapse after remission with repetitive transcranial magnetic stimulation for the treatment of depression. Depress Anxiety 26(7):682–688
5. Janicak PG et al (2010) Durability of clinical benefit with transcranial magnetic stimulation (TMS) in the treatment of pharmacoresistant major depression: assessment of relapse during a 6-month, multisite, open-label study. Brain Stimul 3(4):187–199
6. Robinson RG, Tenev V, Jorge RE (2009) Citalopram for continuation therapy after repetitive transcranial magnetic stimulation in vascular depression. Am J Geriatr Psychiatry 17(8):682–687
7. Dell'Osso B et al (2011) Long-term efficacy after acute augmentative repetitive transcranial magnetic stimulation in bipolar depression: a 1-year follow-up study. J ECT 27(2):141–144
8. van den Broek WW et al (2006) Imipramine is effective in preventing relapse in electroconvulsive therapy-responsive depressed inpatients with prior pharmacotherapy treatment failure: a randomized, placebo-controlled trial. J Clin Psychiatry 67(2):263–268
9. Sackeim HA et al (2001) Continuation pharmacotherapy in the prevention of relapse following electroconvulsive therapy: a randomized controlled trial. JAMA 285(10):1299–1307
10. Rehor G et al (2009) [Relapse rate within 6 months after successful ECT: a naturalistic prospective peer- and self-assessment analysis]. Neuropsychiatrie 23(3):157–163
11. Gloaguen V et al (1998) A meta-analysis of the effects of cognitive therapy in depressed patients. J Affect Disord 49(1):59–72
12. Blackburn IM, Eunson KM, Bishop S (1986) A two-year naturalistic follow-up of depressed patients treated with cognitive therapy, pharmacotherapy and a combination of both. J Affect Disord 10(1):67–75
13. Evans MD et al (1992) Differential relapse following cognitive therapy and pharmacotherapy for depression. Arch Gen Psychiatry 49(10):802–808
14. Simons AD et al (1986) Cognitive therapy and pharmacotherapy for depression. Sustained improvement over one year. Arch Gen Psychiatry 43(1):43–48
15. Fava GA et al (2004) Six-year outcome of cognitive behavior therapy for prevention of recurrent depression. Am J Psychiatry 161(10):1872–1876
16. Paykel ES et al (1999) Prevention of relapse in residual depression by cognitive therapy: a controlled trial. Arch Gen Psychiatry 56(9):829–835
17. Paykel ES et al (2005) Duration of relapse prevention after cognitive therapy in residual depression: follow-up of controlled trial. Psychol Med 35(1):59–68
18. Beck J (1996) Cognitive therapy: basics and beyond. Guilford Press, New York
19. Teasdale JD et al (2000) Prevention of relapse/recurrence in major depression by mindfulness-based cognitive therapy. J Consult Clin Psychol 68(4):615–623
20. Ma SH, Teasdale JD (2004) Mindfulness-based cognitive therapy for depression: replication and exploration of differential relapse prevention effects. J Consult Clin Psychol 72(1):31–40
21. Chiesa A, Serretti A (2011) Mindfulness based cognitive therapy for psychiatric disorders: a systematic review and meta-analysis. Psychiatry Res 187(3):441–453
22. Kuyken W et al (2008) Mindfulness-based cognitive therapy to prevent relapse in recurrent depression. J Consult Clin Psychol 76(6):966–978
23. Kuyken W et al (2010) How does mindfulness-based cognitive therapy work? Behav Res Ther 48(11):1105–1112
24. Fenton L et al (2006) Can cognitive behavioral therapy reduce relapse rates of depression after ECT? A preliminary study. J ECT 22(3):196–198
25. Abraham G, O'Brien S (2002) Repetitive transcranial magnetic stimulation is useful for maintenance treatment. Can J Psychiatry 47(4):386
26. Fitzgerald PB (2019) Is maintenance repetitive transcranial magnetic stimulation for patients with depression a valid therapeutic strategy? Clin Pharmacol Ther 106(4):723–725.

27. Rachid F (2018) Maintenance repetitive transcranial magnetic stimulation (rTMS) for relapse prevention in with depression: A review. Psychiatry Res 262:363–372.
28. O'Reardon JP et al (2005) Long-term maintenance therapy for major depressive disorder with rTMS. J Clin Psychiatry 66(12):1524–1528
29. Isserles M et al (2011) Cognitive-emotional reactivation during deep transcranial magnetic stimulation over the prefrontal cortex of depressive patients affects antidepressant outcome. J Affect Disord 128(3):235–242
30. Li X et al (2004) Can left prefrontal rTMS be used as a maintenance treatment for bipolar depression? Depress Anxiety 20(2):98–100
31. Philip NS, Dunner DL, Dowd SM, Aaronson ST, Brock DG, Carpenter LL, et al (2016) Can medication free, treatment-resistant, depressed patients who initially respond to TMS be maintained off medications? A prospective, 12-month multisite randomized pilot study. Brain Stimul 9(2):251–7.
32. Benadhira R et al (2017) A randomized, sham-controlled study of maintenance rTMS for treatment-resistant depression (TRD). Psychiatry Res 258:226–233
33. Haesebaert F et al (2018) Usefulness of repetitive transcranial magnetic stimulation as a maintenance treatment in patients with major depression. World J Biol Psychiatry 19(1):74–78
34. Levkovitz Y et al (2015) Efficacy and safety of deep transcranial magnetic stimulation for major depression: a prospective multicenter randomized controlled trial. World Psychiatry 14(1):64–73
35. Fitzgerald PB, Grace N, Hoy KE, Bailey M, Daskalakis ZJ (2013) An open label trial of clustered maintenance rTMS for patients with refractory depression. Brain Stimul 6(3):292–7.
36. Pridmore S et al (2018) Early relapse (ER) transcranial magnetic stimulation (TMS) in treatment resistant major depression. Brain Stimul 11(5):1098–1102
37. Wang HN et al (2017) Clustered repetitive transcranial magnetic stimulation for the prevention of depressive relapse/recurrence: a randomized controlled trial. Transl Psychiatry 7(12):1292
38. Demirtas-Tatlidede A et al (2008) An open-label, prospective study of repetitive transcranial magnetic stimulation (rTMS) in the long-term treatment of refractory depression: reproducibility and duration of the antidepressant effect in medication-free patients. J Clin Psychiatry 69(6):930–934
39. Fitzgerald PB et al (2006) Naturalistic study of the use of transcranial magnetic stimulation in the treatment of depressive relapse. Aust N Z J Psychiatry 40(9):764–768

Unerwünschte Wirkungen, Sicherheit und Überwachung der rTMS

14

Zusammenfassung

Wiederholte transkranielle Magnetstimulation wird allgemein als sicheres und gut verträgliches Interventionswerkzeug angesehen. Es gibt jedoch eine Reihe von erheblichen Kontraindikationen für die rTMS sowie Sicherheitsüberlegungen. Die Hauptkontraindikationen für die rTMS-Behandlung sind (1) Zustände, die eine Person erheblich zur Anfallsinduktion prädisponieren, wie eine Vorgeschichte von Epilepsie, eine aktive Hirnerkrankung oder erheblicher Alkohol- oder Drogenentzug, und (2) das Vorhandensein programmierbarer Geräte (wie einem Herzschrittmacher) oder implantierten metallischen Materials im Gehirn, das wahrscheinlich durch starke Magnetfelder negativ beeinflusst wird. Die größte Sorge hinsichtlich unerwünschter Ereignisse bei rTMS ist die Anfallsinduktion. Deren Wahrscheinlichkeit scheint bei Standardstimulationsmethoden sehr gering zu sein, und dies kann durch sorgfältige Patientenauswahl und strikte Einhaltung etablierter Sicherheitsrichtlinien begrenzt werden. Die rTMS kann auch eine synkopale Episode auslösen, insbesondere bei anfälligeren Personen. Glücklicherweise scheint rTMS keine kognitive Beeinträchtigung zu induzieren, und es gibt keine Hinweise auf negative Auswirkungen auf das Hirngewebe. Während der rTMS-Behandlung sollten Patienten und Behandlungsanbieter einen Gehörschutz tragen. Bei der Bereitstellung von rTMS-Behandlungen für spezielle Bevölkerungsgruppen wie Kinder oder schwangere Frauen sollte besondere Vorsicht geboten sein.

14.1 Einführung

Die rTMS-Behandlung wird im Allgemeinen sehr gut vertragen. Es ist bemerkenswert, dass die allgemeine Abbruchrate bei ihr deutlich niedriger ist als die üblicherweise in Depressionsbehandlungsstudien beobachtete, insbesondere in

P. B. Fitzgerald und Z. J. Daskalakis, *rTMS-Behandlung bei Depressionen*,
https://doi.org/10.1007/978-3-031-52844-6_14

solchen mit medikamentösen Therapien. Zum Beispiel lag die Abbruchrate in den beiden großen Multizentrums-rTMS-Studien in den aktiv behandelten Gruppen bei 12 % und <10 % [1, 2]. In Einzelstudien beträgt sie oft unter 5 % (z. B. [3]). Es ist bemerkenswert, dass sie in scheinstimulationskontrollierten Studien in den Gruppen mit aktiver rTMS-Therapie nicht größer zu sein scheint als in denen mit Scheinstimulation [4, 5], was darauf hindeutet, dass behandlungsbedingte Nebenwirkungen, die zu einem Abbruch führen, selten sind.

Trotz des äußerst guten Sicherheitsprofils der rTMS-Therapie gibt es einige klare Kontraindikationen für wichtige Sicherheitsüberlegungen und Nebenwirkungen der rTMS-Behandlung.

14.2 Kontraindikationen

Die Hauptkontraindikationen für die rTMS-Behandlung fallen in 2 Kategorien:

1. Zustände, die das Risiko einer Anfallsinduktion erhöhen
   Zu ihnen gehören Epilepsie oder eine andere Anfallsstörung oder andere Formen aktiver Hirnerkrankungen wie ein kürzlich aufgetretener zerebrovaskulärer Unfall oder eine medizinische Erkrankung, die die kortikale Erregbarkeit erheblich erhöht. Darüber hinaus können Alkohol- oder Drogenentzug, einschließlich Entzug von Benzodiazepinen, das Anfallsrisiko erheblich erhöhen.
2. Das Vorhandensein von Material, das mit dem induzierten Magnetfeld interagieren könnte
   Potenziell könnte rTMS mit implantiertem Material über die Induktion von Strömen (insbesondere in kreisförmigen Drähten), Erwärmung, die Induktion von Bewegung in magnetisch aktivem Material oder eine Veränderung der Parameter magnetisch programmierter Geräte interagieren.

Ein implantiertes Kochleaimplantat, ein Herzschrittmacher oder eine andere Form von magnetisch programmierbarem Gerät könnten durch das im Rahmen der rTMS-Behandlung erzeugte Magnetfeld beeinträchtigt werden. Obwohl die Wechselwirkung von rTMS mit einem Kochleaimplantat nicht untersucht wurde, enthalten diese Implantate gewundene Antennen, in denen die induzierten Ströme wahrscheinlich erheblich sind. Es wurde gezeigt, dass rTMS außerhalb des Körpers nur geringe Ströme in tiefen Hirnstimulationselektroden induziert (z. B. [6, 7]). Dabei wurden jedoch nur lokale Ströme, nicht Ströme zwischen der Elektrode und dem impulserzeugenden Gehäuse, untersucht; Letztere könnten größer sein. Nahe am Impulsgenerator angewendete rTMS kann erheblichen Schaden am Gerät verursachen [6]. Forscher zogen den Schluss, dass rTMS sicher in Gegenwart anderer Formen von Impulsgeneratoren (wie Vagusnervstimulation, Herzschrittmacher und Rückenmarkstimulatoren) angewendet werden kann, solange ein erheblicher Abstand zwischen den implantierten Drähten/dem Impulsgenerator und dem Ort, an dem die TMS-Spule ihre Reize abgibt, eingehalten wird [8]. Polsterung (wie eine Rettungsweste) kann angebracht werden, um eine versehentliche Stimulation in der Nähe des Impulsgenerators zu verhindern [9]. Wir führten die rTMS-Therapie bei Patienten mit Herzschrittmachern in situ sicher durch, trafen dabei aber eine Reihe von Vorsichtsmaßnahmen. Eine von uns umgesetzte praktische Maßnahme war, sicherzustellen, dass der Patient so weit wie möglich zurückgelehnt und der Kopf leicht nach hinten geneigt ist. Dies bringt die TMS-Spule in eine Position, in der sie bei einem Ausfall des Spulenständers nach hinten über den Kopf und auf den Boden rutschen würde, anstatt nach unten in Richtung Brust, wo das Risiko größer wäre, dass die Spule in engeren Kontakt mit dem Herzschrittmacher selbst gerät.

Potenziell könnte rTMS auch mit medizinisch implantierten Metallkomponenten im Schädel oder Gehirn interagieren. Schädelplatten bestehen am häufigsten aus Titan, das nicht ferromagnetisch ist und eine geringe Leitfähigkeit hat, was die Wahrscheinlichkeit einer signifikanten Interaktion verringert [10]. Wenn jedoch eine Titanplatte im Bereich des frontalen Kortex vorhanden wäre, könnte sie sicherlich das Magnetfeld verzerren, das vom Zielbereich des Gehirns empfangen wird, und man wäre eher geneigt, auf der gegenüberliegenden Seite, in einiger Entfernung zu diesem Metall, zu stimulieren. Aneurysmaclips werden häufig als Kontraindikation für die rTMS-Behandlung genannt, obwohl in einer Arbeit berechnet wurde, dass die auf Aneurysmaclips ausgeübte Energie diese nur minimal bewegen würde, was wahrscheinlich keine klinischen Probleme verursachen würde [11].

Ein weiterer Bereich relativer Kontraindikation für die rTMS-Behandlung ist das Vorhandensein von medizinischen Problemen, die destabilisiert werden könnten, wenn ein durch rTMS induzierter Anfall auftreten würde. So könnte beispielsweise das Vorhandensein einer erheblichen ischämischen Herzerkrankung ein Problem darstellen, da der Patient möglicherweise nicht über die notwendige kardiale Reserve verfügt, um die mit einem Anfall verbundenen physiologischen Belastungen zu tolerieren. Allerdings muss der potenzielle Nutzen der rTMS-Behandlung gegen diese Bedenken abgewogen werden, insbesondere da das Risiko eines Anfalls recht gering ist.

14.3 Nebenwirkungen

14.3.1 Synkope

Die größte Sicherheitsbedenken bei der rTMS-Behandlung waren mit dem Potenzial für die Induktion von Anfällen verbunden (s. unten). Allerdings ist die Synkope (Kreislaufkollaps/Ohnmacht) ein weiterer Mechanismus, durch den Patienten während eines medizinischen Verfahrens wie rTMS das Bewusstsein verlieren können, und es ist möglich, dass dies häufiger vorkommt als Anfälle. Synkopale Reaktionen sind relativ häufig nach medizinischen Eingriffen wie Blutabnahmen, und es scheint eine Gruppe von Individuen zu geben, die für diese Art von Reaktion anfällig sind.

Synkopale Reaktionen sind kurz und haben keine langfristigen Folgen. Es kann jedoch schwierig sein, diese von rTMS-induzierten Anfällen zu unterscheiden. Dieses diagnostische Problem entsteht, wenn Patienten während der Bewusstlosigkeit Verhaltensmanifestationen zeigen, die auf Anfallsaktivität zurückgeführt werden könnten. Derartige anfallsähnliche Aktivitäten, einschließlich Muskelzuckungen und tonische Muskelaktivität, können während synkopaler Episoden auftreten. Zungenbisse oder Inkontinenz sind jedoch bei ihnen selten und deuten eher auf Anfallsaktivität hin. Synkopale Episoden werden häufig von einem Patienten erlebt, der Schwindelgefühle, ein Bedürfnis, sich hinzulegen, Übelkeit und ein Hitzegefühl verspürt. Bemerkenswert ist, dass Patienten das Bewusstsein innerhalb von Sekunden vollständig wiedererlangen, auf eine viel schnellere Weise als nach einem Anfall zu erwarten wäre, bei dem das volle Bewusstsein möglicherweise mehrere Minuten zur Wiederherstellung benötigt. Es gibt keinen definitiven Test, um die Abgrenzung dieser beiden Gefahrensituationen zu ermöglichen: Prolaktin kann nach einem generalisierten Anfall erhöht sein, hat aber nicht die notwendige Spezifität, dass man sich klinisch darauf verlassen könnte.

Die sofortige Behandlung eines Patienten, der während der TMS das Bewusstsein verloren hat, hängt nicht davon ab, ob zu diesem Zeitpunkt die Diagnose einer Synkope oder eines Anfalls gestellt wird. Unabhängig hiervon sollte der Patient in eine stabile Seitenlage verbracht werden, bei Bedarf müssen die Atemwege geschützt werden. Ein Patient sollte während eines tonisch-klonischen Anfalls nicht bewegt werden, bis die motorische Aktivität sistiert. Die Bewertung nach dem Ereignis wird wahrscheinlich eine neurologische Überprüfung beinhalten, einschließlich der Möglichkeit der Durchführung einer EEG.

14.3.2 Induktion eines Anfalls

Das Hauptrisiko bei der rTMS-Behandlung ist die Induktion eines Anfalls [12, 13]. Vor der Festlegung von Sicherheitsrichtlinien, die sichere Stimulationsparameter definieren, wurde über eine Reihe von Krampfanfällen mit TMS berichtet [13]. Seit dieser Zeit hat sich der Einsatz von rTMS schnell ausgebreitet, und eine große Anzahl von Probanden mit einer Vielfalt psychiatrischer und neurologischer Störungen hat Stimulationsprotokolle durchlaufen. Trotz dieser deutlichen Zunahme des TMS-Einsatzes wurden nur sporadisch Berichte über Induktionen von Anfällen und dies hauptsächlich bei anderen Zuständen als Depressionen veröffentlicht. Alle gemeldeten Anfälle traten bei der rTMS-Behandlung während oder unmittelbar nach den Stimulationsserien auf. Es gibt keine Hinweise darauf, dass rTMS Veränderungen in der Gehirnaktivität hervorruft, die Personen dazu prädisponieren, irgendwann nach dem Ende der Stimulation Anfälle zu erleben. Darüber hinaus gibt es aus den Fällen, in denen Anfälle auftraten, keine Hinweise darauf, dass Betroffene eine Neigung für künftige Anfälle entwickelten oder anhaltende negative Folgen erlebten.

Box 14.1 Stimulationsparameter und Anfallsrisiko

Die Wahrscheinlichkeit der Anfallsinduktion hängt mit mehreren Aspekten der Stimulationscharakteristika zusammen: Stimulationsfrequenz, Dauer der Reizserien, Intensität und Dauer des Intervalls zwischen den rTMS-Serien. Es wurden Sicherheitsrichtlinien veröffentlicht, in denen beschrieben wird, welche Kombinationen dieser Parameter als sicher gelten. Zum Beispiel wird bei einer Stimulation von 10 Hz eine Reizseriendauer von 5 s als sicher angesehen, wenn die Stimulationsintensität bis zu 110 % des Wertes für die motorische Erregbarkeitsschwelle (Tab. 14.1) beträgt. Diese Reizseriendauer wird auf 4,2 s bei 120 % der RMT und 2,9 s bei 130 % der RMT reduziert. Es sollte beachtet werden, dass bei der Mehrzahl der Forschungsarbeiten, auf der diese Richtlinien basieren, der primär-motorische Kortex stimuliert wurde. Es ist nicht klar, ob diese Richtlinien direkt auf andere nichtmotorische Gehirnbereiche übertragen werden sollten. Allerdings hatte der Einsatz von Stimulation in experimentellen und Behandlungsstudien im Rahmen dieser Richtlinien keine nennenswerte Anfallsrate zur Folge. Daher sollten diese in Ermangelung alternativer Daten befolgt werden, es sei denn, es werden eine klare Begründung gegeben und eine informierte Zustimmung im Bewusstsein der Neuartigkeit der Stimulationsparameter eingeholt.

Einige der seit der Veröffentlichung der Sicherheitsrichtlinien im Jahr 1998 [13] gemeldeten Krampfanfälle traten auf, wenn die Stimulation außerhalb der Sicherheitsrichtlinien durchgeführt wurde. Beispielsweise wurde ein generalisierter Anfall gemeldet, der nach einer Stimulation mit 10-Hz-Sequenzen von 10 s Dauer bei einem Patienten mit chronischen Schmerzen (bei 100 % der RMT) auftrat [14].

Tab. 14.1 Festgelegte sichere Stimulationsparameter für einzelne Reizserien. (Adaptiert von [8])

Frequenz	Intensität (% der RMT)				
	90	100	110	120	130
1	>1800	>1800	<1800	>360	>50
5	>10	>10	>10	>10	>10
10	>5	>5	>5	4,2	2,9
20	2,05	2,05	1,6	1,0	0,55
25	1,28	1,28	0,84	0,4	0,24

Die maximal festgelegte sichere Dauer von Reizserien für die Stimulation des motorischen Kortex, basierend auf unterschiedlichen Frequenzen und Intensitäten. Eine Stimulation, die die sichere Dauer überschreitet, kann zur Entwicklung von Anfällen oder anfallsähnlicher Gehirnaktivität führen. Mit einem „>" gekennzeichnete Zeiten sind die maximal getesteten Dauern, *RMT* motorische Erregbarkeitsschwelle

Ein zweiter generalisierter Anfall wurde bei einem Patienten mit schwerer Depression während einer 15-Hz-Stimulation beobachtet, die über 10-s-Serien bei 110 % der RMT verabreicht wurde [15]. Die Mehrheit der im Rahmen einer dTMS nach Brainsway seit deren klinischen Zulassung für Depressionen gemeldeten Anfälle wurde beobachtet, als das Behandlungssystem außerhalb der empfohlenen Richtlinien verwendet wurde [16]. Tatsächlich traten nur 14 der zwischen 2010 und 2020 gemeldeten 55 Anfälle auf, als diese befolgt wurden.

Es wurden jedoch eindeutig Anfälle gemeldet, bei denen die Stimulation im Rahmen der Sicherheitsrichtlinien von 1998 und später durchgeführt worden war. Zum Beispiel wurde bei einem Patienten mit bipolarer Störung ein generalisierter Anfall während der Einzelimpuls-TMS-Messung der RMT induziert [17]. Bemerkenswert ist, dass dieser Patient eine familiäre Vorgeschichte von Epilepsie hatte und gleichzeitig Chlorpromazin und Lithium einnahm. Es wurde noch ein weiterer Anfall während der RMT-Bestimmung gemeldet, diesmal jedoch bei einem Patienten mit multipler Sklerose [18]. Ein generalisierter Anfall wurde bei einem Patienten mit Tinnitus berichtet, der eine rTMS-Behandlung bei 1 Hz erhielt [19], obwohl hier die Möglichkeit besteht, dass es sich um eine Synkope handelte [20]. Ein einzelner Anfall wurde auch bei kontinuierlicher Theta-Burst-Stimulation beobachtet, einem experimentellen Paradigma, das die wiederholte Anwendung von 3 Impulsserien bei 50 Hz beinhaltet [21].

Es gab mehrere Versuche, das Anfallsrisiko aus veröffentlichten Berichten zu quantifizieren, die jedoch durch das Fehlen konsistenter öffentlich zugänglicher Informationen generell in Frage gestellt werden. Lerner et al. befragten Labore und Kliniken, um Informationen über TMS-Sitzungen und Anfallsinduktionen zwischen 2012 und 2016 zu erhalten [22]. Während der Durchführung von 318.560 experimentellen und klinischen TMS-Sitzungen, wurden 24 Anfälle beobachtet, was einer Rate von 0,08 pro 1000 Sitzungen entspricht. Wenn man nur TMS berücksichtigt, das innerhalb der Sicherheitsrichtlinien an Patienten ohne signifikante Risikofaktoren verabreicht wurde, handelte es sich nur um 4 aufgetretene Anfälle, was einem Risiko von etwa 1 Anfall alle 60.000 Sitzungen entspricht.

Kürzlich führten Chou et al. eine Literaturrecherche durch, um die Häufigkeiten von Anfallsberichten bis Februar 2020 zu untersuchen [23]. Sie fanden 41 Berichte über Anfälle, 13 bei gesunden Personen in experimentellen Paradigmen und 28 bei Patienten mit psychiatrischen oder neurologischen Erkrankungen. Bei Patienten mit Stimmungs- oder Angststörungen wurden 15 Anfälle beichtet, und insgesamt traten nur 34 % (14 Anfälle) unter präfrontaler Stimulation auf.

Die systematischsten Daten und Anfallshäufigkeiten wurden für das Brainsway-dTMS-System erhoben [16]. Zwischen 2010 und 2020 wurden insgesamt 55 Anfälle gemeldet, die sich bei 94.857 während dieses Zeitraums behandelten Personen ereigneten. Daraus ergibt sich eine Anfallshäufigkeit von 6 pro 10.000 Patienten, obwohl die Rate der Anfallsinduktion bei einer Behandlung nach den Anwendungsrichtlinien nur 1000 Patienten betraf. Interessanterweise und mit potenzieller klinischer Relevanz beschrieb der Bericht die Möglichkeit, dass signifikante willkürliche Bewegungen während der rTMS mit 6 der Anfälle in Zusammenhang stehen könnten, die auftraten, als die Behandlung gemäß den klinischen Anwendungsrichtlinien durchgeführt wurde. Es ist möglich, dass freiwillige Bewegungen, indem sie die Erregbarkeit des motorischen Kortex und möglicherweise des präfrontalen Kortex erhöhen, eine signifikante Rolle bei der Erhöhung des Risikos spielen könnten.

Es ist bemerkenswert, dass selbst bei Patienten mit einem erheblichen Risiko für die Induktion von Anfällen rTMS-bezogene Anfälle selten sind. Eine Überprüfung der Sicherheit von rTMS bei Patienten mit Epilepsie ergab, dass weniger als 2 % der Patienten während der rTMS einen Vorfall erlebten (4 von 280 Patienten, [24]).

Die EEG-Überwachung während der rTMS-Behandlung scheint keine Informationen zu liefern, die zur Verhinderung der Anfallsinduktion nützlich sein könnten. Wie aus einem Review [8] ersichtlich, wurde in mehreren Studien die Induktion von transienter epileptiformer Aktivität während der rTMS-Behandlung untersucht. Diese ist gelegentlich in Patientengruppen nachweisbar, scheint aber für die Überwachung der Behandlung nicht von Nutzen zu sein [8].

Eine Reihe von Erkrankungen erhöht das Risiko einer Anfallsauslösung, sodass das rTMS-Verfahren bei ihnen vermieden werden sollte oder mit großer Vorsicht angewendet werden muss. Der am häufigsten identifizierte Risikofaktor ist das Vorhandensein einer Vorgeschichte eines Anfallsleidens, insbesondere Epilepsie. Ein solches wird in den meisten Fällen als absolute Kontraindikation für einen rTMS-Zyklus angesehen, obwohl wir einen Patienten mit einer Vorgeschichte von Epilepsie mit einer niederfrequenten rechtsseitigen Behandlung erfolgreich behandeln konnten [25]. In der Vergangenheit schlossen einige Behandlungsprotokolle Patienten mit einer familiären Vorgeschichte von Epilepsie aus, aber uns sind keine gemeldeten Fälle von Anfällen bekannt, die bei Personen induziert wurden, die in diese Gruppe fallen.

Jenseits der Epilepsie gibt es eine Reihe neurologischer Gegebenheiten, die wahrscheinlich das Risiko von Anfällen erhöhen, am ehesten, wenn ein aktiver pathophysiologischer Prozess im Gange ist [26]. Die TMS-Behandlung wurde jedoch in klinischen Studien erfolgreich bei einer Reihe von Erkrankungen eingesetzt, einschließlich M. Parkinson, nach Schlaganfall und posttraumatischer Hirnverletzung sowie bei M. Alzheimer, ohne dass signifikante Anfallsauslösungsraten gemeldet wurden. Wenn jedoch eine aktive Erkrankung des Gehirns vorliegt, ist bei den Empfehlungen für eine rTMS-Therapie besondere Vorsicht geboten.

Es sei auch darauf hingewiesen, dass das Vorliegen einer instabilen Herzerkrankung aufgrund der erhöhten Anforderungen, die im Falle eines Anfalls an das Herz-Kreislauf-System gestellt werden könnten, ebenfalls Besonnenheit erfordert.

Es gibt eine Reihe von pharmakologischen Substanzen, die wahrscheinlich die Anfallsschwelle verändern und Patienten einem etwas höheren Risiko der Anfallsinduktion aussetzen, für die es jedoch keine direkten Beweise für ein signifikantes reales Risiko gibt, laut dem diese als absolute Kontraindikation anzusehen sind. In der Analyse von Lerner et al. wurden nur 3 Anfälle bei Patienten gemeldet, bei denen der Verdacht bestand, dass sie Medikamente einnahmen, die die Anfallsschwelle verändern könnten [22]. Dazu gehören Substanzen wie Clozapin und

Bupropion. Die Behandlung von Patienten, die diese Medikamente einnehmen, scheint angebracht zu sein, wenn sie klinisch gerechtfertigt ist, aber es sollte darauf geachtet werden, dass andere potenzielle Ursachen für ein erhöhtes Risiko reduziert oder minimiert werden, z. B. durch Vermeidung einer Behandlung während des Schlafentzugs [26].

Wahrscheinlich von größerer Bedeutung sind Änderungen der Medikamentendosis zwischen dem Zeitpunkt, zu dem die motorische Erregbarkeitsschwelle bestimmt wurde, und der eigentlichen Behandlung oder während der Therapie. Bedeutende Änderungen in der Medikamentendosis, insbesondere wenn es sich um eine Substanz handelt, die die Anfallsschwelle beeinflussen kann, wie ein Benzodiazepin oder Antikonvulsivum, sollten eine erneute Überprüfung der RMT und ggf. eine Anpassung der Stimulationsdosis zur Folge haben. Ein signifikanter Medikamentenentzug würde ebenfalls in diese Kategorie fallen. Zum Beispiel ist der Entzug von Benzodiazepinen mit dem spontanen Auftreten von Anfällen verbunden und würde ein besonders hohes Risiko für rTMS-induzierte Anfallsaktivität darstellen.

Auch der Entzug von illegalen Drogen und insbesondere auch von Alkohol würde das Risiko eines Anfalls erheblich erhöhen. Anhaltender Alkoholmissbrauch, auch exzessiver Art, sollte zumindest als relative Kontraindikation für eine rTMS-Therapie angesehen werden.

Schließlich besteht ein Zusammenhang zwischen Schlafentzug und erhöhtem Anfallsrisiko, sodass eine Überwachung der Schlafmuster während einer Behandlung eine sinnvolle Vorsichtsmaßnahme darstellt.

Beachten Sie, dass es Möglichkeiten gibt, die beschriebenen Risiken zumindest teilweise zu mindern, um eine klinisch gerechtfertigte Behandlung fortsetzen zu können. Zum Beispiel ist die Anfallsinduktion wahrscheinlich mit der Stimulationsintensität verbunden, und eine geringere Dosis, zum Beispiel 110 % der RMT, bei Patienten mit höherem Anfallsrisiko kann gerechtfertigt sein (s. Box 14.1). Eine weitere Option ist die Anwendung niederfrequenter Stimulation auf den rechten DLPFC. Das Anfallsrisiko scheint auch mit der Stimulationsfrequenz zusammenzuhängen, daher ist eine niederfrequente Stimulation bei anfälligen Patienten wahrscheinlich mit einem viel geringeren Risiko assoziiert.

14.4 Andere mögliche Sicherheitsbedenken

14.4.1 Beeinträchtigung der Kognition

Die Möglichkeit, dass eine rTMS-Behandlung eine kognitive Beeinträchtigung hervorruft, bereitete seit der ersten Entwicklung des Verfahrens Besorgnis. Angesichts der kognitiven Nebenwirkungen, die die Anwendung von EKT verkomplizieren, ist dies eine berechtigte Sorge. Offensichtlich könnte rTMS, wenn es in der Lage ist, dauerhafte Gehirnveränderungen zu erzeugen, die ausreichen, um depressive Symptome zu lindern, potenziell auch Gehirnveränderungen mit negativen Auswirkungen zur Folge haben. Tatsächlich ist eine vorübergehende

Störung der Kognition eine anerkannte Wirkung der Stimulation bestimmter Gehirnareale (z. B. [27]), obwohl es in anderen Bereichen zu einer Funktionsverbesserung kommt [28, 29, 30].

Die Hauptfrage ist daher, ob schädliche Auswirkungen von rTMS auf die Kognition nach der Stimulation anhalten oder sich mit wiederholten Anwendungen von rTMS während eines Behandlungsverlaufs entwickeln. Glücklicherweise scheint keines von beiden der Fall zu sein. In einer Reihe von Studien wurde die kognitive Funktion bei Patienten mit Depression vor und nach einer rTMS-Behandlung untersucht. Zum Beispiel prüften Little et al. in einer frühen Studie 16 kognitive Messgrößen nach 1 Woche mit 1-Hz- und 1 Woche mit 20-Hz-rTMS bei 80 % der RMT in einem Cross-over-Design und berichteten über keine nachteiligen Auswirkungen. Keine Verschlechterung der kognitiven Funktion wurde auch in einer offenen Studie über 2 Wochen mit 20-Hz-rTMS berichtet, die bei 80 % der RMT verabreicht wurde [34]. Loo et al. analysierten kognitive Ergebnisse in 39 klinischen Studien [12]. Obwohl in 3 davon eine Verschlechterung in einem oder mehreren kognitiven Tests festgestellt wurde, berichteten deutlich mehr Studien über eine kognitive Verbesserung, und es war kein spezifisches Muster kognitiver Verschlechterung in den Studien erkennbar. Eine Analyse möglicher kognitiver Nebenwirkungen von rTMS wurde auch in der entscheidenden, von Neuronetics Ltd. finanzierten klinischen Studie eingeschlossen [3]. In dieser wurden bis zu 216.000 Impulse auf Patienten angewendet, typischerweise 3000 Impulse pro Tag über 1 h, jeden Tag über 6–9 Wochen bei 120 % der RMT. Es wurde keine kognitive Verschlechterung über den Mini-Mental-Status-Test („mini-mental state examination"), das Interview zum autobiografischen Gedächtnis („autobiographical memory interview") oder die Prozedur des selektiven Erinnerns nach Buschke („Buschke selective reminding test") festgestellt.

Es ist bemerkenswert, dass die in rTMS-Studien bei Depression und unter anderen Begleitumständen beobachtete kognitive Verbesserung zu einem gesteigerten Interesse an der Forschung über die Verwendung von rTMS als Werkzeug zur tatsächlichen Optimierung der Kognition führte. Dies resultierte in Studien zu einer Vielzahl von Störungen, einschließlich der Alzheimer-Krankheit (z. B. [27, 28]), was zumindest darauf hindeutet, dass rTMS in der Lage ist, kurzfristige Verbesserungen der Kognition zu erzeugen. Diese Literatur scheint eine zusätzliche Bestätigung dafür zu sein, dass rTMS im Allgemeinen wahrscheinlich eine kognitiv sichere Intervention ist.

Die Schlussfolgerung, die am ehesten aus diesen Studien gezogen werden kann, ist, dass es derzeit keine Beweise dafür gibt, dass rTMS in ihren standardmäßigen klinischen Formen zur Behandlung von Depressionen kognitive Nebenwirkungen verursacht. Allerdings wird, da sich die rTMS-Dosierung und die Anwendungsarten im Laufe der Zeit ändern, insbesondere mit der Entwicklung von zunehmend hochdosierten Protokollen, die kognitive Sicherheit eine fortgesetzte Neubewertung erfordern. Die potenzielle Fähigkeit von rTMS, dauerhafte Veränderungen in der Gehirnfunktion zu erzeugen, sollte auch berücksichtigt werden, wenn rTMS off-label verwendet wird.

14.4.2 Hörbeeinträchtigung

Wenn ein rTMS-Gerät sein Magnetfeld erzeugt, kommt es durch die Verformung der Stimulationsspule zu einer erheblichen Geräuschentwicklung. Manchmal kann dieser laute Ton die als sicher geltende Belastung für die direkte Exposition des Ohrs überschreiten, mit Schallpegeln von bis zu 140 dB [29]. In frühen Studien wurden einige Änderungen der Hörschwellen bei Personen berichtet, die einer rTMS ausgesetzt waren, obwohl diese nicht von Dauer waren (z. B. [30]). Eine anhaltende Abnahme der Hörschwelle wurde bei einem Patienten festgestellt, der mit einer dTMS (H-Spule) stimuliert wurde und während des Verfahrens keinen Gehörschutz getragen hatte [31]. In diversen neueren Studien wurden keine Veränderungen der Hörschwellen berichtet, wenn die rTMS bei angemessenem Gehörschutz erfolgte (z. B. [2]). Die Hörsicherheit von rTMS bei Kindern ist noch nicht vollständig geklärt [8].

Es wird empfohlen, die Gehörsicherheit durch die Verwendung von gut sitzendem Gehörschutz mit Ohrstöpseln oder Gehörschützern sowohl für die eine rTMS-Behandlung erhaltenden Patienten als auch die diese Durchführenden zu optimieren [26]. Zudem sollte die rTMS bei Patienten, die mit ototoxischen Medikamenten wie Aminoglykosiden oder Cisplatin behandelt werden, nur mit großer Vorsicht zum Einsatz kommen.

14.4.3 Mögliche Histotoxizität oder andere Gehirnveränderungen

Es ist möglich, dass rTMS Schäden am Gehirngewebe verursachen könnte, entweder durch Wärmeeffekte oder durch Auswirkungen des erzeugten Magnetfelds oder der induzierten elektrischen Felder. In Bezug auf Ersteres scheinen die durch TMS induzierten Wärmeeffekte minimal zu sein und werden wahrscheinlich durch die physiologische Gehirndurchblutung begrenzt. Es sind keine Mechanismen bekannt, durch die das während der TMS induzierte Magnetfeld biologische Nebenwirkungen erzeugen könnte, wenn kein fremdes implantiertes Metall im Schädel oder Gehirn vorhanden ist. Magnetische Kräfte auf ferromagnetische Objekte wie metallische Gehirnimplantate könnten zu deren Verschiebung führen. Schädelplatten bestehen meist aus Titan, das nicht ferromagnetisch ist. In einer Publikation wurde eine minimale Erwärmung von Titanschädelplatten durch 1-Hz-rTMS berichtet [10].

Studien zu den Auswirkungen der induzierten elektrischen Felder auf das Gehirngewebe gehen in verschiedene Richtungen. In Tierstudien mit direkter elektrischer Stimulation wurden pathologische Veränderungen im Gehirn erzielt, jedoch erst nach ausgedehnten Stimulationen bei Ladungsniveaus, die deutlich über denen liegen, die mit rTMS induziert werden [32]. Tierexperimente mit einer eher standardmäßigen TMS ergaben keine eindeutigen Hinweise auf induzierte pathologische Veränderungen. Die Interpretation dieser Studien wird jedoch erheblich durch Ungleichheiten in der rTMS-Anwendung bei Tieren bzw. Menschen erschwert [12]. Eine Tierstudie berichtete über mikrovakuoläre Veränderungen bei Stimulationen mit Intensitäten, die dem 3fachen motorischen Schwellenwert entsprechen, aber dieser Befund wurde in mindestens 4 anderen Studien, die keine nachteiligen Veränderungen ergaben (zur Übersicht s. [33]), nicht repliziert.

Auch die potenziellen Auswirkungen von rTMS auf verschiedene Gehirnparameter bei menschlichen Probanden wurden untersucht. Es fanden sich keine nachteiligen Auswirkungen auf die Blut-Hirn-Schranke [34], keine Veränderungen in der groben Gehirnstruktur (mit MRT, [35]) und keine nachteiligen Auswirkungen auf EEG, EKG und Neurohormonspiegel [36]. Eine humanpathologische Studie ergab keine nachteiligen Veränderungen in den Gehirnen von 2 Patienten mit Epilepsie, die vor der Operation eine rTMS-Behandlung durchlaufen hatten [37].

Eine weitere Überlegung ist, ob die Exposition gegenüber dem während der rTMS erzeugten Magnetfeld potenziell nachteilige Folgen hat. Dies ist angesichts der laufenden Debatte über mögliche Gesundheits- und Sicherheitsbedenken bei der Exposition gegenüber gepulsten elektromagnetischen Feldern (EMF) von Mobiltelefonen und anderen Quellen besonders relevant. Angesichts der durchschnittlichen Dauer des TMS-Magnetimpulses und deren Anzahl während der Behandlung wurde berechnet, dass der typische Behandlungsverlauf nur eine kurze Exposition (z. B. 5 s) bieten würde [12]. Vermutlich würde dies mit höheren Dosen und längeren rTMS-Behandlungen zunehmen, wie sie derzeit bewertet werden. Die Expositionsdauer würde jedoch im Vergleich zu anderen EMF-Quellen immer noch sehr kurz bleiben. Die Art der Exposition unterscheidet sich auch erheblich von der anderer Quellen: Die TMS-bedingte Exposition besitzt eine hohe Intensität bei kurzer Impulsdauer, bei anderen Geräten ist die Intensität zwar niedrig, bei jedoch potenziell kontinuierlicher Exposition. Die Auswirkungen dieser Abweichungen sind unklar, aber bisher gibt es keine Hinweise auf sicherheitsrelevante Bedenken oder Komplikationen im Zusammenhang mit der EMF-Exposition und der rTMS-Behandlung. Obwohl allgemein angenommen wird, dass es keine direkten Auswirkungen des während der TMS erzeugten Magnetfeldes auf das Gehirn gibt, außer denen des sekundären elektrischen Feldes, ist es möglich, dass dies nicht der Fall ist. Neuronen enthalten Material, das potenziell magnetisch manipulierbar ist [38]. Die Auswirkungen dieses Manipulationspotenzials auf die Effekte der rTMS sind jedoch vollkommen unbekannt.

14.5 Schwangerschaft, Stillen

Wie in Kap. 5 besprochen, wurde der Einsatz von rTMS in der Schwangerschaft bisher nur in einer begrenzten Anzahl von Fallserien (z. B. [39]) und kleinen klinischen Studien besprochen. Bisher wurden keine nachteiligen Ereignisse oder negative fetale Ergebnisse dokumentiert, die auf die rTMS-Therapie zurückgeführt werden konnten. Die Modellierung des durch TMS erzeugten elektrischen Feldes legt auch nahe, dass für den Fetus kein Expositionsrisiko vorliegt [40, 41]. Es wurden 26 Kinder, deren Mütter während der Schwangerschaft eine TMS-Behandlung erhalten hatten, bis zu 62 Monate lang nachverfolgt, ohne dass Hinweise auf signifikante perinatale Komplikationen oder Anomalien in der kognitiven oder motorischen Entwicklung vorlagen [42]. Die bisher behandelte Patientenzahl ist jedoch eindeutig unzureichend, um endgültige Schlussfolgerungen bezüglich der Sicherheit zu ziehen. Es besteht auch die theoretische Möglichkeit, dass das von der rTMS-Spule erzeugte Geräusch eine schädliche Wirkung auf die Hörentwicklung des Fetus haben könnte. Bei der Zustimmung von Schwangeren zur Behandlung sollte dies neben anderen Risiko-Nutzen-bezogenen Fragen berücksichtigt werden.

Eine ähnliche Schlussfolgerung kann über die Anwendung von rTMS bei der Behandlung von Patientinnen getroffen werden, die nach der Geburt stillen. Obwohl eine rTMS-Behandlung potenziell Veränderungen in der Hormonsekretion und der Zusammensetzung der Muttermilch induzieren könnte, gibt es dafür keine Belege oder damit verbundene schädliche Auswirkungen. Darüber hinaus können hormonelle Schwankungen, die mit dem Stillen verbunden sind, die kortikale Erregbarkeit verändern und das Risiko einer Anfallsinduktion erhöhen. Diese Risiken sind wahrscheinlich gering.

14.6 Kinder und Jugendliche

Die bisher gesammelten Daten über den Einsatz von rTMS bei Kindern und Jugendlichen sind äußerst begrenzt, obwohl eine große Anzahl von Probanden unter 18 Jahren an experimentellen Protokollen mit Einzelimpulsen und gepaarten Impulsen teilgenommen hat. Ein Anfall bei einer 16-jährigen Patientin wurde bei relativ niedrigen Stimulationsparametern beobachtet. Dies könnte auf die Möglichkeit einer höheren Anfallsrate in dieser Bevölkerungsgruppe hinweisen, da die Gesamtzahl der jugendlichen Patienten, die laut Literatur eine Behandlung erhielten, sehr gering ist. Allerdings sind Schlussfolgerungen aus einem Einzelfall äußerst problematisch. Eine Studie aus dem Jahr 2017 überprüfte veröffentlichte Daten aus mehr als 200 Studien, die TMS in experimentellem und klinischem Kontext bei etwa 2000 Kindern angewendet hatten, und fand keine Hinweise auf signifikante Sicherheitsbedenken [43]. Jugendliche Patienten könnten auch ein höheres Risiko haben, synkopale Episoden zu erleben.

14.7 Sicherheit der Behandelnden

Da rTMS zunehmend in der klinischen Praxis eingesetzt wird, wird die Sicherheit der Bediener wahrscheinlich immer mehr in den Fokus rücken. Bislang ist dies ein Bereich, dem noch nicht viel Beachtung geschenkt wurde. In einer Studie wurden die Exposition von Personal, das rTMS anwendet, gegenüber Magnetfeldern untersucht und gemessene und extrapolierte Felder mit den europäischen Sicherheitsrichtlinien verglichen [44]. Die Autoren schlugen vor, dass das Personal während der Behandlung einen Abstand von mindestens 0,7 m von der Spule einhalten sollte. Allerdings wurden die Tests nur mit einem rTMS-Gerät und einem begrenzten Bereich von Stimulationsparametern durchgeführt. In einer neueren Studie wurde ebenfalls die Feldexposition mit dem gleichen Magnetsimulator (MagPro® mit 8-förmiger Stimulationsspule mit 70 mm Durchmesser [MC-B70]) bewertet, und es wurde der Schluss gezogen, dass ein Abstand von 40 cm erforderlich war, um die Exposition auf ein Niveau unterhalb der Sicherheitsgrenze zu reduzieren.

In einer kürzlich durchgeführten Studie wurde die fetale Exposition bei einer potenziell schwangeren TMS-Anwenderin mit Hilfe von Ganzkörperfeldmodellen untersucht. Diese Analyse legt nahe, dass ein Abstand von mehr als 60 cm erforderlich ist, um die Exposition auf unterhalb die spezifischen Risikostufen zu minimieren, die durch die internationale Kommission zum Schutz vor nichtionisierender Strahlung (2003, 2017) definiert wurden [40].

Da alle derzeit verfügbaren rTMS-Behandlungsspulen mit einem Haltearmsystem fixiert werden können, erscheint es sinnvoll, sicherzustellen, dass dieses während einer Behandlung immer benutzt wird. Der das rTMS-Gerät Bedienende kann dann während der Behandlung mindestens 1 m von der Spule entfernt stehen oder sitzen, außer bei kurzen Kontrollen der Spulenpositionierung. Wir empfehlen auch, dass das die rTMS durchführende Personal aufgrund der langanhaltenden und wiederholten Exposition gegenüber rTMS-bezogenem Lärm einen geeigneten Gehörschutz trägt.

Literatur

1. George MS et al (2010) Daily left prefrontal transcranial magnetic stimulation therapy for major depressive disorder: a sham-controlled randomized trial. Arch Gen Psychiatry 67(5):507–516
2. O'Reardon JP et al (2007) Efficacy and safety of transcranial magnetic stimulation in the acute treatment of major depression: a multisite randomized controlled trial. Biol Psychiatry 62(11):1208–1216
3. Janicak PG et al (2008) Transcranial magnetic stimulation in the treatment of major depressive disorder: a comprehensive summary of safety experience from acute exposure, extended exposure, and during reintroduction treatment. J Clin Psychiatry 69(2):222–232
4. Berlim MT et al (2014) Response, remission and drop-out rates following high-frequency repetitive transcranial magnetic stimulation (rTMS) for treating major depression: a systematic review and meta-analysis of randomized, double-blind and sham-controlled trials. Psychol Med 44(2):225–239
5. Zis P et al (2020) Safety, tolerability, and nocebo phenomena during transcranial magnetic stimulation: a systematic review and meta-analysis of placebo-controlled clinical trials. Neuromodulation 23(3):291–300
6. Kumar R, Chen R, Ashby P (1999) Safety of transcranial magnetic stimulation in patients with implanted deep brain stimulators. Mov Disord 14(1):157–158
7. Kofler M, Leis AA (1998) Safety of transcranial magnetic stimulation in patients with implanted electronic equipment. Electroencephalogr Clin Neurophysiol 107(3):223–225

8. Rossi S et al (2009) Safety, ethical considerations, and application guidelines for the use of transcranial magnetic stimulation in clinical practice and research. Clin Neurophysiol 120(12):2008–2039
9. Schrader LM et al (2005) A lack of effect from transcranial magnetic stimulation (TMS) on the vagus nerve stimulator (VNS). Clin Neurophysiol 116(10):2501–2504
10. Rotenberg A et al (2007) Minimal heating of titanium skull plates during 1Hz repetitive transcranial magnetic stimulation. Clin Neurophysiol 118(11):2536–2538
11. Barker AT (1991) An introduction to the basic principles of magnetic nerve stimulation. J Clin Neurophysiol 8(1):26–37
12. Loo CK, McFarquhar TF, Mitchell PB (2008) A review of the safety of repetitive transcranial magnetic stimulation as a clinical treatment for depression. Int J Neuropsychopharmacol 11(1):131–147
13. Wassermann EM (1998) Risk and safety of repetitive transcranial magnetic stimulation: report and suggested guidelines from the International Workshop on the Safety of Repetitive Transcranial Magnetic Stimulation, June 5–7, 1996. Electroencephalogr Clin Neurophysiol 108(1):1–16
14. Rosa MA et al (2006) Accidental seizure with repetitive transcranial magnetic stimulation. J ECT 22(4):265–266
15. Prikryl R, Kucerova H (2005) Occurrence of epileptic paroxysm during repetitive transcranial magnetic stimulation treatment. J Psychopharmacol 19(3):313
16. Tendler A et al (2021) Seizures provoked by H-coils from 2010 to 2020. Brain Stimul 14(1):66–68
17. Tharayil BS et al (2005) Seizure with single-pulse transcranial magnetic stimulation in a 35-year-old otherwise-healthy patient with bipolar disorder. J ECT 21(3):188–189
18. Haupts MR et al (2004) Transcranial magnetic stimulation as a provocation for epileptic seizures in multiple sclerosis. Mult Scler 10(4):475–476
19. Nowak DA et al (2006) Epileptic seizure following 1 Hz repetitive transcranial magnetic stimulation. Clin Neurophysiol 117(7):1631–1633
20. Epstein CM (2006) Seizure or convulsive syncope during 1-Hz rTMS? Clin Neurophysiol 117(11):2566–2567. author reply 2567–2568
21. Oberman L, Pascual-Leone A (2009) Report of seizure induced by continuous theta burst stimulation. Brain Stimul 2(4):246–247
22. Lerner AJ, Wassermann EM, Tamir DI (2019) Seizures from transcranial magnetic stimulation 2012–2016: results of a survey of active laboratories and clinics. Clin Neurophysiol 130(8):1409–1416
23. Chou YH et al (2020) TMS-induced seizure cases stratified by population, stimulation protocol, and stimulation site: a systematic literature search. Clin Neurophysiol 131(5):1019–1020
24. Bae EH et al (2007) Safety and tolerability of repetitive transcranial magnetic stimulation in patients with epilepsy: a review of the literature. Epilepsy Behav 10(4):521–528
25. Fitzgerald PB (2014) Treatment of depression in a patient with epilepsy. Brain Stimul 7(4):619–620
26. Rossi S et al (2021) Safety and recommendations for TMS use in healthy subjects and patient populations, with updates on training, ethical and regulatory issues: expert guidelines. Clin Neurophysiol 132(1):269–306
27. Jahanshahi M, Ridding MC, Limousin P, Profice P, Fogel W, Dressler D et al (1997) Rapid rate transcranial magnetic stimulation–a safety study. Electroencephalogr Clin Neurophysiol 105(6):422–429
28. Wassermann EM, Grafman J, Berry C, Hollnagel C, Wild K, Clark K et al (1996) Use and safety of a new repetitive transcranial magnetic stimulator. Electroencephalogr Clin Neurophysiol 101(5):412–417
29. Foltys H, Sparing R, Boroojerdi B, Krings T, Meister IG, Mottaghy FM, Töpper R (2001) Motor control in simple bimanual movements: a transcranial magnetic stimulation and reaction time study. Motor Clin Neurophysiol 112(2):265–274

30. Boroojerdi B, Phipps M, Kopylev L, Wharton CM, Cohen LG, Grafman J (2001) Enhancing analogic reasoning with rTMS over the left prefrontal cortex. Neurology 56(4):526–528
31. Chou YH, Ton That V, Sundman M (2020) A systematic review and meta-analysis of rTMS effects on cognitive enhancement in mild cognitive impairment and Alzheimer's disease. Neurobiol Aging 86:1–10
32. Velioglu HA et al (2021) Left lateral parietal rTMS improves cognition and modulates resting brain connectivity in patients with Alzheimer's disease: possible role of BDNF and oxidative stress. Neurobiol Learn Mem 180:107410
33. Counter SA, Borg E (1992) Analysis of the coil generated impulse noise in extracranial magnetic stimulation. Electroencephalogr Clin Neurophysiol 85(4):280–288
34. Loo C et al (2001) Effects of a 2- to 4-week course of repetitive transcranial magnetic stimulation (rTMS) on neuropsychologic functioning, electroencephalogram, and auditory threshold in depressed patients. Biol Psychiatry 49(7):615–623
35. Zangen A et al (2005) Transcranial magnetic stimulation of deep brain regions: evidence for efficacy of the H-coil. Clin Neurophysiol 116(4):775–779
36. McCreery DB et al (1990) Charge density and charge per phase as cofactors in neural injury induced by electrical stimulation. IEEE Trans Biomed Eng 37(10):996–1001
37. Lorberbaum JP, Wassermann E (2000) Safety concerns of TMS. In: George MS, Belmaker RH (eds) Transcranial magnetic stimulation in neuropsychiatry. American Psychiatric Press, Washington, DC, pp 141–162
38. Niehaus L et al (2000) MRI study of human brain exposed to high-dose repetitive magnetic stimulation of visual cortex. Neurology 54(1):256–258
39. Nahas Z et al (2000) Lack of significant changes on magnetic resonance scans before and after 2-weeks of daily left prefrontal repetitive transcranial magnetic stimulation for depression. J ECT 16(4):380–390
40. Pascual-Leone A et al (1993) Safety of rapid-rate transcranial magnetic stimulation in normal volunteers. Electroencephalogr Clin Neurophysiol 89(2):120–130
41. Gates JR, Dhuna A, Pascual-Leone A (1992) Lack of pathologic changes in human temporal lobes after transcranial magnetic stimulation. Epilepsia 33(3):504–508
42. Dobson J (2002) Investigation of age-related variations in biogenic magnetite levels in the human hippocampus. Exp Brain Res 144(1):122–126
43. Nahas Z et al (1999) Safety and feasibility of repetitive transcranial magnetic stimulation in the treatment of anxious depression in pregnancy: a case report. J Clin Psychiatry 60(1):50–52
44. Yanamadala J et al (2019) Estimates of peak electric fields induced by transcranial magnetic stimulation in pregnant women as patients or operators using an FEM full-body model. In: Makarov S, Horner M, Noetscher G (eds) Brain and human body modeling: computational human modeling at EMBC 2018. Springer, Cham, pp 49–73
45. Yanamadala J et al (2017) Estimates of peak electric fields induced by transcranial magnetic stimulation in pregnant women as patients using an FEM full-body model. Annu Int Conf IEEE Eng Med Biol Soc 2017:1441–1444
46. Kim DR et al (2019) Randomized controlled trial of transcranial magnetic stimulation in pregnant women with major depressive disorder. Brain Stimul 12(1):96–102
47. Allen CH, Kluger BM, Buard I (2017) Safety of transcranial magnetic stimulation in children: a systematic review of the literature. Pediatr Neurol 68:3–17
48. Karlstrom EF et al (2006) Therapeutic staff exposure to magnetic field pulses during TMS/rTMS treatments. Bioelectromagnetics 27(2):156–158

15 Nebenwirkungen der rTMS-Behandlung

Zusammenfassung

Absolut, und im Vergleich zu anderen antidepressiven Therapien wird rTMS allgemein gut vertragen. Die häufigsten Nebenwirkungen, die Patienten erleben, sind Schmerzen oder Unbehagen an der Stelle der Stimulation und die Entwicklung von Kopfschmerzen. Diese Nebenwirkungen können durch die Wahl eines entsprechenden Stimulationsverfahrens gemildert werden, obwohl bei einem sehr kleinen Prozentsatz der Probanden die Behandlung unerträglich bleiben wird. Die rTMS-Behandlung kann bei depressiven Patienten evtl. Manie auslösen, obwohl Berichte hierüber hauptsächlich zu Patienten mit bipolarer Störung vorliegen. Wenn das Stimulationsfeld mit dem motorischen Kortex überlappt, kann es zu Muskelzuckungen in den kontralateralen Extremitäten kommen, und es muss darauf geachtet werden, diese von mit epileptiformen Entladungen assoziierten Muskelzuckungen zu unterscheiden.

15.1 Einführung

Die rTMS wird im Allgemeinen sehr gut vertragen, wie am besten durch die sehr niedrigen Abbruchraten in klinischen Studien illustriert, die äquivalent zu denen von Probanden waren, die eine Scheinstimulation erhielten [1]. Die am häufigsten berichteten Nebenwirkungen der rTMS-Behandlung sind das Auftreten von Unbehagen oder Schmerzen während der Stimulation und die Entwicklung von Kopfschmerzen während oder nach der Behandlung. Auch psychiatrische Symptome, Muskelverspannungen oder Anfälle können vorkommen.

P. B. Fitzgerald und Z. J. Daskalakis, *rTMS-Behandlung bei Depressionen*,
https://doi.org/10.1007/978-3-031-52844-6_15

15.2 Lokale oder regionale Schmerzen

Unbehagen an der Stelle der Stimulation oder Kopfschmerzen sind die häufigste Nebenwirkung der TMS, die in placebokontrollierten Studien bei fast 20 % der behandelten Patienten im Vergleich zu etwa 10 % in den Scheinstimulationsgruppen berichtet wurden [1]. Behandlungsbedingtes Unbehagen oder Schmerzen werden in der Regel direkt unter der TMS-Spule verspürt. Sie können jedoch auch auf der Stirn, im Bereich des oberen Augenlids oder sogar an einem oberen Backenzahn auftreten. Schmerzen sind am wahrscheinlichsten auf die Stimulation des Trigeminusnervs und die direkte Muskelkontraktion zurückzuführen. Es ist auch möglich, dass die Fixierung des Kopfes während der Behandlungssitzungen durch Nackenbeschwerden Schmerzen verursacht.

Das Erleben von Unbehagen oder Schmerzen ist zwischen den Individuen sehr variabel; es kann durch die Position oder Ausrichtung der Spule sowie die Intensität und Frequenz der Stimulation stark beeinflusst werden. Trotz der relativ hohen Rate an Symptomen, die in klinischen Studien beobachtet wurden, ist ein Behandlungsabbruch aufgrund von Unbehagen selten und scheint sich nicht von Beobachtungen bei Scheinstimulation zu unterscheiden [1].

Es wurden verschiedene Methoden untersucht, um behandlungsbedingtes Unbehagen zu reduzieren. Forscher verwendeten topische oder lokal injizierte Anästhetika oder legten luftgefüllte oder Schaumstoffpolster zwischen die Spule und die Kopfhautoberfläche. In einer Pilotstudie wurde ein erheblicher positiver Effekt mit lokaler Anästhetikainjektion, aber nicht mit den anderen Techniken beobachtet [2]. Das kommerziell erhältliche rTMS-Gerät von Neuronetics Ltd. verfügt über einen Einwegaufsatz zur Reduktion lokaler Beschwerden. Es wurden jedoch keine systematischen Studien veröffentlicht, in denen untersucht wurde, ob dieses Zubehör klinisch von Nutzen ist.

Stimulationsbedingte Unannehmlichkeiten können mit mehreren praktisch umsetzbaren Maßnahmen reduziert werden (s. Box 15.1). Erstens können kleine Änderungen der Position oder der Ausrichtung der Spule das bei der Stimulation erzeugte Gefühl verringern. Angesichts der inhärenten Ungenauigkeit bei Standardmethoden zur Ausrichtung der Spule, obwohl nicht systematisch bewertet, gibt es keinen Grund zu der Annahme, dass kleine Änderungen der Spulenposition die Behandlungseffizienz wesentlich beeinträchtigen würden. Zweitens wird eine Verringerung der Stimulationsintensität bei den meisten Patienten das Unbehagen reduzieren. Da es anscheinend einen Zusammenhang zwischen Stimulationsintensität und Wirksamkeit gibt, sollte diese Verringerung begrenzt sein. Dennoch wurden antidepressive Effekte von rTMS bei 90–120 % der RMT beobachtet und könnten auch dann noch auftreten, wenn die Intensität von den höheren Stimulationsstufen aus verringert wird.

Box 15.1 Praktische Strategien zur Minimierung von Kopfhautunbehagen und Schmerzen

- Verschieben Sie die Spule 0,5–1,0 cm zur Körpermitte.
- Verschieben Sie die Spule 0,5–1,0 cm nach hinten.
- Drehen Sie den Griff der Spule ~20° zur Körpermitte.
- Reduzieren Sie die Stimulationsintensität.
- Wechseln Sie zur niederfrequenten Stimulation.

Angst scheint ebenfalls ein Faktor zu sein, der die Intensität des mit rTMS verbundenen Unbehagens bestimmt. Daher ist es bei den meisten Patienten sinnvoll, die Behandlung mit einer niedrigen Stimulationsintensität zu beginnen, die wahrscheinlich tolerierbar ist, um den Betroffenen die Möglichkeit zu geben, sich mit dem Gefühl vertraut zu machen. Die Stimulationsintensität kann dann im Laufe der ersten Behandlungswoche schrittweise erhöht werden ([3], s. Box 15.2). Nach unserer Erfahrung ist dies ein sinnvollerer Ansatz, als die Stimulation mit voller Intensität zu beginnen und bei Bedarf zu reduzieren. Letzteres Vorgehen kann eine starke negative Erwartung und Assoziation mit der Behandlung hervorrufen, die möglicherweise lange anhalten. Es ist wichtig, zu beachten, dass das Unbehagen über mehrere Behandlungssitzungen hinweg bei gleichbleibend angewandter Intensität nachlassen kann [4, 5]. In einer Studie trat eine erhebliche Schmerzreduktion in den ersten Tagen auf, mit einer stetigen progressiven Reduktion, die über 3 Wochen der Therapie anhielt [5].

Box 15.2 Beginn der Behandlung zur Maximierung der Verträglichkeit

Wir empfehlen, die erste rTMS-Behandlungssitzung mit einer Intensität deutlich unter der geplanten Behandlungsintensität zu beginnen, um die Wahrscheinlichkeit zu maximieren, dass die Patienten ihren gesamten Behandlungsverlauf tolerieren. Wir würden die Stimulation in der Regel bei etwa 40 % der RMT beginnen und die Intensität im Laufe einer oder mehrerer Behandlungssitzungen je nach individueller Patiententoleranz schrittweise erhöhen. Ein langsamerer Beginn der Behandlung, die mit höherer Stimulationsintensität erfolgen soll, wird es dem Patienten wahrscheinlich ermöglichen, sich während der Sitzungen mehr zu entspannen, wodurch die Wahrscheinlichkeit einer willkürlichen, zum stimulationsbedingten Unbehagen beitragenden Kontraktion der Kopfhautmuskulatur verringert wird.

Wenn die Behandlung trotz der oben genannten Strategien unerträglich bleibt, ist ein Wechsel von der hochfrequenten linksseitigen 10-Hz-Stimulation zur niederfrequenten rechtsseitigen rTMS eine Überlegung wert. Niederfrequente Stimulation wird im Allgemeinen besser vertragen als ihre hochfrequente Entsprechung [6], und 1-Hz-Stimulation kann oft bei extrem hohen Intensitäten toleriert werden.

15.3 Kopfschmerzen

Kopfschmerzen sind die andere häufige Nebenwirkung, die mit der rTMS-Behandlung einhergeht. Sie wurden bei etwa 28 % der Patienten, die eine aktive Behandlung erhielten, im Vergleich zu 16 % der Menschen mit Scheinstimulation in klinischen Studien berichtet [7]. Kopfschmerzen können während der Stimulation oder danach auftreten. Gelegentlich ist die Verwendung von Schmerzmitteln erforderlich; einige Patienten könnten davon profitieren, diese vor Beginn ihrer Behandlungssitzungen einzunehmen.

15.4 Andere vorübergehende Nebenwirkungen

Eine Reihe von Nebenwirkungen wurde in klinischen Studien berichtet, jedoch nicht in höheren Raten als typischerweise auch bei Scheinstimulationen (s. Box 15.3). Schwindel kann, obwohl relativ selten, bei TMS auftreten: ~3 % der Patienten im Vergleich zu 2 % der Probanden mit Scheinstimulation waren hiervon betroffen [1], aber dieser Unterschied war nicht statistisch signifikant.

Box 15.3 Berichtete Nebenwirkungen der rTMS-Behandlung

- Unbehagen oder Schmerzen an der Anwendungsstelle
- Kopfschmerzen
- Augen- oder Gesichtsschmerzen
- Muskelzucken
- Zahnschmerzen
- Übelkeit
- Schwindel
- Schlaflosigkeit
- Müdigkeit
- Angst
- Rücken-/Nackenschmerzen

Dies sind Nebenwirkungen, die in einigen der großen randomisierten kontrollierten Studien berichtet wurden. Die Raten der meisten dieser Nebenwirkungen unterscheiden sich nicht zwischen der Gruppe mit aktiver und der mit Scheinstimulation.

15.5 Psychiatrische Komplikationen

Die größte potenzielle psychiatrische Komplikation der rTMS-Behandlung für Patienten mit Stimmungsstörungen ist die Induktion von Manie. Dies wurde in einer Reihe von Fallstudien dokumentiert (z. B. [8–10]), die die rTMS-Behandlung von

Patienten mit bipolarer Störung einschließen. Einige Forscher vermuteten, dass die Wechseltraten möglicherweise nicht wesentlich höher sind als bei Scheinstimulation im Vergleich zur linksseitigen rTMS, zur niederfrequenten rechtsseitigen rTMS und zur bilateralen Stimulation. Manische Induktion wurde hauptsächlich bei Patienten mit bipolarer Störung berichtet, aber auch bei mehreren Patienten mit unipolarer Depression [10, 11]. Xia et al. fassten 2008 die frühe Literatur zur manischen Induktion zusammen und fanden nur 13 Fälle in über 50 randomisierten Studien [12]. Die berichteten Wechselraten zur Manie unter aktiver Behandlung waren nur geringfügig höher als bei Schein-rTMS (0,84 % vs. 0,73 %) und niedrig im Vergleich zu denen, die ohne Behandlung zu erwarten gewesen wären. Dies deutet darauf hin, dass rTMS die Raten manischer Wechsel möglicherweise nicht erhöht. Unabhängig von der Beziehung zwischen rTMS-Behandlung und Manieinduktion scheint es sinnvoll, Patienten, die sich einer Behandlung unterziehen, auf diese Möglichkeit hinzuweisen, insbesondere diejenigen mit bipolarer Störung. Es wäre ratsam, Menschen, die in der Vergangenheit erhebliche manische Episoden erlebten, insbesondere Episoden, die ihr Wohlbefinden beeinträchtigten, zu empfehlen, während ihrer rTMS-Behandlung einen Stimmungsstabilisator einzunehmen.

In einem von George et al. berichteten Fall [11] lösten sich die manischen Symptome auf, als der Behandlungsplan von täglich auf jeden 2. Tag reduziert wurde. Wir machten ähnliche Erfahrungen mit mehreren Patienten, die erfolgreich durch Reduktion der Intensität des Therapieplans behandelt werden konnten, obwohl die manischen Symptome früh aufgetreten waren. Bei einigen unserer Patienten kam es auch zu einer Zunahme sog. „submanischer Symptome", wie Schlaflosigkeit, Unruhe oder Angst [13], die durch Reduktion der Sitzungshäufigkeit gemäßigt werden konnten.

Eine zweite, aber weniger gut validierte Sorge ist die mögliche Induktion psychotischer Symptome während der rTMS-Behandlung. Die Entwicklung von Verfolgungswahn wurde in einer einzigen Fallstudie eines nicht psychotisch depressiven Probanden berichtet. In diesem Fall wurde aufgrund einer engen zeitlichen Beziehung zur Behandlung ein ursächlicher Zusammenhang vermutet [14], und die Möglichkeit diskutiert, dass dies auf eine subkortikale Dopaminfreisetzung zurückzuführen sei. Unabhängig davon, ob die Induktion von psychotischen Symptomen mit der rTMS-Behandlung zusammenhängt, scheint dies angesichts der großen Anzahl von Patienten, die sich in den letzten Jahren ohne weitere Berichte einer rTMS-Behandlung unterzogen, eine äußerst seltene Möglichkeit zu sein.

Insgesamt fanden sich in den bisher durchgeführten großen klinischen Studien keine Unterschiede in den Raten psychiatrischer Nebenwirkungen zwischen den Gruppen mit aktiver und denen mit Scheinbehandlung [13].

15.6 Andere Überlegungen

Es gibt keine anderen Nebenwirkungen, die in randomisierten Studien durchgehend als häufiger bei aktiver vs. Scheinstimulation berichtet wurden [1]. Muskelzuckungen wurde bei 20 % der Probanden in der von Neuronetics Ltd. finanzierten entscheidenden Studie berichtet, aber es wurde nicht spezifiziert, ob dieses nur während der Stimulation auftrat oder ob es sich um einen nach der Behandlung anhaltenden Effekt handelte [15]. Muskelzucken im kontralateralen Arm während der rTMS-Behandlung kann durch die unbeabsichtigte Platzierung eines Teils einer 8-förmigen Spule so nahe am motorischen Kortex, dass sie eine neuronale Depolarisation in dieser Gehirnregion verursachen kann, bedingt sein. Wenn während der rTMS-Behandlung Muskelzuckungen auftreten, ist es wichtig zu unterscheiden, ob sie durch direkte Stimulation des motorischen Kortex entstehen oder durch die Ausbreitung neuronaler Erregung vom präfrontalen zum motorischen Bereich. Letzteres könnte der Vorläufer eines Anfallsereignisses sein.

Bei direkter Stimulation des motorischen Kortex kommt es während der Stimulationsserie zu den Zuckungen, die sofort aufhören, wenn die Reizserie endet. Sie sollten auch erheblich in ihrem Ausmaß reduziert werden oder ganz sistieren, wenn die Spule vorwärts bewegt oder gedreht wird, sodass der hintere Teil nicht so nahe am motorischen Kortex liegt. Wird dieser jedoch durch sich ausbreitende Erregung stimuliert, kommt es zu über das Ende der Impulsserie hinaus anhaltenden Muskelzuckungen. Wenn dies bemerkt wird, sollte die Behandlung bis zur Überprüfung eingestellt werden. Diese sollte zumindest die erneute Messung der motorischen Grenze beinhalten, um sicherzustellen, dass der Proband nicht mit exzessiv überschwelliger Intensität behandelt wird. Wenn sich eine sich ausbreitende Erregung bei Standardstimulationsdosen nach erneuter Messung der RMT bemerkbar macht, sollte ernsthaft in Erwägung gezogen werden, die rTMS abzubrechen und andere Behandlungsalternativen in Betracht zu ziehen.

Literatur

1. Zis P et al (2020) Safety, tolerability, and nocebo phenomena during transcranial magnetic stimulation: a systematic review and meta-analysis of placebo-controlled clinical trials. Neuromodulation 23(3):291–300
2. Borckardt JJ et al (2006) Reducing pain and unpleasantness during repetitive transcranial magnetic stimulation. J ECT 22(4):259–264
3. Perera T et al (2016) The clinical TMS society consensus review and treatment recommendations for TMS therapy for major depressive disorder. Brain Stimul 9(3):336–346
4. Janicak PG et al (2008) Transcranial magnetic stimulation in the treatment of major depressive disorder: a comprehensive summary of safety experience from acute exposure, extended exposure, and during reintroduction treatment. J Clin Psychiatry 69(2):222–232
5. Anderson BS et al (2009) Decreasing procedural pain over time of left prefrontal rTMS for depression: initial results from the open-label phase of a multi-site trial (OPT-TMS). Brain Stimul 2(2):88–92

6. Kaur M et al (2019) Low-frequency rTMS is better tolerated than high-frequency rTMS in healthy people: empirical evidence from a single session study. J Psychiatr Res 113:79–82
7. Loo CK, McFarquhar TF, Mitchell PB (2008) A review of the safety of repetitive transcranial magnetic stimulation as a clinical treatment for depression. Int J Neuropsychopharmacol 11(1):131–147
8. Ella R et al (2002) Switch to mania after slow rTMS of the right prefrontal cortex. J Clin Psychiatry 63(3):249
9. Hausmann A et al (2004) Can bilateral prefrontal repetitive transcranial magnetic stimulation (rTMS) induce mania? A case report. J Clin Psychiatry 65(11):1575–1576
10. Sakkas P et al (2003) Induction of mania by rTMS: report of two cases. Eur Psychiatry 18(4):196–198
11. George MS et al (1995) Daily repetitive transcranial magnetic stimulation (rTMS) improves mood in depression. Neuroreport 6:1853–1856
12. Xia G et al (2008) Treatment-emergent mania in unipolar and bipolar depression: focus on repetitive transcranial magnetic stimulation. Int J Neuropsychopharmacol 11(1):119–130
13. Rossi S et al (2021) Safety and recommendations for TMS use in healthy subjects and patient populations, with updates on training, ethical and regulatory issues: expert guidelines. Clin Neurophysiol 132(1):269–306
14. Zwanzger P et al (2002) Occurrence of delusions during repetitive transcranial magnetic stimulation (rTMS) in major depression. Biol Psychiatry 51(7):602–603
15. O'Reardon JP et al (2007) Efficacy and safety of transcranial magnetic stimulation in the acute treatment of major depression: a multisite randomized controlled trial. Biol Psychiatry 62(11):1208–1216

Die Verwendung von rTMS bei anderen psychiatrischen Störungen

16

Zusammenfassung

Die rTMS-Behandlung ist eindeutig am besten für depressive Störungen etabliert. Allerdings wurde in zahlreichen Forschungsarbeiten auch ihr Einsatz in anderen klinischen Bereichen untersucht. Die zweite etablierte Anwendung der TMS, die nun zunehmend in der klinischen Praxis genutzt wird, ist der Einsatz von dTMS bei der Therapie von Zwangsstörungen (OCD). Bei Schizophrenie gibt es keine eindeutige Evidenz für eine Wirkung auf allgemeine positive Symptome. Es gibt jedoch Hinweise darauf, dass präfrontale rTMS negative Symptome und Kognition modulieren kann, und stichhaltige Belege dafür, dass die Stimulation des linken Temporoparietalbereichs die Intensität und Häufigkeit auditiver Halluzinationen reduzieren kann. Die Belege für den Einsatz von rTMS bei Manie oder Angststörungen sind widersprüchlich, da viele Studien nicht repliziert wurden. Es gibt zunehmend Hinweise darauf, dass rTMS das Schmerzempfinden modulieren kann, obwohl weitere Untersuchungen erforderlich sind, um ihren therapeutischen Nutzen aus einer längerfristigen Perspektive bei Patienten mit chronischem Schmerzsyndrom besser zu etablieren.

16.1 Einführung

Wie in vorherigen Kapiteln beschrieben wurde, kann rTMS starke Auswirkungen auf das Gehirn haben. Diese Effekte können neurophysiologisch (z. B. Veränderung von Hemmung und Plastizität), klinisch (z. B. Verbesserung der Symptome bei Patienten mit behandlungsresistenter Depression) und kognitiv (d.h. vorübergehende kognitive Läsionen, kognitive Verbesserung) sein. Neben der Entwicklung von rTMS-Methoden für Depressionen gab es in den letzten 2 Jahrzehnten zahlreiche Untersuchungen zur Behandlung vieler anderer psychiatrischer und neurologischer Störungen. Während eine umfassende Übersicht

P. B. Fitzgerald und Z. J. Daskalakis, *rTMS-Behandlung bei Depressionen*,
https://doi.org/10.1007/978-3-031-52844-6_16

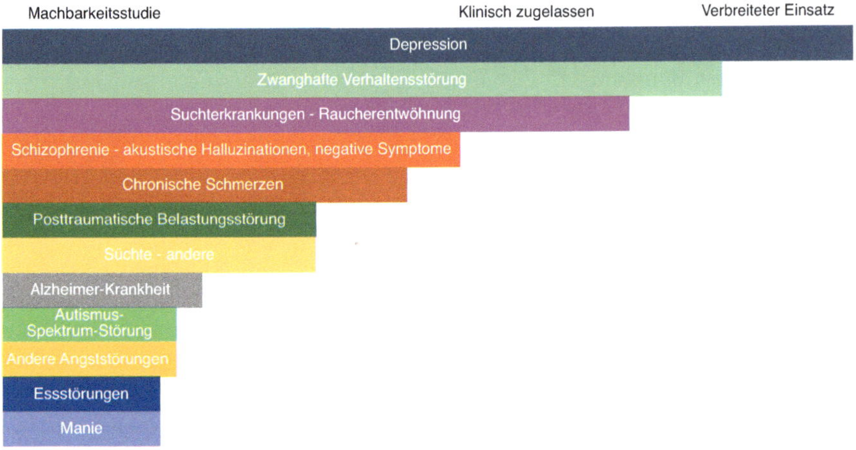

Abb. 16.1 Darstellung des klinischen Entwicklungsstatus von rTMS bei mehreren Störungen, cave: der klinische Zulassungsstatus variiert erheblich zwischen den Gerichtsbarkeiten

über all diese Ergebnisse den Rahmen dieses Kapitels sprengen würde, konzentrieren wir uns auf die umfassendsten Belege, die es für den klinischen Nutzen von rTMS-Ansätzen gibt oder an denen besonderes therapeutisches Interesse besteht (s. Abb. 16.1).

16.2 Zwangsstörung (OCD)

Es gibt ein überzeugendes Argument für die Bewertung der Anwendung von rTMS bei OCD. Sie kann sehr behindernd sein, und Patienten mit OCD reagieren oft schlecht auf Psychotherapie und/oder serotonerge Antidepressiva, die Standardbehandlungsformen. Darüber hinaus gibt es im Gegensatz zur MDD, die gut auf EKT anspricht, wenig bis gar keine Beweise für eine therapeutische Verbesserung von OCD durch EKT. Zudem existiert ein überzeugender mechanistischer Zusammenhang zwischen den mit rTMS verbundenen Behandlungsmechanismen und denjenigen Abläufen, die bei OCD fehlerhaft sind. Zum Beispiel wurde berichtet, dass rTMS die GABAerge Neurotransmission, insbesondere bei hohen Frequenzen, potenziert [1, 2]. Sie kann auch den NMDA-Neurotransmitter-Mechanismus modulieren [3], und beide wurden mit Dysfunktionen bei OCD in Verbindung gebracht [4, 5]. Daher besteht nicht nur ein dringender Bedarf an neuen Behandlungen bei OCD, sondern rTMS könnte auch mutmaßliche Mechanismen im Kortex ansprechen, die mit der Pathophysiologie von OCD in Verbindung stehen.

Greenberg et al. untersuchten zunächst die Wirksamkeit von rTMS bei OCD [6]. Dabei erhielten 12 Patienten 20-Hz-rTMS des rechten oder des linken lateralen präfrontalen Kortex oder einer Kontrollstelle bei 80 % der motorischen

Erregbarkeitsschwelle. Die rechtsseitige präfrontale Stimulation verringerte Zwänge und verbesserte die Stimmung stärker als die linksseitige Stimulation oder die der Kontrollstelle. In mehreren Studien, in denen anschließend Hochfrequenzstimulation des linken DLPFC untersucht wurde, wurden gemischte Ergebnisse berichtet [7, 8]. In verschiedenen Arbeiten wurden auch Niederfrequenzansätze zur Stimulation des dorsalen präfrontalen Kortex verwendet, wiederum mit gemischten Effekten. Zum Beispiel berichteten Alonso et al. über die Auswirkungen von 1-Hz-rTMS, die über 18 tägliche Sitzungen von 20 min auf den rechten DLPFC appliziert wurde [9]. Es wurden keine signifikanten Auswirkungen auf Obsessionen oder Zwänge berichtet. Prasko et al. verwendeten ebenfalls eine 1-Hz-Stimulation, jedoch des linken DLPFC, und konnten keine therapeutischen Wirkungen feststellen [10]; eine zweite Studie über 3 Wochen täglicher rechtsseitiger 1-Hz-Stimulation ergab positive Effekte [11].

Auch mit der Stimulation von Zielen außerhalb des DLPFC wurden vielversprechende Ergebnisse erzielt, wie man es wahrscheinlich aus dem Verständnis der Neuroimagingdaten, die unsere Kenntnisse bezüglich der Pathophysiologie von OCD untermauern, vorhersagen würde. Der erste dieser neuartigen Ansätze war die Zielsetzung des bilateralen supplementären motorischen Bereichs. Eine offene Studie und eine zweite kontrollierte Studie, durchgeführt von Mantovani et al., legten den möglichen therapeutischen Wert einer bilateralen 1-Hz-rTMS dieses Areals nahe [12, 13]. Der supplementäre motorische Bereich ist stark mit dem vorderen Cingulum verbunden, einer kortikalen Region, die, wie zuvor berichtet wurde, eng mit der Pathophysiologie von OCD assoziiert zu sein scheint [13]. In einer nachfolgenden Studie, in der 1-Hz-Stimulationen sowohl des rechten DLPFC als auch des supplementären motorischen Bereichs kombiniert wurden, ließen sich jedoch keine positiven Ergebnisse feststellen [14]. Eine Reihe neuerer Studien, sowohl offene als auch doppelblinde, legten gemischte Ergebnisse vor (z. B. [15–17]).

Ein zweiter neuartiger Ansatz war der Einsatz von Niederfrequenzstimulation des linken oder rechten orbitofrontalen Kortex [18, 19], ein Ansatz, der einige potenzielle klinische Vorteile zu bieten scheint, jedoch in größeren klinischen Studien etabliert werden muss.

Die bedeutendste Entwicklung bei der Verwendung von TMS zur Behandlung der OCD stellten die Studien zum Nachweis der Wirksamkeit der dTMS dar. Carni et al. veröffentlichten eine multizentrische randomisierte Doppelblindstudie mit hochfrequenter (20 Hz) dTMS, die auf den medialen präfrontalen Kortex und das vordere Cingulum bei 99 Patienten mit persistierender OCD abzielte [20]. Das Protokoll beinhaltete einen Prozess der Symptomprovokation unmittelbar vor der dTMS. Die aktive Behandlung führte zu einer Ansprechrate von 38 % im Vergleich zu 11 % in der Scheinstimulationsgruppe mit anhaltenden Vorteilen bei der 1-Monats-Nachuntersuchung. Eine nachfolgende Studie, die reale Ergebnisse und mehrere hundert Patienten mit diesem Protokoll untersuchte, berichtete über recht erhebliche klinische Ansprechraten [21].

Studien zur Anwendung verschiedener TMS-Formen bei OCD wurden in mehreren neueren Metaanalysen zusammengefasst. Zum Beispiel beinhaltete eine Studie von Perera et al. insgesamt 26 Studien mit 781 Teilnehmern [22]. Zusammengefasst gab es eine moderate Reduktion der OCD-Symptomatik über die Studien hinweg, wobei die größten Effektgrößen bei der bilateralen DLPFC-Stimulation erzielt wurden. Liang et al. fanden Hinweise auf therapeutische Effekte von Nieder- oder Hochfrequenzstimulation des DLPFC und für Niederfrequenzstimulation des supplementären motorischen Bereichs [23]. Die Resultate dieser Studien zeigen jedoch deutlich, dass Formen von rTMS, die nicht in die Kategorie der dTMS fallen, in größeren multizentrischen klinischen Studien bewertet werden müssen.

16.2.1 Zusammenfassung

Die Interpretation der Ergebnisse von Studien zu klinischen Vorteilen der TMS-Behandlung bei OCD wird erheblich durch die Vielfalt der in den verschiedenen Arbeiten verwendeten Behandlungsziele erschwert. Es gibt relativ inkonsistente Hinweise aus einer Vielzahl relativ kleiner Studien über den potenziellen Nutzen der Behandlung von OCD mittels Stimulation des DLPFC, des supplementären motorischen Bereichs und des orbitofrontalen Kortex. Es gibt umfangreichere Daten aus einer multizentrischen randomisierten kontrollierten Studie und einer zweiten Studie, die Ergebnisse aus der realen klinischen Praxis berichtete, die die Anwendung der dTMS auf dorsomediale präfrontale Regionen in Kombination mit einem Provokationsprotokoll unterstützen. Dies führte in den USA zur FDA-Zulassung sowohl der H7-Brainsway-Spule als auch einer Doppelkegelspule von MagVenture®.

16.3 Manie

Aufgrund der vielversprechenden therapeutischen Wirkungen der rTMS bei Depressionen entwickelte sich frühzeitig ein Interesse an ihrer Verwendung zur Behandlung einer Manie. In einer ersten kontrollierten Studie wurden 16 Patienten zu einer Hochfrequenzstimulation (20 Hz) des rechten bzw. des linken Präfrontalkortex randomisiert [24]. Größere therapeutische Vorteile wurden bei rechtsseitiger im Vergleich zu linksseitiger Stimulation festgestellt, eine Beobachtung, die später zur Unterstützung von Vorstellungen von links- und rechtsseitigen Lateralitätsaktivitätsunterschieden bei Depression und Manie herangezogen wurde. Die therapeutischen Möglichkeiten mit hochfrequenter rechtsseitiger Stimulation wurden auch in 2 nachfolgenden Fallserien unterstützt [25, 26].

Die Daten aus Scheinkontrollstudien sind jedoch nicht konsistent. In der ersten dieser Studien mit 25 Patienten war kein Unterschied zwischen aktiver und Scheinstimulation festzustellen [27]. In einer neueren Arbeit mit 41 Patienten wurde jedoch ein signifikanter Vorteil der aktiven gegenüber der Scheinstimulation mit 20 Hz über einen Zeitraum von 10 Tagen beobachtet [28].

16.3.1 Zusammenfassung

Eine begrenzte Zahl an Forschungsergebnissen deutet darauf hin, dass eine Hochfrequenzstimulation des rechten DLPFC einige antimanische Effekte haben könnte, aber diese Behandlung muss systematischer bewertet werden.

16.4 Posttraumatische Belastungsstörung

Die mögliche Anwendung von rTMS bei posttraumatischer Belastungsstörung (PTBS) war Thema einer Reihe von hauptsächlich Einzelzentrumsstudien. In der ersten dieser Forschungsarbeiten wurde die Applikation sehr niederfrequenter Stimulation (0,3 Hz) auf den linken und rechten motorischen Kortex untersucht, was mit einer Reduktion der PTBS-Symptome einherging [29]. Bei dieser Arbeit handelte es sich jedoch um eine unkontrollierte Studie. In nachfolgenden Studien wurden verschiedene Stimulationsparadigmen untersucht, einschließlich nieder- und hochfrequenter Stimulation sowohl des linken als auch des rechten DLPFC [30–33]. Die hochfrequente rechtsseitige Stimulation erwies sich in mehreren Studien als vielversprechend, in denen die Stimulation beider Hemisphären untersucht oder verschiedene Frequenzen der Stimulation des rechten DLPFC verglichen worden waren [31, 32]. Angesichts der Tatsache, dass auf Neuroimaging basierte PTBS-Modelle darauf hindeuten, dass eine Hypoaktivität des DLPFC mit einer Hyperaktivität der Amygdala und den zugrunde liegenden Krankheitssymptomen assoziiert ist und dass rechtsseitige Veränderungen bei PTBS vorherrschen, hat ein hochfrequenter Ansatz zur rechtsseitigen Stimulation eine gewisse therapeutische Begründung [34].

Es wurden verschiedene Ansätze verfolgt, um die rTMS mit einer Form von psychologischer Behandlung oder Symptomauslösung zu kombinieren. In einem Ansatz wurden Präsymptomprovokation und dTMS des medialen präfrontalen Kortex kombiniert und über signifikante therapeutische Vorteile berichtet [35]. Der therapeutische Nutzen zeigte sich, wenn rTMS unmittelbar nach der Exposition gegenüber einem traumabezogenen Ereignisskript angewendet wurde. Eine neuere Studie berichtete über einen Ansatz, der eine wöchentliche Sitzung von rTMS und 12–15 Wochen kognitive Verarbeitungstherapie kombinierte [36]. Die Probanden in der Gruppe mit kombinierter Behandlung verbesserte sich stärker als die Patienten der Gruppe mit kognitiver Verarbeitungstherapie und Scheinstimulation.

Eine kürzlich durchgeführte Metaanalyse von rTMS-Studien bei PTBS identifizierte 11 randomisierte kontrollierte Studien [37]. Erfreulicherweise stellten die Autoren fest, dass rTMS eine signifikante Reduktion der Kernsymptome der PTBS mit einer großen Effektgröße bewirkte und dass signifikante Effekte sowohl mit hoch- als auch mit niederfrequenter Stimulation des rechten DLPFC beobachtet wurden. Diese Effekte hielten auch 2 und 4 Wochen nach Beendigung der Behandlung noch an.

16.4.1 Zusammenfassung

Die rTMS scheint ein erhebliches Potenzial in der Behandlung von PTBS zu haben. Obwohl die optimalen Behandlungsparameter noch nicht bestätigt sind, scheint es wachsende Belege für den potenziellen Wert einer niederfrequenten Stimulation des rechten DLPFC zu geben.

16.5 Panikstörung und generalisierte Angststörung

Nach mehreren Fallberichten wurde die Anwendung von rTMS bei Panikstörungen in 2 randomisierten kontrollierten Studien untersucht, beides Mal mittels 1-Hz-Stimulation des rechten DLPFC. In der ersten Studie wurde kein signifikanter Unterschied zwischen aktiver und Scheinstimulation bei 15 medikamentenresistenten Patienten beobachtet [38]. In der zweiten Studie, mit einer etwas größeren Stichprobengröße ($n = 25$), wurden signifikante Unterschiede zwischen aktiver und Scheinstimulation festgestellt [39].

Es existieren nur wenige Studien zum Einsatz der rTMS bei generalisierter Angststörung. In der ersten, einer offenen, Studie wurde 1-Hz-Stimulation auf den rechten DLPFC appliziert, wobei der Stimulationsort durch einen fMRT-Aktivierungsscan bestimmt wurde [40]. Die Remissionskriterien für eine Reduktion der Angstsymptome erfüllten 6 von 10 Patienten. Ein signifikanter Nutzen der aktiven gegenüber der Scheinstimulation wurde in einer kleinen randomisierten kontrollierten Studie mit 1-Hz-Stimulation des rechten DLPFC nachgewiesen [41]. Bemerkenswert ist, dass Verbesserungen der Angstsymptome häufig beobachtet wurden, wenn Depressionen bei Patienten mit Angstkomorbidität behandelt wurden, und diese Verbesserungen und Ängste wurden sowohl bei rechtsseitigen als auch linkseitigen als auch bilateralen Formen von rTMS festgestellt [42]. Es existieren keine Studien zur Anwendung von rTMS bei sozialer Angststörung, nur Fallberichte [43, 44].

16.5.1 Zusammenfassung

Die Anwendung von rTMS bei Panikstörung und generalisierter Angststörung wurde nur in begrenztem Ausmaß erforscht. Es scheint möglich zu sein, dass eine 1-Hz-Stimulation des rechten DLPFC therapeutischen Wert hat, aber zum jetzigen Zeitpunkt gibt es nur sehr wenige empirische Belege dafür.

16.6 Schizophrenie

Trotz einiger Fortschritte in der Pharmakotherapie in den letzten 20 Jahren leidet ein erheblicher Prozentsatz der Patienten mit Schizophrenie unter behindernden refraktären Symptomen. Darüber hinaus sind Nebenwirkungen bei der derzeitigen Pharmakotherapie für Schizophrenie häufig und führen zu einer hohen Zahl vorzeitiger Behandlungsabbrüche [45]. Daher suchten Forscher und Kliniker nach neuen Behandlungen, um refraktäre Symptome zu bekämpfen. Die rTMS wurde relativ umfangreich als mögliche Form der Schizophreniebehandlung untersucht, sowohl im Hinblick auf positive (z. B. Halluzinationen und Wahnvorstellungen) als auch negative Symptome der Schizophrenie sowie kognitive Dysfunktion.

Zunehmend halten Schizophrenieforscher diese Störung für hochgradig heterogen. Daraus folgt, dass die spezifische Behandlung einzelner Unterbestandteile des Syndroms, wie der negativen Symptome oder Halluzinationen, möglicherweise größeren Erfolg hat als unspezifische Therapien, die auf alle Patienten angewendet werden. Es ist unwahrscheinlich, dass eine Gehirnstimulationstechnik, die auf eine Hirnregion abzielt, mehrere Dimensionen der Krankheit verbessern würde, sie könnte jedoch bei der Linderung bestimmter Symptome einen besonderen Wert besitzen.

In dieser Hinsicht konzentrierten sich rTMS-Protokolle für behandlungsresistente Schizophrenie auf 2 kortikale Hauptbereiche mit unterschiedlichen Zielen. Es wird angenommen, dass eine Dysfunktion im präfrontalen Kortex einige der positiven und negativen Symptome bei Schizophrenie verursacht. Anfängliche Behandlungsprotokolle, die auf den dorsolateralen präfrontalen Kortex (DLPFC) bei Schizophrenie abzielten, wurden von Behandlungsprotokollen für schwere Depressionen inspiriert. Analog zur Situation bei Depressionen wird angenommen, dass eine Hypoaktivierung in präfrontalen Regionen mit negativen Symptomen korreliert [46]. Daher wurde die Hypothese aufgestellt, dass hochfrequente, auf den DLPFC applizierte rTMS negative Symptome verbessern könnte, indem sie die Aktivität im Kortex erhöht [47]. Der andere kortikale Hauptbereich, der in rTMS-Studien im Fokus stand, ist der temporoparietale Kortex (TPC). Obwohl es einige widersprüchliche Befunde gibt, wurde in einer Reihe von Studien vorgeschlagen, dass die Pathophysiologie von auditiven Halluzinationen mit einer Hyperaktivität im linken TPC zusammenhängt [48, 49]. Auf der Grundlage dieses Verständnisses entwickelten Hoffman et al. ein niederfrequentes rTMS-Protokoll, das auf den linken TPC appliziert wurde, um den überaktiven Zustand zu modulieren, der auditiven Halluzinationen zugrunde liegt [50, 51].

16.6.1 Präfrontale Stimulation bei Schizophrenie

Frühe rTMS-Studien bei Schizophrenie zielten auf den DLPFC für eine unspezifische Behandlung. Die erste veröffentlichte Studie verwendete nur 30 einzelne rTMS-Impulse, die offen in einer einzigen Behandlungssitzung angewendet wurden, und beschrieb einige kurzlebige therapeutische Effekte [52]. In einer zweiten kleinen offenen Studie wurde nach 10 Sitzungen mit 1-Hz-Stimulationen des rechten DLPFC eine statistisch signifikante Abnahme der BPRS-Score-Werte (BPRS: kurze psychiatrische Bewertungsskala [„brief psychiatric rating scale"]) beobachtet [53]. Die Verbesserung wurde hauptsächlich bei unspezifischen Symptomen, wie Angst und Spannung, festgestellt, eher als bei den Kernsymptomen der Schizophrenie. In einer größeren, kontrollierten Studie mit ähnlichen Stimulationsparametern konnte keine signifikante Verbesserung der Schizophreniesymptome bestätigen, wenn rTMS mit Scheinstimulation verglichen wurde [54].

Die Hochfrequenzstimulation des DLPFC als Behandlung für positive Symptome wurde erstmals in einem kleinen Cross-over-Design untersucht, das eine aktive mit einer Scheinstimulation auf der linken Seite verglich [55]. Eine signifikante Reduktion der BPRS-Scores wurde bei aktiver, aber nicht bei Scheinstimulation beobachtet. Allerdings konnte in 3 weiteren Studien zur Hochfrequenzstimulation des linken DLPFC keine Verbesserung der positiven Symptome nachgewiesen werden [56–58]. Eine kürzlich durchgeführte Metaanalyse kam zu dem Schluss, dass die Hochfrequenzstimulation des DLPFC keine Verbesserung der positiven Symptome zeigte, wenn sie mittels PANSS-P (positiv auf der Positiv- und Negativsyndromskala [„positive and negative syndrome scale-positive"]) oder SAPS (Skala zur Einschätzung positiver Symptome [„scale for the assessment of positive symptoms"]) bewertet wurden [59].

16.6.2 Negative Symptome

Im Gegensatz zu den negativen Ergebnissen, die bei der Behandlung von positiven Symptomen mit hochfrequenter rTMS des DLPFC gefunden wurden, ergab die Behandlung negativer Symptome mit diesem Ansatz etwas eher ermutigende Resultate. Hierzu wurde eine Reihe kleinerer Parallelstudien durchgeführt. In mehreren davon wurden keine Unterschiede zwischen aktiver und Scheinstimulation festgestellt [56, 60, 61]. Einige Studien zeigten jedoch einen signifikanten Vorteil der aktiven gegenüber der Scheinstimulation (z. B. [58, 62–64]). Bemerkenswert ist, dass in 3 davon [58, 62, 63] eine höhere Stimulationsintensität (>100 % der standardmäßigen motorischen Erregbarkeitsschwellen) und in 1 eine längere Behandlungsdauer (15 Tage) als in den Untersuchungen mit negativen Resultaten (10 Tage; [62]) verwendet wurden. In einer der positiven Studien wurde auch sorgfältig die mögliche Verwechslung von verbesserten depressiven Symptomen mit Hilfe von Scores auf der CDSS (Calgary-Depressionsskala für Schizophrenie [„Calgary depression scale for schizophrenia"]) als Kovariate untersucht: Eine verbesserte Depression erklärt nicht die beobachtete Verbesserung der negativen Symptome [58]. Eine andere Studie verglich eine 20-Hz-Stimulation mit einer Stimulation, die auf der individuellen α-Frequenz des Patienten basierte, und mit einer Scheinstimulation [65]. Die α-Frequenz-Stimulation wurde als Spitzen-α-Frequenz des Patienten aus 5 frontalen EEG-Ableitungen berechnet. Die Begründung für die Verbesserung der Aktivierung durch die Verwendung der eigenen α-Frequenz des Patienten basierte auf der Hypothese, dass ein Mangel an Oszillation bei dieser Frequenz mit der zugrunde liegenden Pathophysiologie der negativen Symptome zusammenhängt. Die Stimulation mit der α-Frequenz des Patienten führte zu einer signifikant größeren Reduktion der negativen Symptome als die anderen 3 Bedingungen. In 2 Arbeiten zur Verwendung der bilateralen Hochfrequenzstimulation wurde keine Verbesserung der negativen Symptome festgestellt [66, 67].

In einer Reihe größerer Studien wurde versucht, zu bestätigen, dass rTMS bei der Behandlung negativer Symptome von Nutzen sein kann. Zum Beispiel randomisierten Wobrock et al. 175 Patienten zu entweder einer aktiven (10-Hz-rTMS des linken DLPC) oder Scheinstimulation für 3 Wochen [68]. Es wurden keine statistisch signifikanten Unterschiede zwischen aktiver und Scheinbehandlung zu Ende des Behandlungszyklus oder während der anschließenden Nachbeobachtung festgestellt. Quan et al. randomisierten 117 Patienten zu einem längeren 20-tägigen Zyklus linker präfrontaler 10-Hz-Stimulation (tatsächlich handelte es sich um 2 10-tägige Behandlungsperioden, getrennt durch eine Pause von 2 Wochen, [69]). Die Gesamtdosis der Stimulation war ziemlich niedrig (800 Impulse pro Tag, angewendet bei nur 80 % der motorischen Erregbarkeitsschwelle) und sie wurde mit einer kreisförmigen Spule appliziert. Aus dem Bericht geht nicht hervor, wie die Spule orientiert war und ob deren Ausrichtung zu einer bilateralen Stimulation geführt haben könnte. Ein signifikanter Vorteil der aktiven gegenüber der Scheinstimulation wurde nach 2 und 6 Wochen festgestellt, allerdings nur für negative, nicht für positive Symptome. In einer 3., viel kleineren, multizentrischen Studie wurden 32 Patienten zu aktiver, die wiederum mit 10 Hz, aber diesmal bilateral über 3 Wochen angewendet wurde, oder Scheinstimulation randomisiert [70]. Ein signifikanter Unterschied zwischen aktiver und Scheinbehandlung wurde für negative, aber nicht für positive Symptome gefunden, der bei der 3-monatigen Nachbeobachtung anhielt.

Schließlich wurde kürzlich über die Anwendung von 3 verschiedenen Arten (10 Hz, 20 Hz und iTBS [intermittierende Theta-Burst-Stimulation]) einer rTMS des linken DLPFC im Vergleich zur einer Scheinstimulation berichtet [71]. Alle 3 Gruppen mit aktiver Stimulation erzielten bessere Ergebnisse in Bezug auf negative Symptome als die Kontrollgruppe. Die TBS hatte größere Effekte als die 10- und 20-Hz-rTMS-Ansätze.

Metaanalysen, die die Ergebnisse von Studien zusammenfassten, die TMS in der Behandlung von negativen Symptomen verwendeten, berichteten im Allgemeinen positive Ergebnisse (z. B. [72, 73]), unter Berücksichtigung der kurzen Dauer der Behandlungsversuche und der berichteten Effekte.

16.6.3 Kognition

Die Datenlage bezüglich einer Auswirkung der rTMS des DLPFC auf die Kognition von Patienten mit Schizophrenie ist begrenzt. Eine beeinträchtigte Kognition wurde zunehmend als primäres Defizit bei Schizophrenie erkannt [74]. Aktuelle Daten deuten darauf hin, dass hochfrequente rTMS des DLPFC die Leistung bei höheren kognitiven Funktionen verbessern und selektiv γ-Oszillationen in frontalen Regionen modulieren kann [75]. Angesichts der Bedeutung von kognitiven Defiziten bei Patienten mit Schizophrenie und der möglichen Beziehung von

Aspekten der Kognition wie Arbeitsgedächtnis zu hochfrequenten EEG-Oszillationen scheint es sinnvoll, die Wirkung von hochfrequenter rTMS des DLPFC auf die Kognition zu untersuchen. Zunächst berichteten Barr et al. in einer Studie mit 27 Patienten, dass eine bilaterale rTMS mit 20 Hz, die auf den DLPFC abzielt, die Defizite des Arbeitsgedächtnisses bei Schizophrenie verbessern kann [76]. Das Arbeitsgedächtnis wurde mit der N-Back-Aufgabe bewertet. Die rTMS verbesserte signifikant die 3-Back-Genauigkeit zu Zielen im Vergleich zur Scheinbehandlung. Es gab auch einen Trend zur Signifikanz auf die Auswirkungen von rTMS auf die 1-Back- gegenüber der 3-Back-Genauigkeit, was darauf hindeutet, dass rTMS mit zunehmendem Schwierigkeitsgrad die Arbeitsgedächtnisleistung wirksamer beeinflusste.

Nachfolgend wurden in einer Reihe kleiner Studien die Auswirkungen von Hochfrequenzstimulation (typischerweise 10 oder 20 Hz) auf kognitive Variablen mit gemischten Ergebnissen untersucht [71, 77, 78]. Laut einer kürzlichen Metaanalyse von 9 Studien mit 351 Patienten verbessert die TMS-Behandlung das Arbeitsgedächtnis, hat jedoch keinen therapeutischen Vorteil bei anderen kognitiven Domänen [79].

16.6.4 Zusammenfassung

Es gibt relativ übereinstimmende Hinweise darauf, dass rTMS möglicherweise negative Symptome der Schizophrenie und evtl. einige kognitive Bereiche verbessern kann, aber diese Effekte wurden nur kurzfristig aus Versuchen über begrenzte Zeiträume berichtet. Es ist noch nicht klar, wie gut sich diese Effekte in der klinischen Praxis umsetzen lassen.

16.6.5 Wiederholte transkranielle Magnetstimulation des temporoparietalen Kortex und auditive Halluzinationen

Die am häufigsten untersuchte Anwendung der rTMS bei Schizophrenie war die niederfrequente Stimulation des linken TPC (s. Abb. 16.2), in dem Bemühen, auditive Halluzinationen zu lindern. Anfängliche Studien waren von relativ kurzer Dauer, zeigten jedoch eine Abnahme der Häufigkeit und Intensität der auditiven Halluzinationen [50, 51]. Eine größere, kontrollierte Studie mit niederfrequenter linksseitiger Stimulation des TPC über 9 Tage ergab eine erhebliche und signifikante Reduktion der auditiven Halluzinationen im Vergleich zur Scheinstimulation. Darüber hinaus hielt diese Verbesserung bei mehr als der Hälfte der auf die Behandlung ansprechenden Probanden auch noch 15 Wochen nach dieser an [80]. In einer noch größeren kontrollierten Studie wurde der Wirksamkeitsbefund bestätigt, und die Behandlung zeigte ein ausgezeichnetes Sicherheits- und Verträglichkeitsprofil (ein konstanter Befund in nachfolgenden Studien, [81]).

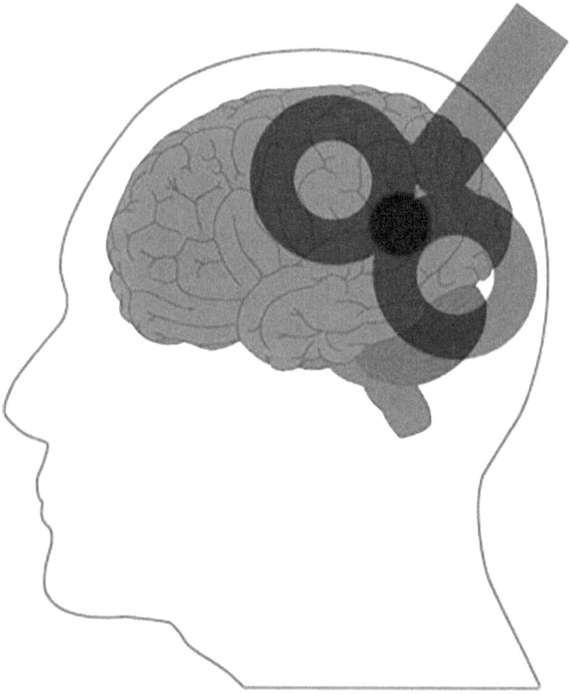

Abb. 16.2 Position der TMS-Spule über der temporoparietalen Verbindung

Mehrere Forscher versuchten, diese Ergebnisse mit offenen, Cross-over- und parallelen randomisierten kontrollierten Untersuchungen zu replizieren und zu erweitern, mit gemischten Ergebnissen [82–93]. Bemerkenswert ist jedoch eine offene Studie, in der die Reaktion auf die Behandlung mit einer Reduktion des kortikalen Metabolismus (gemessen durch PET-Bildgebung) unter dem Ort der Stimulation korrelierte, was die theoretische Begründung für diese Behandlung stützt [90]. Die gemischten Ergebnisse hängen wahrscheinlich mit der Heterogenität in der Dauer und Intensität der Behandlung zusammen. Interessanterweise ergaben 2 der randomisierten kontrollierten Studien eine signifikante Reduktion der Häufigkeit und Intensität der auditiven Halluzinationen bei weniger als 10 Tagen Behandlung [82, 83].

Eine erste Metaanalyse aller Studien zur Akutbehandlung auditiver Halluzinationen mittels rTMS ergab eine Effektgröße von 0,76 (95 %-KI [95 %-Konfidenzintervall] = 0,36–1,17) für eine niederfrequente linksseitige rTMS des linken TPC, trotz Variationen in der Dauer und den Methoden der Stimulation [94]. Neuere Metaanalysen bestätigten den Befund einer mittleren bis großen Effektgröße für therapeutische Vorteile [95–99]. Allerdings zeigten diese Untersuchungen, dass eine bessere Nachsorge und Studien zur Erhaltungstherapie bei denjenigen Patienten erforderlich sind, die auf eine Akutbehandlung mit rTMS ansprechen.

In dem Bestreben, die Wirksamkeit zu optimieren, wurde auch begonnen, die bilaterale und die rechtsseitige TPC-Stimulation zu erforschen. Ein weiterer Ansatz zur Optimierung der Wirksamkeit war die Verwendung von MRT und fMRT, um diejenigen neuroanatomischen Strukturen, die an auditiven Halluzinationen beteiligt sind, genauer anzusteuern. Die erste Studie fand keinen spezifischen Nutzen der rTMS oder der MRT-basierten Zielortsbestimmung [100]. In einer 2. Arbeit wurde ein allgemeiner Nutzen für rTMS, aber wiederum keine Verbesserung mit fMRT-basierter Lokalisierung nachgewiesen [101]. In einer weiteren Studie wurde niederfrequente linksseitige rTMS auf verschiedene Zielorte appliziert, die bei 8 Patienten mit intermittierenden Halluzinationen im fMRT-Scan aktiviert waren bzw. die bei 8 weiteren Patienten mit kontinuierlichen Halluzinationen funktionell mit dem Wernicke-Areal gekoppelt waren [102].Stimulation des linken TPC führte im Vergleich zur Stimulation an anderen Stellen zu einer stärkeren Verringerung der Schwere der akustischen Halluzinationen. In einem Fallbericht wurde kürzlich ein neuartiges Bildgebungs- und Behandlungsprotokoll veröffentlicht [103]. Die Forscher identifizierten die Stelle der höchsten Aktivierung während einer Sprachaufgabe mit fMRT. Diese korreliert mit dem linken oberen Temporallappen. Die Autoren stellten die Theorie auf, dass eine Hochfrequenzstimulation (20 Hz) die auditiven Halluzinationen, auf der Grundlage von Arbeiten, die eine Störung höherer kognitiver Funktionen wie der Sprachproduktion ergaben, reduzieren könnte [104]. Eine Nachfolgestudie mit einer rTMS-Behandlung, die auf die in individuellen fMRT-Scans identifizierte Zielstelle ausgerichtet war, bei 11 Patienten resultierte in einer verringerten globalen Schwere und Häufigkeit der auditiven Halluzinationen bei 8 der 11 Probanden, mit einer großen Effektgröße nach nur 2 Tagen (2600 Impulse) Behandlung [105]. Dies ist ein bemerkenswerter Befund, der eine weitere Untersuchung in einer randomisierten kontrollierten Studie erfordert. Die Verbesserung war 10 Tage nach der Behandlung in der gesamten Stichprobe vorhanden und hielt im Durchschnitt etwa 2 Monate an. Allerdings können die Kosten der fMRT-Lokalisierung eine Anwendung bei einer größeren Anzahl von Menschen mit refraktären auditiven Halluzinationen limitieren. Daher sind Verbesserungen bei der Definition der tatsächlichen Lage des TPC erforderlich, die durch Näherung ermittelt werden kann.

Abgesehen von einigen Nachsorgedaten, die in einer Minderheit von Studien bereitgestellt wurden, ist die Datenlage für die längerfristigen Auswirkungen einer rTMS-Behandlung auditiver Halluzinationen mager [81]. Fitzgerald et al. berichteten über die erfolgreiche erneute Behandlung von 2 Patienten, die nach erfolgreicher rTMS-Behandlung einen Rückfall erlitten hatten, einer davon bei 2 Gelegenheiten [106]. Es gibt einen Bericht über einen Patienten mit einer rTMS-Erhaltungstherapie über 6 Monate mit einer gewissen Abnahme der Symptomschwere, aber ohne Verzögerung des Rückfalls [107], und einen 2. Fall, bei dem die Erhaltungstherapie über einen Zeitraum von 8 Monaten erfolgreich war [108]. Ein weiterer Fallbericht handelte von einem Patienten, der nach 1 Woche Behandlung (2-mal tägliche niederfrequente Stimulation des linken TPC) eine Verbesserung der auditiven Halluzinationen erlebte, ebenso nach einer 2. Behandlung nach einem Rückfall 6 Monate später. Nach dem Rückfall hielt diese Verbesserung mit 1-mal monatlicher Behandlung über 1 Jahr lang an [109]. Zudem setzten wir bei einer kleinen Gruppe von Patienten mit besonders schwer zu behandelnden Symptomen und häufigen Rückfällen erfolgreich ein komprimiertes Erhaltungsprogramm (5 Behandlungssitzungen an 3 Tagen alle 4 Wochen) ein.

16.6.6 Zusammenfassung

Laut einer recht umfangreichen Forschungsbasis scheint die niederfrequente rTMS des linken temporoparietalen Kortex bei der Linderung auditiver Halluzinationen therapeutisch von Vorteil zu sein. Angesichts der oft sehr behindernden Natur dieser Symptome könnte der klinische Einsatz dieser Technik in bestimmten Fällen gerechtfertigt sein, obwohl die allgemeinen Ansprechraten möglicherweise nicht hoch sind.

16.7 Suchtstörungen

Suchtstörungen oder Substanzabhängigkeit weckten als potenzielle Ziele der rTMS erhebliches Interesse, obwohl ein Großteil der Forschung in diesem Bereich mit Untersuchungen einzelner Sitzungen durchgeführt wurde, in denen die Fähigkeit der Stimulation untersucht wurde, Zwischeneffekte wie Verlangen und nicht die klinischen Ergebnisse insgesamt zu modulieren. Die TMS-Behandlung bei Sucht beinhaltete überwiegend die Hochfrequenzstimulation des DLPFC, um entweder das Verlangens oder die inhibitorische Kontrolle zu modulieren [110]. Es wurden die Auswirkungen von TMS auf eine vielfältige Palette von Suchterkrankungen untersucht, einschließlich solcher, die mit Alkohol, Opiaten, Kokain und Cannabis in Zusammenhang stehen [110].

Die bedeutendsten klinischen Fortschritte wurden bei der Erforschung des Einsatzes von rTMS zur Unterstützung der Raucherentwöhnung erzielt. Eine Reihe kleiner klinischer Studien ergab potenzielle Vorteile mit Standardformen von rTMS, und diese wurden in frühen Studien mit dTMS bei hoher, aber nicht niedriger Frequenz beobachtet [111].

Vor kurzem schloss der Hersteller von dTMS-Spulen, Brainsway, eine entscheidende Studie über dTMS bei der Raucherentwöhnung ab, die in einen erfolgreichen FDA-Antrag auf Zulassung in den USA einging. Die klinische Zulassung wird wahrscheinlich erhebliche Auswirkungen auf die Anwendung der rTMS-Therapie sowie das Forschungsinteresse in diesem Bereich haben.

16.7.1 Zusammenfassung

Die rTMS ist als potenzielle Behandlung für Patienten mit einer Vielzahl von Suchterkrankungen vielversprechend. Die dTMS wurde kürzlich für die Anwendung bei der Raucherentwöhnung zugelassen, obwohl es bisher wenig klinische Erfahrung mit dieser Methode in der realen Praxis gibt.

16.8 Chronischer Schmerz

Aufgrund der lang anhaltenden und oft behindernden Natur von chronischen Schmerzen wurden rTMS und andere neuartige Ansätze mit Gehirnstimulationstechniken über eine Reihe von Jahren untersucht. Ansätze zur Behandlung von chronischen Schmerzen mit rTMS konzentrierten sich auf verschiedene kortikale Zielorte. Der Hauptuntersuchungsort, insbesondere anfangs, war der primär-motorische Kortex. Seit 2001 wurden sowohl die Hoch- als auch die Niederfrequenzstimulation des motorischen Kortex hinsichtlich ihrer Fähigkeiten bezüglich einer vorübergehenden oder dauerhaften Linderung chronischer Schmerzen untersucht. In der ersten Studie dieser Art wurde der primär-motorische Kortex von Patienten mit unkontrollierbaren neurogenen Schmerzen mit 10 Hz stimuliert. Schmerzlinderung wurde mit einer einzigen Stimulationssitzung erreicht, aber diese war kurzlebig und von mäßigem Ausmaß [112]. Ein ähnlicher Effekt wurde in einer zweiten Studie beobachtet, in der 10-Hz-Stimulation bei Patienten mit einseitigem komplexem regionalem Schmerzsyndrom Typ I der Hand untersucht wurde [113].

In nachfolgende Studien wurden längere Stimulationen verwendet. Zum Beispiel randomisierten Picarelli et al. 23 Patienten mit komplexem regionalem Schmerzsyndrom Typ 1 in der oberen Extremität, um eine standardisierte pharmakologische Behandlung zu beginnen und entweder aktive oder Schein-rTMS in 10 Sitzungen mit 10 Hz auf den motorischen Kortex kontralateral zur betroffenen Seite zu applizieren [114]. Es wurde festgestellt, dass rTMS die Schmerzintensitäten reduzierte, insbesondere bei 10 Behandlungssitzungen, und zwar in einer Weise, die mit positiven affektiven Aspekten des Schmerzes zusammenhing.

Die analgetischen Effekte von rTMS waren jedoch über die Studien hinweg nicht konsistent, und es wurde über eine Reihe negativer Untersuchungen berichtet (s. Überprüfung in [115]). Niederfrequenz-rTMS scheint weniger wirksam zu sein als Hochfrequenz-rTMS [116], und die Reaktion scheint von der Art des Schmerzsyndroms abzuhängen, wobei Gesichtsschmerzen, insbesondere Trigeminusneuralgie, besser zu reagieren scheinen als andere Arten von Schmerzsyndromen [115]. Ein Cochrane-Review, der 19 rTMS-Studien beinhaltete, kam zu dem Schluss, dass es Beweise für kurzfristige analgetische Effekte von einzelnen rTMS-Sitzungen gibt, aber bisher nur begrenzte Belege für einen längerfristigen therapeutischen Nutzen [116]. In mehreren anderen neueren Überprüfungen wurde resümiert, dass analgetische Effekte sowohl mit einzelnen rTMS-Sitzungen als auch mit längeren Behandlungsdauern erzielt werden, aber diese Effekte sind bescheiden und erfordern deutlich umfangreichere Studien, um die Rolle dieser Form der Stimulation in der klinischen Behandlung zu etablieren [117, 118].

Eine zweite Stelle für die potenzielle Behandlung chronischer Schmerzen mit rTMS ist der dorsolaterale präfrontale Kortex (DLPFC) aufgrund seiner Rolle bei der Herunterregulierung von Schmerzen. Die Toleranz gegenüber experimentell induzierten Schmerzen wurde sowohl durch Hochfrequenzstimulation des linken DLPFC [119] als auch durch Niederfrequenzstimulation des rechten DLPFC [120] moduliert, beides antidepressive rTMS-Paradigmen. Frühe Studien begannen, das Potenzial dieser Form der Stimulation bei Patienten mit chronischen Schmerzen zu erforschen. Zum Beispiel fanden Borckardt et al. analgetische Effekte von Hochfrequenzstimulation des linken DLPFC bei einer kleinen Gruppe von Patienten mit neuropathischen Schmerzen [121], und auch die potenziellen Vorteile von rTMS- Hochfrequenzstimulation des linken DLPFC bei verteilt auftretenden Schmerzsyndromen wie Fibromyalgie wurden untersucht [122–124]. Im Gegensatz dazu kann auch die 1-Hz-Stimulation des rechten DLPFC bei Patienten mit Schmerzen im Zusammenhang mit Fibromyalgie von Nutzen sein [125].

16.8.1 Zusammenfassung

Erste vielversprechende Forschungen deuten darauf hin, dass rTMS, je nach klinischer Anwendung, in der Lage sein könnte, chronische Schmerzen zu modulieren, wenn sie entweder auf den motorischen Kortex oder auf präfrontale Gehirnregionen appliziert wird. Die Vielfalt der bislang durchgeführten Studien erschwert jedoch die Interpretation dieser Publikationen, und der Mangel an konsistenten Studien, in denen ein einziges Stimulationsparadigma bei einem Schmerzsyndrom verwendet wurde, macht die klinische Umsetzung kompliziert.

Literatur

1. Daskalakis ZJ et al (2006) The effects of repetitive transcranial magnetic stimulation on cortical inhibition in healthy human subjects. Exp Brain Res 174(3):403–412
2. Lefaucheur JP et al (2006) Motor cortex rTMS restores defective intracortical inhibition in chronic neuropathic pain. Neurology 67(9):1568–1574
3. Huang YZ et al (2008) Effect of physiological activity on an NMDA-dependent form of cortical plasticity in human. Cereb Cortex 18(3):563–570
4. Zai G et al (2005) Evidence for the gamma-amino-butyric acid type B receptor 1 (GABBR1) gene as a susceptibility factor in obsessive-compulsive disorder. Am J Med Genet B Neuropsychiatr Genet 134B(1):25–29
5. Arnold PD et al (2006) Glutamate transporter gene *SLC1A1* associated with obsessive-compulsive disorder. Arch Gen Psychiatry 63(7):769–776
6. Greenberg BD et al (1997) Effects of single treatment with rTMS at different brain sites in depression. Electroencephalogr Clin Neurophysiol 103:A77
7. Sachdev PS et al (2007) Repetitive transcranial magnetic stimulation for the treatment of obsessive compulsive disorder: a double-blind controlled investigation. Psychol Med 37(11):1645–1649
8. Sarkhel S, Sinha VK, Praharaj SK (2010) Adjunctive high-frequency right prefrontal repetitive transcranial magnetic stimulation (rTMS) was not effective in obsessive-compulsive disorder but improved secondary depression. J Anxiety Disord 24(5):535–539
9. Alonso P et al (2001) Right prefrontal repetitive transcranial magnetic stimulation in obsessive-compulsive disorder: a double-blind, placebo-controlled study. Am J Psychiatry 158(7):1143–1145

10. Prasko J et al (2006) The effect of repetitive transcranial magnetic stimulation (rTMS) on symptoms in obsessive compulsive disorder. A randomized, double blind, sham controlled study. Neuro Endocrinol Lett 27(3):327–332
11. Seo HJ et al (2016) Adjunctive low-frequency repetitive transcranial magnetic stimulation over the right dorsolateral prefrontal cortex in patients with treatment-resistant obsessive-compulsive disorder: a randomized controlled trial. Clin Psychopharmacol Neurosci 14(2):153–160
12. Mantovani A et al (2006) Repetitive transcranial magnetic stimulation (rTMS) in the treatment of obsessive-compulsive disorder (OCD) and Tourette's syndrome (TS). Int J Neuropsychopharmacol 9(1):95–100
13. Mantovani A et al (2010) Randomized sham-controlled trial of repetitive transcranial magnetic stimulation in treatment-resistant obsessive-compulsive disorder. Int J Neuropsychopharmacol 13(2):217–227
14. Kang JI et al (2009) A randomized controlled study of sequentially applied repetitive transcranial magnetic stimulation in obsessive-compulsive disorder. J Clin Psychiatry 70(12):1645–1651
15. Lee YJ et al (2017) Repetitive transcranial magnetic stimulation of the supplementary motor area in treatment-resistant obsessive-compulsive disorder: an open-label pilot study. J Clin Neurosci 44:264–268
16. Pallanti S et al (2016) Better than treated as usual: transcranial magnetic stimulation augmentation in selective serotonin reuptake inhibitor-refractory obsessive-compulsive disorder, mini-review and pilot open-label trial. J Psychopharmacol 30(6):568–578
17. Pelissolo A et al (2016) Repetitive transcranial magnetic stimulation to supplementary motor area in refractory obsessive-compulsive disorder treatment: a sham-controlled trial. Int J Neuropsychopharmacol 19(8):pyw025
18. Ruffini C et al (2009) Augmentation effect of repetitive transcranial magnetic stimulation over the orbitofrontal cortex in drug-resistant obsessive-compulsive disorder patients: a controlled investigation. Prim Care Companion J Clin Psychiatry 11(5):226–230
19. Nauczyciel C et al (2014) Repetitive transcranial magnetic stimulation over the orbitofrontal cortex for obsessive-compulsive disorder: a double-blind, crossover study. Transl Psychiatry 4:e436
20. Carmi L et al (2019) Efficacy and safety of deep transcranial magnetic stimulation for obsessive-compulsive disorder: a prospective multicenter randomized double-blind placebo-controlled trial. Am J Psychiatry 176(11):931–938
21. Roth Y et al (2021) Real-world efficacy of deep TMS for obsessive-compulsive disorder: post-marketing data collected from twenty-two clinical sites. J Psychiatr Res 137:667–672
22. Perera MPN et al (2021) Repetitive transcranial magnetic stimulation (rTMS) for obsessive compulsive disorder (OCD): a meta-analysis of randomised, sham-controlled trials. Biol Psychiatry Cogn Neurosci Neuroimaging 6(10):947–960
23. Liang K et al (2021) Efficacy and tolerability of repetitive transcranial magnetic stimulation for the treatment of obsessive-compulsive disorder in adults: a systematic review and network meta-analysis. Transl Psychiatry 11(1):332
24. Grisaru N et al (1998) Transcranial magnetic stimulation in mania: a controlled study. Am J Psychiatry 155(11):1608–1610
25. Michael N, Erfurth A (2004) Treatment of bipolar mania with right prefrontal rapid transcranial magnetic stimulation. J Affect Disord 78(3):253–257
26. Saba G et al (2004) Repetitive transcranial magnetic stimulation as an add-on therapy in the treatment of mania: a case series of eight patients. Psychiatry Res 128(2):199–202
27. Kaptsan A et al (2003) Right prefrontal TMS versus sham treatment of mania: a controlled study. Bipolar Disord 5(1):36–39
28. Praharaj SK, Ram D, Arora M (2009) Efficacy of high frequency (rapid) suprathreshold repetitive transcranial magnetic stimulation of right prefrontal cortex in bipolar mania: a randomized sham controlled study. J Affect Disord 117(3):146–150

29. Grisaru N et al (1998) Effect of transcranial magnetic stimulation in posttraumatic stress disorder: a preliminary study. Biol Psychiatry 44(1):52–55
30. Rosenberg PB et al (2002) Repetitive transcranial magnetic stimulation treatment of comorbid posttraumatic stress disorder and major depression. J Neuropsychiatry Clin Neurosci 14(3):270–276
31. Cohen H et al (2004) Repetitive transcranial magnetic stimulation of the right dorsolateral prefrontal cortex in posttraumatic stress disorder: a double-blind, placebo-controlled study. Am J Psychiatry 161(3):515–524
32. Boggio PS et al (2010) Noninvasive brain stimulation with high-frequency and low-intensity repetitive transcranial magnetic stimulation treatment for posttraumatic stress disorder. J Clin Psychiatry 71(8):992–999
33. Watts BV et al (2012) A sham controlled study of repetitive transcranial magnetic stimulation for posttraumatic stress disorder. Brain Stimul 5(1):38–43
34. Paes F et al (2011) The value of repetitive transcranial magnetic stimulation (rTMS) for the treatment of anxiety disorders: an integrative review. CNS Neurol Disord Drug Targets 10(5):610–620
35. Isserles M et al (2013) Effectiveness of deep transcranial magnetic stimulation combined with a brief exposure procedure in post-traumatic stress disorder—a pilot study. Brain Stimul 6(3):377–383
36. Kozel FA et al (2018) Repetitive TMS to augment cognitive processing therapy in combat veterans of recent conflicts with PTSD: a randomized clinical trial. J Affect Disord 229:506–514
37. Kan RLD et al (2020) Non-invasive brain stimulation for posttraumatic stress disorder: a systematic review and meta-analysis. Transl Psychiatry 10(1):168
38. Prasko J et al (2007) The effect of repetitive transcranial magnetic stimulation (rTMS) add on serotonin reuptake inhibitors in patients with panic disorder: a randomized, double blind sham controlled study. Neuro Endocrinol Lett 28(1):33–38
39. Mantovani A et al (2013) Randomized sham controlled trial of repetitive transcranial magnetic stimulation to the dorsolateral prefrontal cortex for the treatment of panic disorder with comorbid major depression. J Affect Disord 144(1–2):153–159
40. Bystritsky A et al (2008) A preliminary study of fMRI-guided rTMS in the treatment of generalized anxiety disorder. J Clin Psychiatry 69(7):1092–1098
41. Diefenbach GJ et al (2016) Repetitive transcranial magnetic stimulation for generalised anxiety disorder: a pilot randomised, double-blind, sham-controlled trial. Br J Psychiatry 209(3):222–228
42. Chen L et al (2019) Is rTMS effective for anxiety symptoms in major depressive disorder? An efficacy analysis comparing left-sided high-frequency, right-sided low-frequency, and sequential bilateral rTMS protocols. Depress Anxiety 36(8):723–731
43. Paes F et al (2013) rTMS to treat social anxiety disorder: a case report. Rev Bras Psiquiatr 35(1):99–100
44. Paes F et al (2013) Repetitive transcranial magnetic stimulation (rTMS) to treat social anxiety disorder: case reports and a review of the literature. Clin Pract Epidemiol Ment Health 9:180–188
45. Lieberman JA et al (2005) Effectiveness of antipsychotic drugs in patients with chronic schizophrenia. N Engl J Med 353(12):1209–1223
46. Andreasen NC et al (1997) Hypofrontality in schizophrenia: distributed dysfunctional circuits in neuroleptic-naive patients. Lancet 349(9067):1730–1734
47. Cohen E et al (1999) Repetitive transcranial magnetic stimulation in the treatment of chronic negative schizophrenia: a pilot study. J Neurol Neurosurg Psychiatry 67(1):129–130
48. Shergill SS et al (2000) Mapping auditory hallucinations in schizophrenia using functional magnetic resonance imaging. Arch Gen Psychiatry 57(11):1033–1038
49. Silbersweig DA et al (1995) A functional neuroanatomy of hallucinations in schizophrenia. Nature 378(6553):176–179

50. Hoffman RE et al (1999) Transcranial magnetic stimulation of left temporoparietal cortex in three patients reporting hallucinated „voices“. Biol Psychiatry 46(1):130–132
51. Hoffman RE et al (2000) Transcranial magnetic stimulation and auditory hallucinations in schizophrenia. Lancet 355(9209):1073–1075
52. Geller V et al (1997) Slow magnetic stimulation of prefrontal cortex in depression and schizophrenia. Prog Neuropsychopharmacol Biol Psychiatry 21(1):105–110
53. Feinsod M et al (1998) Preliminary evidence for a beneficial effect of low-frequency, repetitive transcranial magnetic stimulation in patients with major depression and schizophrenia. Depress Anxiety 7(2):65–68
54. Klein E et al (1999) Right prefrontal slow repetitive transcranial magnetic stimulation in schizophrenia: a double-blind sham-controlled pilot study. Biol Psychiatry 46(10):1451–1454
55. Rollnik JD et al (2000) High frequency repetitive transcranial magnetic stimulation (rTMS) of the dorsolateral prefrontal cortex in schizophrenic patients. Neuroreport 11(18):4013–4015
56. Holi MM et al (2004) Left prefrontal repetitive transcranial magnetic stimulation in schizophrenia. Schizophr Bull 30(2):429–434
57. Sachdev P et al (2005) Transcranial magnetic stimulation for the deficit syndrome of schizophrenia: a pilot investigation. Psychiatry Clin Neurosci 59(3):354–357
58. Hajak G et al (2004) High-frequency repetitive transcranial magnetic stimulation in schizophrenia: a combined treatment and neuroimaging study. Psychol Med 34(7):1157–1163
59. Freitas C, Fregni F, Pascual-Leone A (2009) Meta-analysis of the effects of repetitive transcranial magnetic stimulation (rTMS) on negative and positive symptoms in schizophrenia. Schizophr Res 108(1–3):11–24
60. Mogg A et al (2007) Repetitive transcranial magnetic stimulation for negative symptoms of schizophrenia: a randomized controlled pilot study. Schizophr Res 93(1–3):221–228
61. Novak T et al (2006) The double-blind sham-controlled study of high-frequency rTMS (20 Hz) for negative symptoms in schizophrenia: negative results. Neuro Endocrinol Lett 27(1–2):209–213
62. Prikryl R et al (2007) Treatment of negative symptoms of schizophrenia using repetitive transcranial magnetic stimulation in a double-blind, randomized controlled study. Schizophr Res 95(1–3):151–157
63. Jandl M et al (2005) Changes in negative symptoms and EEG in schizophrenic patients after repetitive transcranial magnetic stimulation (rTMS): an open-label pilot study. J Neural Transm 112(7):955–967
64. Goyal N, Nizamie SH, Desarkar P (2007) Efficacy of adjuvant high frequency repetitive transcranial magnetic stimulation on negative and positive symptoms of schizophrenia: preliminary results of a double-blind sham-controlled study. J Neuropsychiatry Clin Neurosci 19(4):464–467
65. Jin Y et al (2006) Therapeutic effects of individualized alpha frequency transcranial magnetic stimulation (alphaTMS) on the negative symptoms of schizophrenia. Schizophr Bull 32(3):556–561
66. Barr MS et al (2012) A randomized controlled trial of sequentially bilateral prefrontal cortex repetitive transcranial magnetic stimulation in the treatment of negative symptoms in schizophrenia. Brain Stimul 5(3):337–346
67. Fitzgerald PB et al (2008) A study of the effectiveness of bilateral transcranial magnetic stimulation in the treatment of the negative symptoms of schizophrenia. Brain Stimul 1(1):27–32
68. Wobrock T et al (2015) Left prefrontal high-frequency repetitive transcranial magnetic stimulation for the treatment of schizophrenia with predominant negative symptoms: a sham-controlled, randomized multicenter trial. Biol Psychiatry 77(11):979–988
69. Quan WX et al (2015) The effects of high-frequency repetitive transcranial magnetic stimulation (rTMS) on negative symptoms of schizophrenia and the follow-up study. Neurosci Lett 584:197–201

70. Dlabac-de Lange JJ et al (2015) Efficacy of bilateral repetitive transcranial magnetic stimulation for negative symptoms of schizophrenia: results of a multicenter double-blind randomized controlled trial. Psychol Med 45(6):1263–1275
71. Zhao S et al (2014) Randomized controlled trial of four protocols of repetitive transcranial magnetic stimulation for treating the negative symptoms of schizophrenia. Shanghai Arch Psychiatry 26(1):15–21
72. Aleman A et al (2018) Moderate effects of noninvasive brain stimulation of the frontal cortex for improving negative symptoms in schizophrenia: meta-analysis of controlled trials. Neurosci Biobehav Rev 89:111–118
73. Osoegawa C et al (2018) Non-invasive brain stimulation for negative symptoms in schizophrenia: an updated systematic review and meta-analysis. Schizophr Res 197:34–44
74. Heinrichs RW (2005) The primacy of cognition in schizophrenia. Am Psychol 60(3):229–242
75. Barr MS et al (2009) Potentiation of gamma oscillatory activity through repetitive transcranial magnetic stimulation of the dorsolateral prefrontal cortex. Neuropsychopharmacology 34(11):2359–2367
76. Barr MS et al (2011) The effect of repetitive transcranial magnetic stimulation on gamma oscillatory activity in schizophrenia. PLoS One 6(7):e22627
77. Guse B et al (2013) The effect of long-term high frequency repetitive transcranial magnetic stimulation on working memory in schizophrenia and healthy controls—a randomized placebo-controlled, double-blind fMRI study. Behav Brain Res 237:300–307
78. Zhuo K et al (2019) Repetitive transcranial magnetic stimulation as an adjunctive treatment for negative symptoms and cognitive impairment in patients with schizophrenia: a randomized, double-blind, sham-controlled trial. Neuropsychiatr Dis Treat 15:1141–1150
79. Jiang Y et al (2019) Effects of high-frequency transcranial magnetic stimulation for cognitive deficit in schizophrenia: a meta-analysis. Front Psychiatry 10:135
80. Hoffman RE et al (2003) Transcranial magnetic stimulation of left temporoparietal cortex and medication-resistant auditory hallucinations. Arch Gen Psychiatry 60(1):49–56
81. Hoffman RE et al (2005) Temporoparietal transcranial magnetic stimulation for auditory hallucinations: safety, efficacy and moderators in a fifty patient sample. Biol Psychiatry 58(2):97–104
82. Brunelin J et al (2006) Low frequency repetitive transcranial magnetic stimulation improves source monitoring deficit in hallucinating patients with schizophrenia. Schizophr Res 81(1):41–45
83. Chibbaro G et al (2005) Repetitive transcranial magnetic stimulation in schizophrenic patients reporting auditory hallucinations. Neurosci Lett 383(1–2):54–57
84. d'Alfonso AA et al (2002) Transcranial magnetic stimulation of left auditory cortex in patients with schizophrenia: effects on hallucinations and neurocognition. J Neuropsychiatry Clin Neurosci 14(1):77–79
85. Fitzgerald PB et al (2005) A double-blind sham-controlled trial of repetitive transcranial magnetic stimulation in the treatment of refractory auditory hallucinations. J Clin Psychopharmacol 25(4):358–362
86. Jandl M et al (2006) Treating auditory hallucinations by transcranial magnetic stimulation: a randomized controlled cross-over trial. Neuropsychobiology 53(2):63–69
87. McIntosh AM et al (2004) Transcranial magnetic stimulation for auditory hallucinations in schizophrenia. Psychiatry Res 127(1–2):9–17
88. Poulet E et al (2005) Slow transcranial magnetic stimulation can rapidly reduce resistant auditory hallucinations in schizophrenia. Biol Psychiatry 57(2):188–191
89. Saba G, Schurhoff F, Leboyer M (2006) Therapeutic and neurophysiologic aspects of transcranial magnetic stimulation in schizophrenia. Neurophysiol Clin 36(3):185–194
90. Horacek J et al (2007) Effect of low-frequency rTMS on electromagnetic tomography (LORETA) and regional brain metabolism (PET) in schizophrenia patients with auditory hallucinations. Neuropsychobiology 55(3–4):132–142

91. Bagati D, Nizamie SH, Prakash R (2009) Effect of augmentatory repetitive transcranial magnetic stimulation on auditory hallucinations in schizophrenia: randomized controlled study. Aust N Z J Psychiatry 43(4):386–392
92. Vercammen A et al (2009) Effects of bilateral repetitive transcranial magnetic stimulation on treatment resistant auditory-verbal hallucinations in schizophrenia: a randomized controlled trial. Schizophr Res 114(1–3):172–179
93. Rosa MO et al (2007) Effects of repetitive transcranial magnetic stimulation on auditory hallucinations refractory to clozapine. J Clin Psychiatry 68(10):1528–1532
94. Aleman A, Sommer IE, Kahn RS (2007) Efficacy of slow repetitive transcranial magnetic stimulation in the treatment of resistant auditory hallucinations in schizophrenia: a meta-analysis. J Clin Psychiatry 68(3):416–421
95. Slotema CW et al (2014) Review of the efficacy of transcranial magnetic stimulation for auditory verbal hallucinations. Biol Psychiatry 76(2):101–110
96. Otani VH et al (2014) A systematic review and meta-analysis of the use of repetitive transcranial magnetic stimulation for auditory hallucinations treatment in refractory schizophrenic patients. Int J Psychiatry Clin Pract 19(4):228–232
97. Slotema CW et al (2010) Should we expand the toolbox of psychiatric treatment methods to include repetitive transcranial magnetic stimulation (rTMS)? A meta-analysis of the efficacy of rTMS in psychiatric disorders. J Clin Psychiatry 71(7):873–884
98. He H et al (2017) Repetitive transcranial magnetic stimulation for treating the symptoms of schizophrenia: a PRISMA compliant meta-analysis. Clin Neurophysiol 128(5):716–724
99. Kennedy NI, Lee WH, Frangou S (2018) Efficacy of non-invasive brain stimulation on the symptom dimensions of schizophrenia: a meta-analysis of randomized controlled trials. Eur Psychiatry 49:69–77
100. Schonfeldt-Lecuona C et al (2004) Stereotaxic rTMS for the treatment of auditory hallucinations in schizophrenia. Neuroreport 15(10):1669–1673
101. Sommer IE et al (2007) Can fMRI-guidance improve the efficacy of rTMS treatment for auditory verbal hallucinations? Schizophr Res 93(1–3):406–408
102. Hoffman RE et al (2007) Probing the pathophysiology of auditory/verbal hallucinations by combining functional magnetic resonance imaging and transcranial magnetic stimulation. Cereb Cortex 17(11):2733–2743
103. Dollfus S et al (2008) Treatment of auditory hallucinations by combining high-frequency repetitive transcranial magnetic stimulation and functional magnetic resonance imaging. Schizophr Res 102(1–3):348–351
104. Pascual-Leone A, Gates JR, Dhuna A (1991) Induction of speech arrest and counting errors with rapid-rate transcranial magnetic stimulation. Neurology 41(5):697–702
105. Montagne-Larmurier A et al (2009) Two-day treatment of auditory hallucinations by high frequency rTMS guided by cerebral imaging: a 6 month follow-up pilot study. Schizophr Res 113(1):77–83
106. Fitzgerald PB et al (2006) The treatment of recurring auditory hallucinations in schizophrenia with rTMS. World J Biol Psychiatry 7(2):119–122
107. Poulet E et al (2006) Is rTMS efficient as a maintenance treatment for auditory verbal hallucinations? A case report. Schizophr Res 84(1):183–184
108. Thirthalli J et al (2008) Successful use of maintenance rTMS for 8 months in a patient with antipsychotic-refractory auditory hallucinations. Schizophr Res 100(1–3):351–352
109. Poulet E et al (2008) Maintenance treatment with transcranial magnetic stimulation in a patient with late-onset schizophrenia. Am J Psychiatry 165(4):537–538
110. Hanlon CA, Dowdle LT, Henderson JS (2018) Modulating neural circuits with transcranial magnetic stimulation: implications for addiction treatment development. Pharmacol Rev 70(3):661–683
111. Dinur-Klein L et al (2014) Smoking cessation induced by deep repetitive transcranial magnetic stimulation of the prefrontal and insular cortices: a prospective, randomized controlled trial. Biol Psychiatry 76(9):742–749

112. Lefaucheur JP et al (2001) Pain relief induced by repetitive transcranial magnetic stimulation of precentral cortex. Neuroreport 12(13):2963–2965
113. Pleger B et al (2004) Repetitive transcranial magnetic stimulation of the motor cortex attenuates pain perception in complex regional pain syndrome type I. Neurosci Lett 356(2):87–90
114. Picarelli H et al (2010) Repetitive transcranial magnetic stimulation is efficacious as an add-on to pharmacological therapy in complex regional pain syndrome (CRPS) type I. J Pain 11(11):1203–1210
115. Plow EB, Pascual-Leone A, Machado A (2012) Brain stimulation in the treatment of chronic neuropathic and non-cancerous pain. J Pain 13(5):411–424
116. O'Connell NE et al (2011) Non-invasive brain stimulation techniques for chronic pain. A report of a Cochrane systematic review and meta-analysis. Eur J Phys Rehabil Med 47(2):309–326
117. Gatzinsky K et al (2020) Repetitive transcranial magnetic stimulation of the primary motor cortex in management of chronic neuropathic pain: a systematic review. Scand J Pain 21(1):8–21
118. Hamid P, Malik BH, Hussain ML (2019) Noninvasive transcranial magnetic stimulation (TMS) in chronic refractory pain: a systematic review. Cureus 11(10):e6019
119. Borckardt JJ et al (2007) Fifteen minutes of left prefrontal repetitive transcranial magnetic stimulation acutely increases thermal pain thresholds in healthy adults. Pain Res Manag 12(4):287–290
120. Graff-Guerrero A et al (2005) Repetitive transcranial magnetic stimulation of dorsolateral prefrontal cortex increases tolerance to human experimental pain. Brain Res Cogn Brain Res 25(1):153–160
121. Borckardt JJ et al (2009) A pilot study investigating the effects of fast left prefrontal rTMS on chronic neuropathic pain. Pain Med 10(5):840–849
122. Short EB et al (2011) Ten sessions of adjunctive left prefrontal rTMS significantly reduces fibromyalgia pain: a randomized, controlled pilot study. Pain 152(11):2477–2484
123. Fitzgibbon BM et al (2018) Evidence for the improvement of fatigue in fibromyalgia: a 4-week left dorsolateral prefrontal cortex repetitive transcranial magnetic stimulation randomized-controlled trial. Eur J Pain 22(7):1255–1267
124. Bilir I et al (2021) Effects of high frequency neuronavigated repetitive transcranial magnetic stimulation in fibromyalgia syndrome: a double-blinded, randomized controlled study. Am J Phys Med Rehabil 100(2):138–146
125. Sampson SM et al (2011) The use of slow-frequency prefrontal repetitive transcranial magnetic stimulation in refractory neuropathic pain. J ECT 27(1):33–37

Ausrüstung und Einrichtung der rTMS-Programme

17

Zusammenfassung

Es gibt mehrere Hersteller von Geräten, die zur rTMS-Behandlung von Depressionen und anderen Störungen eingesetzt werden können. Die Eigenschaften der von jedem Hersteller produzierten Apparaturen variieren jedoch erheblich. Vor dem Kauf sollten verschiedene Faktoren berücksichtigt werden, einschließlich der bereitstellbaren Stimulationsparameter, ob eine Kühlung der Spule ein Problem darstellt und der örtlichen Rechtsvorschriften. Bei der Einrichtung eines klinischen rTMS-Dienstes sollten verschiedene Faktoren vor Beginn der Behandlung geklärt werden. Es sollten Verfahren vorhanden sein, um die Aufnahme und Beurteilung von Patienten und deren Betreuung während der rTMS-Behandlung und während der Nachsorge zu verwalten. Es muss ausreichend dafür gesorgt werden, dass die Patienten eine ausreichend informierte Zustimmung erteilen.

17.1 TMS-Ausrüstung

Derzeit nimmt die Anzahl der Hersteller von TMS-Apparaturen stetig zu. Die Verfügbarkeit von Geräten für die rTMS-Behandlungen kann jedoch von Land zu Land sehr unterschiedlich sein, da sie von den örtlichen Zulassungsbestimmungen und der Verfügbarkeit lokaler Vertriebswege abhängt.

Neben diesen offensichtlichen praktischen Problemen sollten bei der Auswahl von TMS-Geräten für klinische Anwendungen eine Reihe von Faktoren berücksichtigt werden. Einer der wichtigsten ist die Fähigkeit der Stimulatoren, die Stimulation in der für bestimmte Behandlungsprotokolle erforderlichen Weise abzugeben. Die Stimulationsgeräte unterscheiden sich bezüglich der Frequenzbereiche und Intensitäten, die bereitgestellt werden können, insbesondere bei Stimulationsfrequenzen über 20 Hz, die wahrscheinlich am relevantesten sind, wenn man

P. B. Fitzgerald und Z. J. Daskalakis, *rTMS-Behandlung bei Depressionen*,
https://doi.org/10.1007/978-3-031-52844-6_17

den möglichen Einsatz neuartiger Paradigmen wie der Theta-Burst-Stimulation (TBS) in Betracht zieht.

Eine häufige und kritische Überlegung ist, ob die für die Stimulation verwendete Spule eine ausreichende Anzahl von Impulsen ohne Überhitzung abgeben kann. Die Systeme, die von den verschiedenen Geräteherstellern verwendet werden, um lange Stimulationsperioden ohne Spulenüberhitzung bereitzustellen, unterscheiden sich erheblich. Zu diesen Systemen gehören die Entwicklung von Eisenkernspulen und die Integration von Flüssigkeitskühlsystemen und lüfterbasierten Kühlungen. Vor der Auswahl eines Stimulators und einer Spule sollten potenzielle Nutzer sicherstellen, dass eine ausreichende Anzahl von Impulsen mit hoher Intensität für jede einzelne Behandlungssitzung bereitgestellt werden kann, aber auch, dass einzelne Behandlungssitzungen nacheinander mit nur kurzen Patientenintervallen durchgeführt werden können, falls erforderlich. Es ist sehr wahrscheinlich, dass einige Systeme während einer einzelnen Behandlung betrieben werden können, aber wenn mehrere Behandlungen schnell hintereinander durchgeführt werden, kann dies bei einigen, typischerweise älteren, Spulensystemen ein Problem darstellen.

Es ist außerdem wichtig, sicherzustellen, dass das System mit angemessenem Zubehör ausgestattet ist, um einen reibungslosen Ablauf der Behandlungssitzungen zu gewährleisten. Spulenständer und Positionierungssysteme zur Lokalisierung variieren erheblich zwischen den Herstellern und sollten vor dem Kauf der Geräte geprüft werden. Das Softwaresystem zur Steuerung der Stimulationsprotokolle sollte ebenfalls evaluiert werden: Diese verbessern sich stetig, aber einige sind nicht besonders benutzerfreundlich. Bei den besten derzeit zur Verfügung stehenden Systeme sind in der Regel bereits verschiedene Protokolle vorhanden, unter denen für jeden einzelnen Patienten eine Wahl getroffen werden kann, sodass die einzelnen Elemente der Behandlung wie Häufigkeit, Reizseriendauer usw. nicht einzeln eingegeben werden müssen. Einige Systeme bieten auch die Möglichkeit, medizinische Daten zu speichern, obwohl die meisten Kliniken dies nicht zusätzlich zum Betrieb des TMS-Geräts an sich benötigen werden.

Eine letzter, aber entscheidender Gesichtspunkt ist die Verfügbarkeit eines zeitnahem Vor-Ort-Gerätesupports. Denn rTMS-Geräte sind technisch komplex und nutzen hohe elektrische Spannungen. Daher sollte damit gerechnet werden, dass es gelegentlich zu Geräteausfällen kommt und das technische Personal vor Ort möglicherweise nicht entsprechend qualifiziert ist, um die Apparaturen zu warten und zu reparieren. Da die meisten Geräte recht schwer und sperrig sind, kann der Rückversand an den Gerätehersteller zur Reparatur teuer, langsam und problematisch sein. Bei der Einrichtung eines klinischen Dienstes kann darüber nachgedacht werden, die Verfügbarkeit von Ersatzgeräten zu gewährleisten, um eine Unterbrechung der klinischen Programme bei einem Geräteausfall zu verhindern. Es erscheint sinnvoll und finanziell machbar, sicherzustellen, dass Ersatzspulen vor Ort verfügbar sind; jedoch könnte das Vorhalten von Ersatzstimulatoren Probleme bereiten. Deren Kauf und deren Lagerung vor Ort können bei Vorliegen einer Nutzungsdauer schwierig sein. Bei den Vertriebspartnern sollte nachgefragt werden, ob während der Gerätereparatur Ersatzgeräte ausgeliehen werden können.

Im Folgenden finden Sie eine kurze Beschreibung einer Reihe derzeit verfügbarer TMS-Geräte und ihrer Hersteller.

17.2 MagVenture®

MagPro®-TMS-Geräte werden seit den frühen 1990er-Jahren von Tonica Elektronik in Dänemark hergestellt und wurden im Laufe der Zeit unter den Marken Dantec®, Medtronic und derzeit MagVenture® vertrieben. Derzeit sind mehrere MagPro®-Geräte verfügbar, die sowohl von klinischen als auch TMS-Forschern genutzt werden. Für die Behandlung von Depressionen sind die am häufigsten verwendeten Geräte wahrscheinlich der MagPro® R30 und der MagPro® R100. Diese sind im Design sehr ähnlich und verwenden die gleichen Stimulationsspulen. Der Hauptunterschied liegt in der Frequenz/Intensität, mit der die Stimulation bereitgestellt werden kann: Der MagPro® R30 ist effektiv auf unter 30 Hz begrenzt, während der MagPro® R100 eine Stimulation von bis zu 100 Hz erlaubt. Bei der routinemäßigen Behandlung von Depressionen mit Protokollen im Bereich von 1–20 Hz ist dieser Unterschied unbedeutend und ein MagPro® R30 dürfte ausreichend sein. Wenn es einen Bedarf für experimentellere Protokolle gibt, z. B. unter Berücksichtigung von TBS und höheren Stimulationsintensitäten, könnte ein MagPro® R100 als geeignet angesehen werden, obwohl es Upgrades für den MagPro® R30 gibt, die TBS-Anwendungen ermöglichen.

Der MagPro® R30 ist relativ kompakt und wird mit optionalen Zubehörteilen verkauft, darunter einem Spulenständer, einem Stimulatorwagen und einem Gerät zur Anzeige von EMG-Daten während der Beurteilung der motorischen Erregbarkeitsschwelle. Es stehen eine Reihe von Spulen zur Verfügung. Die für klinische Anwendungen nützlichste Spule ist eine „dynamisch" gekühlte 8-förmige Spule, die mit einem separaten flüssigkeitsbasierten Kühlsystem verkauft wird. Bemerkenswert ist, dass MagVenture® eine Doppelkegelspule anbietet, die von der FDA für die Behandlung von Zwangsstörungen zugelassen wurde. Diese kann relativ einfach gegen die bei der Depressionsbehandlung verwendete 8-förmige Standardspule getauscht werden, obwohl dazu die Frontplatte des Kühlsystems mit einem Schraubenzieher entfernt werden muss, und diese wird dann bei häufigem Spulenwechsel wahrscheinlich sinnvollerweise weggelassen werden.

In jüngerer Zeit vermarktet und verkauft MagVenture® ein sog. MagVenture®-TMS-Therapiesystem. Dieses beinhaltet den Stimulator selbst, eine TMS-Spule zur Bestimmung der motorischen Grenzwerte, die Behandlungsspule, das Kühlsystem, einen Wagen und einen Spulenständer, einen speziell gebauten Behandlungsstuhl und ein Kissen, das so gestaltet ist, dass es sich um den Kopf legt und diesen während der Behandlung ruhighält. Baumwollkappen sind erhältlich, um die Markierung der Position des Patienten zu erleichtern.

Nach unserer Erfahrung ermöglichen diese Geräte die Anwendung langer Stimulationsprotokolle ohne nennenswerte Spulenüberhitzung während oder zwischen eng hintereinander liegenden Patientensitzungen. Die MagPro®-Systeme sind in Nordamerika, Europa und anderen Ländern, einschließlich Australien, weit verbreitet.

17.3 Magstim®

Magstim® verkauft ebenfalls seit vielen Jahren TMS-Systeme für eine Vielzahl von Forschungs- und klinischen Anwendungen und geht auf die ursprüngliche Entdeckung der Verwendung von TMS in Sheffield in Großbritannien zurück. Es gibt mehrere Magstim®-Systeme, die für den klinischen Gebrauch geeignet sind. Historisch gesehen handelte es sich um das Magstim® Rapid^2, das Super Rapid und das Super Rapid Plus. Diese 3 Einheiten unterscheiden sich im Wesentlichen nur in den Stimulationsfrequenzen und -intensitäten, die während der Stimulationsprotokolle angewendet werden können. Die Wahl zwischen diesen Geräten, wie die Wahl zwischen dem MagPro® R30 und R100, wird hauptsächlich von den Bedürfnissen des Benutzers bestimmt. Eine Reihe verschiedener Spulentypen sind für die Magstim®-Systeme verfügbar, u.a. eine gekühlte Spule, bei der die Kühlung mittels eines in der Nähe der Spule montierten Ventilators erreicht wird. Spulenständer und anderes Zubehör sind ebenfalls erhältlich.

Auch Magstim® bietet ihr System inzwischen in einer Reihe von als Magstim®-TMS-Therapie bezeichneten Paketen an. Dazu gehören Horizon® Lite und Horizon® Performance sowie eine optionale Neuronavigationsoption. Horizon® Lite umfasst Basissimulator, Stuhl, Spulenständer und eine luftfilmgekühlte Spule. Horizon Performance® beinhaltet einen Hochleistungssimulator, eine Spule mit größerer Kühlkapazität und ein wesentlich umfangreicheres, an das Gewicht und die Komplexität dieser Spule adaptiertes Spulenstützsystem.

17.4 Neuronetics

Neuronetics ist ein amerikanisches Unternehmen, das das seit 2008 in den USA kommerziell erhältliche NeuroStar-TMS-Behandlungssystem entwickelt und vermarktet hat. Das System wurde von der FDA zur Behandlung von schweren depressiven Störungen bei Patienten zugelassen, die auf eine antidepressive Therapie nicht angesprochen hatten, basierend auf einer großen multizentrischen Studie, die in mehreren Ländern durchgeführt worden war. Das Gerät wird als integriertes System mit Stimulator, Spule, Spulenpositionierungssystem und Software zur Unterstützung bei der Schätzung der motorischen Erregbarkeitsschwelle verkauft. Die kommerziellen Geräte können nur mit einem einmal verwendbaren SenStar®-Element betrieben werden, das eine ausreichende Funktion und Ausrichtung der Spule gewährleisten soll. Für jedes dieser Einmalelemente fallen erhebliche Kosten an, und diese können nicht über mehrere Behandlungssitzungen hinweg verwendet werden, auch nicht innerhalb des Behandlungsverlaufs eines einzelnen Patienten. Das NeuroStar-System wurde kürzlich für die Anwendung mit einem reduzierten Intervall zwischen den Reizserien (11 s) sowie für die TBS zugelassen.

17.5 Brainsway

Brainsway ist ein israelisches Unternehmen, das ein System für dTMS mit einer Reihe von Hesed- oder H-Spulen vermarktet. Im April 2012 gab das Unternehmen positive Ergebnisse einer klinischen Studie zur Bewertung der dTMS-Behandlung von 233 Patienten an 14 Standorten bekannt, die anschließend zur FDA-Zulassung in den USA und vielen anderen Ländern weltweit führten. Bei der dTMS-Behandlung von Depressionen wird die H1-Spule verwendet, die mit einem Simulator und einem Kühlsystem geliefert wird. Eine separate H7-Spule ist für die Behandlung von Zwangsstörungen erhältlich, und die H4-Spule erwies sich bei der kurzfristigen Raucherentwöhnung als hilfreich. Brainsway-Spulen sind auch für die Behandlung von bipolarer Störung, PTBS und Schizophrenie mit dem CE-Zeichen versehen (nicht für den Einsatz in den USA zugelassen).

17.6 Nexstim

Nexstim ist ein finnisches Unternehmen, das TMS-Geräte herstellt, die für den Einsatz in der neurochirurgischen Planung sowie zur Behandlung von Depressionen entwickelt und zugelassen wurden. Das SmartFocus® TMS integriert die Neuronavigation mit der TMS-Behandlung auf eine Weise, die anatomische Landmarken zur Lokalisierung einer Stimulationsstelle auf der Grundlage individueller MRT-Scans des Probanden verwendet. Der neuronavigatorische Prozess wurde so eingerichtet, dass er von Klinikern mit relativ geringem Schulungsgrad im Umgang mit dem spezifischen System genutzt werden kann. Das System wird mit sämtlichem Standardzubehör geliefert, einschließlich eines Spulenarms und -halters, einer Kühlung und eines speziell angefertigten Liegestuhls.

17.7 Neurosoft

Neurosoft ist ein russischer TMS-Hersteller, der das CloudTMS-System produziert, das relativ weit verbreitet und in den USA durch die FDA zugelassen ist. Das Unternehmen bietet eine Reihe von Konfigurationen für seine TMS-Geräte und mehrere effizient flüssigkeitsgekühlte Spulen an, die wiederum mit einer Reihe von Zubehörteilen für die Durchführung der klinische Behandlung verkauft werden.

17.8 Andere

Es gibt eine zunehmende Anzahl anderer TMS-Gerätehersteller, die Geräte für den klinischen Einsatz in verschiedenen Märkten weltweit anbieten. Dazu gehören Mag & More (Deutschland), Deymed (Tschechische Republik) sowie eine Reihe von Unternehmen in Korea, Indien und China.

17.9 Einrichtung von Behandlungsprogrammen

Es gibt potenziell eine Reihe von Modellen für die Bereitstellung eines klinischen rTMS-Betriebs, und es sollte geprüft werden, inwieweit diese den lokalen klinischen und organisatorischen Bedürfnissen entsprechen. Es ist möglich, dass die rTMS in der Praxis eines einzelnen Psychiaters oder einer kleinen Gruppe von Ärzten angeboten wird. Dieser Ansatz könnte jedoch problematisch sein, wenn sich nicht regelmäßig so viele Patienten in Behandlung befinden, um die Beschäftigung einer Person zu rechtfertigen, die diese Behandlungen durchführt. Alternativ könnten rTMS-Behandlungszentren auf lokaler oder regionaler Ebene eingerichtet werden, die Überweisungen von einer Gruppe zuweisenden Ärzten erhalten und nur rTMS-Behandlungen anbieten. Dieses Modell könnte eine sinnvollere Bündelung von Fachwissen bieten, aber Fragen im Zusammenhang mit der Trennung von rTMS und anderen Formen der klinischen Versorgung müssen geregelt werden.

Die Einrichtung von TMS-Programmen muss notwendigerweise den lokalen regulatorischen Rahmenbedingungen folgen, einschließlich der Zertifizierung des Personals von rTMS-Kliniken. Zu den zu berücksichtigenden und klar zu formulierenden Fragen gehören die Einrichtung von Überweisungswegen und Verfahren zur Überprüfung der klinischen Routine- und Notfallversorgungsabläufe. Das Ausmaß, in dem die Behandlung mit rTMS in das gesamte Behandlungsprogramm des überwiesenen Patienten integriert ist, kann von Patient zu Patient festgelegt werden, sollte aber zumindest teilweise durch die lokale Politik festgelegt sein. Zum Beispiel muss ein Kliniker innerhalb des Programms, vorzugsweise ein Psychiater, bei der Überweisung eines Patienten an ein TMS-Klinikprogramm fortlaufende Entscheidungen über die TMS-Bereitstellung treffen: zum Beispiel, ob ein ausreichend adäquater Behandlungszyklus durchgeführt wurde, ob die Stimulationsparameter geändert werden sollten, wann die Behandlung beendet werden sollte und ob eine Erhaltungstherapie in Betracht gezogen werden sollte.

Gleichzeitig müssen jedoch Entscheidungen in Bezug auf die Änderung anderer Behandlungen wie Antidepressivatherapie oder den möglichen Wechsel der Medikation getroffen werden. Unabhängig davon, ob diese Entscheidungen vom Psychiater, der im Rahmen des rTMS-Programms tätig ist, oder von dem ursprünglich den Patienten behandelnden Psychiater getroffen werden, ist Kommunikation unerlässlich, um sicherzustellen, dass keine Probleme auftreten. Zum

Beispiel muss die motorische Erregbarkeitsschwelle möglicherweise neu bestimmt werden, wenn die Medikation geändert wird. Bei der Einrichtung eines TMS-Programms sollte über die Erstellung von Protokollen nachgedacht werden, die festlegen, wie diese Beziehungen gehandhabt werden. Darüber hinaus sollte dem Patienten klar sein, wer für die routinemäßige Überprüfung seines geistigen Zustands und für die Reaktion auf psychiatrische Notfälle wie eine Eskalation von Suizidgedanken verantwortlich ist.

Zudem sollten formelle Verhaltensanweisung für Notfallreaktionen während der rTMS-Bereitstellung entwickelt werden. Dazu gehören eine Anweisung zur Reaktion auf Anfälle sowie ein Ablaufplan zur Reaktion auf andere Formen des Bewusstseinsverlusts wie Synkope. Für die Verschreibung einer rTMS-Behandlung und die Aufzeichnung aller Aspekte der bereitgestellten Stimulation ist eine entsprechende Dokumentation erforderlich.

17.10 Patienteninformation und Einwilligung

Wie bei allen bedeutenden medizinischen Eingriffen sollten den Patienten ausreichende mündliche und schriftliche Informationen über die Art der rTMS-Behandlung, ihre Risiken und ihre potenziellen Vorteile zur Verfügung gestellt werden, um ihnen eine informierte Zustimmung zu ermöglichen. Diese Informationen sollten eine Erörterung der wahrscheinlichen Wirksamkeit der rTMS-Behandlung, des potenziellen Risikos der Anfallsinduktion und der Möglichkeit von Nebenwirkungen wie behandlungsbedingtem Unbehagen, Schmerzen und Kopfschmerzen beinhalten. Den Patienten sollte im Voraus mitgeteilt werden, dass sie über alle Änderungen ihres medizinischen Status oder ihrer medikamentösen Behandlung und über den Konsum von Drogen oder Alkohol während der rTMS-Therapie informieren müssen. Idealerweise sollten sie auch über die Prozesse für Notfallreaktionen während der rTMS-Behandlung und die Rollen der Kliniker, mit denen sie Kontakt haben werden, informiert werden.

GPSR Compliance

The European Union's (EU) General Product Safety Regulation (GPSR) is a set of rules that requires consumer products to be safe and our obligations to ensure this.

If you have any concerns about our products, you can contact us on ProductSafety@springernature.com

In case Publisher is established outside the EU, the EU authorized representative is:

Springer Nature Customer Service Center GmbH
Europaplatz 3
69115 Heidelberg, Germany

Batch number: 10105668

Printed by Printforce, the Netherlands